DR. SARAH E. HILL
Wie uns die Pille verändert

DR. SARAH E. HILL

Wie uns die Pille verändert

Die überraschenden Auswirkungen auf unser Denken
und Fühlen, den Körper und unsere Beziehungen

Alles, was Frauen über die Antibabypille
wissen müssen

Aus dem Amerikanischen
von Wibke Kuhn

HEYNE ‹

Die Originalausgabe erschien 2019 unter dem Titel
»This Is Your Brain on Birth Control« bei Avery.

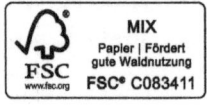

MIX
Papier | Fördert
gute Waldnutzung
FSC® C083411

Penguin Random House Verlagsgruppe FSC® N001967

2. Auflage
Deutsche Erstausgabe 2020
© 2019 by Sarah E. Hill
© der deutschsprachigen Ausgabe 2020 by Wilhelm Heyne Verlag, München,
in der Penguin Random House Verlagsgruppe GmbH,
Neumarkter Straße 28, 81673 München
Redaktion: Sophie Dahmen
Umschlaggestaltung und Motiv:
Hauptmann & Kompanie Werbeagentur, Zürich
Herstellung: Helga Schörnig
Satz: Vornehm Mediengestaltung GmbH, München
Druck und Bindung: CPI books GmbH, Leck
Printed in the EU
ISBN 978-3-453-20708-0

www.heyne.de

FÜR DICH

INHALT

VORWORT   9

1. Teil – Sie sind Biologie   25

1. Was ist eine Frau?   27
Die Antwort der Evolution auf eine philosophische Frage

2. Sie sind Ihre Hormone   49
Die Grundlagen, die Kontroversen und der Fisch mit den drei Geschlechtern

3. Sie in Ihrer fruchtbaren Zeit   66
Eine 28-tägige Fallstudie der weiblichen Sexualhormone

2. Teil – Wie Ihr Gehirn aussieht, wenn Sie die Pille nehmen   93

4. Hormone in Endlosschleife   95
Wie die Pille funktioniert und was für Wirkstoffe Ihr Präparat enthält

5. Sexyness liegt im Auge der Pillenschluckerin   120
Anziehungskraft und Partnerwahl bei hormoneller Verhütung

6. Sex mit Pille   146
Sexuelle Nebenwirkungen bei ihr und ihm

7. Der seltsame Fall des fehlenden Cortisols   172
Die Pille und Ihre Stressreaktion

8. Was schlägt uns so aufs Gemüt?   199
Ihre Stimmung auf Drogen

3. Teil – Das große Ganze   225

9. Das Gesetz der unbeabsichtigten Folgen   227
Die Auswirkungen der Pille auf die Körper anderer Leute

10. Warum hat mir das keiner gesagt?   247
Wettbewerb, Politik und Selbsttäuschung

11. Und jetzt? Ein Brief an meine Tochter   271
Pille oder nicht Pille? Das ist die Frage.

DANKSAGUNG   289

ANMERKUNGEN   293

HINWEIS ZU DEN QUELLENANGABEN   311

STICHWORTREGISTER   313

VORWORT

Ich will dieses Buch mit dem Versprechen beginnen, dass ich nichts im Schilde führe und keine heimlichen Absichten verfolge.

Obwohl ... nein, das wäre gelogen. Niemand schreibt ein Buch, ohne etwas im Schilde zu führen. Also verfolge ich wahrscheinlich schon eine Absicht, aber vielleicht ist es nicht die, die Sie erwartet haben, als Sie ein Buch über Ihr Gehirn und die Pille in die Hand genommen haben. Das hier ist kein Buch, in dem ich Ihnen massenweise beängstigende Fakten über die Pille um die Ohren haue und Ihnen einzureden versuche, dass die Pille Ihnen bereits auf 763 verschiedene Arten das Gehirn geschrottet hat, die natürlich alle nicht wiedergutzumachen sind. Es ist auch kein Buch, in dem ich Ihnen erkläre, dass Sie die Pille gar nicht nehmen sollten beziehungsweise unmissverständlich andeute, dass Sie bei weiterer Einnahme der Pille für diese unkluge Entscheidung bezahlen werden, weil Sie nämlich Krebs kriegen, Sie Ihr Langzeitgedächtnis verlieren oder Ihnen ein Schwanz wächst.

So ein Buch wird das nicht.

Ich habe über zehn Jahre meines Lebens die Pille genommen, und ich bin ziemlich sicher, dass ich damit gut gefahren bin. In dieser Zeit konnte ich einen Summa-cum-laude-Abschluss am College machen (Streber!) und an einer der härtesten Unis des Landes in Psychologie promovieren (Superstreber!). Obwohl nun nicht jeder Lust hätte, seine frühen Zwanziger mit dieser Art von Ausbildungsmasochismus zu verbringen – ich habe es eben gemacht. Und die Pille hat mir dabei geholfen, ohne dass ich mir Sorgen machen musste, durch eine Schwangerschaft, für die ich noch gar nicht bereit war, plötzlich ins Aus zu geraten. Indem ich von den Konsequenzen meines Sexuallebens befreit wurde, spielte die Pille eine große Rolle bei meinem Projekt, den bestmöglichen Abschluss in meinem Fachgebiet zu erwerben, ein florierendes Forschungslabor aufzubauen und meine zwei Kinder zu bekommen, als ich dafür bereit war. Ich bin wahnsinnig dankbar für die Chance, das alles tun zu können, und ich bin ziemlich sicher, dass es mir viel schwerer gefallen wäre, wenn es die Pille nicht gegeben hätte. Ich schreibe dieses Buch also nicht, um Ihnen dieselbe Pille auszureden, die mich überhaupt erst in die Lage versetzt hat, dieses Buch zu schreiben. So ein Buch wird das nicht.

Aber es wird auch nicht die andere Art Buch werden, die Sie vielleicht erwarten. Ich werde Ihnen keine einseitige Liebesgeschichte erzählen, in der die Frauen und die Pille gemeinsam in den Sonnenuntergang reiten und glücklich leben bis ans Ende ihrer Tage – das wäre vielleicht die andere Absicht, die Sie von einem Buch wie diesem erwarten könnten. Obwohl die Pille unheimlich viele tolle Dinge für die Frauen getan hat, werden Sie bald sehen, dass diese tollen Dinge ihren Preis haben. Und der ein oder andere Preis ist gar nicht ohne. Und am meisten muss es einen wohl beunruhigen, dass die meisten Frauen keine Ahnung haben, wie hoch der Preis eigentlich ist.

Ich habe es zumindest nicht gewusst.

Wissen Sie, Ihre Hormone sind nicht nur etwas, was Ihnen *passiert*, sie sind vielmehr ein Bestandteil von dem, was Sie zu der Person macht, die Sie sind. Sie *sind* buchstäblich Ihre Hormone. Und wenn Sie Ihre Hormone verändern – und genau das tun hormonelle Verhütungsmittel ja – verändern Sie die Version Ihrer Person, die Ihr Gehirn erschafft. Außerdem reicht die Wirkung der Pille weit über die kleine Auswahl erwünschter Effekte hinaus, wegen derer wir sie einnehmen. Sie beeinflusst alles. Und eine wachsende Zahl von psychologischen und neurowissenschaftlichen Studien belegt das. Man hat es Ihnen bis jetzt nur noch nicht erzählt. Und ich bin sicher, sobald Sie erst mal alles wissen, was ich erfahren habe, werden Sie mir zustimmen, dass wir in 100 Jahren auf unsere Ära zurückblicken und uns erschrocken fragen werden, wie man so nonchalant mit den Hormonen der Frauen umspringen konnte.

Obwohl noch nicht lange wissenschaftlich untersucht wird, wie die Pille die Frauen verändert, wissen wir genug, um Sie bei einer aufgeklärten Entscheidung zu unterstützen. Zunächst müssen Sie ein paar Dinge über die Funktionsweise Ihres Gehirns lernen und darüber, welche Rolle Ihre Hormone dabei spielen, Sie zu der Person zu machen, die Sie sind. Dann müssen Sie begreifen, was die Studien über diese ganzen von der Pille bewirkten Veränderungen aussagen. Ersteres war über 15 Jahre Gegenstand meiner Arbeit als Evolutionspsychologin mit dem Forschungsschwerpunkt Frauen und Gesundheit. Letzteres ist etwas, was ich erst kürzlich entdeckt habe, nachdem mich drei voneinander unabhängige Ereignisse auf meine wissenschaftliche Reise in die Welt der Gehirne hormonell verhütender Frauen geschickt haben. Wie sich herausgestellt hat, ist diese Reise in vielerlei Hinsicht die Geschichte meines Lebens als junge Erwachsene.

Es könnte auch Ihre sein.

Die drei unabhängigen Ereignisse

Wie die meisten guten Abenteuer begann auch meine Reise ganz unspektakulär, ohne dass mir klar war, dass sich hier etwas Wichtiges anbahnte. Es begann alles, als ich die Pille absetzte, eine Entscheidung, die ich im Grunde auf geräuschlose Art traf. Ich wusste, dass ich keine Kinder mehr wollte, deswegen entschieden mein Mann und ich uns für eine dauerhaftere Verhütungslösung. Da er Manns genug war, die Sache selbst in die Hand zu nehmen, konnte ich die Pille wegwerfen, ohne viel nachzudenken.

Um Ihnen ein wenig Hintergrundinformation zu geben: An diesem Punkt hatte ich die Pille mehr oder weniger durchgehend für etwas über ein Jahrzehnt genommen. Hie und da hatte ich die Einnahme unterbrochen, aber nie sonderlich lang. Ich hatte sie abgesetzt, um schwanger zu werden, und nach jeder Schwangerschaft hatte ich sie ein Jahr lang nicht genommen, um stillen zu können. Ich kann diese Erfahrungen jedoch kaum als repräsentativ für meinen psychologischen Normalzustand betrachten, denn sie waren entweder von sehr kurzer Dauer (vor der Schwangerschaft) oder getrübt durch einen verwirrenden Cocktail aus Schlafmangel und postnatalen Hormonen (Stillen). Nichtsdestotrotz hätte ich nicht erwartet, dass sich meine Welt spürbar verändern würde, nachdem ich die Pille abgesetzt hatte. Ich dachte, die Konsequenzen würden sich nur auf meine Fähigkeit beschränken, jeden Monat ein Ei springen zu lassen.

Wie sich herausstellte, hatte ich mich gewaltig verschätzt.

Ein paar Monate nachdem ich die Pille abgesetzt hatte, merkte ich, dass ich mich ... *anders* fühlte. Ich merkte es nicht, während es passierte, aber eines Tages stellte ich fest, dass mir mein Leben heller und interessanter vorkam. Als wäre ich aus einem zweidimensionalen Schwarz-Weiß-Film in eine durchgehend farbige, dreidimensionale, *sinnvolle* Realität getreten. Ich fing wieder an, Sport zu machen und zu kochen – das waren Dinge, die mir früher Spaß gemacht hatten, die ich aber vergessen hatte. Ich hatte mehr Energie. Mir fielen attraktive Männer auf. Ich achtete auf mein Aussehen, auf eine Art, wie ich es schon länger nicht mehr getan hatte. Ich fühlte mich einfach ... lebendig. Komplett, lebhaft, herrlich, menschlich lebendig. Das passierte aber nicht alles auf einen Schlag. Mir war gar nicht bewusst, dass diese ganzen Veränderungen passierten, ich merkte es erst hinterher. Eines Tages wurde mir bewusst, dass ich mir im Grunde vorkam, als wäre ich aus einem fast zehn Jahre währenden Nickerchen aufgewacht, obwohl ich nicht mal gewusst hatte, dass ich eingeschlafen war.

Als ich über diese ganzen Veränderungen in mir nachdachte, tat ich das, was Frauen in solchen Situationen zu tun gelernt haben: Ich schrieb sie ab unter »Kopfgeburt«.[1] Ich dachte schon irgendwie, dass es irgendwas damit zu tun gehabt haben könnte, dass ich die Pille abgesetzt hatte, aber es kam mir zu Science-Fiction-mäßig vor, dass meine Antibabypillen mir ein Gefühl gegeben haben sollten, als hätte ich mir eine andere Persönlichkeit transplantieren lassen. Ich dachte mir, dass das einfach nur wieder so was Komisches ist, was nur mir passiert, aber sonst keinem. Oder vielleicht war es einfach ein Nebeneffekt der Tatsache, dass ich über dreißig war oder jetzt mehr Sport machte. Ich legte meine Erfahrungen in einer Schublade mit der Aufschrift »seltsame Dinge, die Sarah passieren, wenn sie anfängt oder aufhört, ein Medikament zu nehmen« in meinem Gehirn ab und wandte meine Aufmerksamkeit wieder meinem Leben zu.

Das war Ereignis Nummer 1.[2]

Ungefähr ein Jahr vorgespult: Sie sehen mich auf einer Psychologiekonferenz im Fahrstuhl mit einer guten Freundin. Wir sind gerade dabei, uns alles Mögliche zu erzählen und uns über unsere Forschungsarbeit zu unterhalten, da fragt sie mich, ob ich diesen coolen neuen Aufsatz gelesen habe über die Pille und die romantischen/sexuellen Beziehungen der Frauen. Hatte ich nicht, und so erzählte sie mir, dass sich da ein paar interessante Unterschiede abzeichneten in der Zufriedenheit mit der Beziehung und der Scheidungsrate von Frauen, die die Pille nehmen, im Vergleich zu Frauen, die sie nicht nehmen. Wir werden in Kapitel 5 noch sehr viel gründlicher auf diese Studie zurückkommen, aber die Kernaussage kann ich Ihnen hier schon verraten: Wenn Frauen die Pille nehmen, wird dadurch ihre Wahl des Männertyps beeinflusst, ihre Zufriedenheit mit dem Partner und sogar die Wahrscheinlichkeit einer Scheidung. Als wir aus dem Fahrstuhl stiegen, plauderten wir über die Ergebnisse, spekulierten, ob diese Erkenntnisse die Beziehungsdynamiken diverser Paare in unserem Bekanntenkreis erklären könnten (ja, so sieht das aus, wenn Nerds tratschen), und dann teilten wir unsere eigenen Erlebnisse in einem Leben mit beziehungsweise ohne hormonelle Verhütung.

Dieser Aufsatz, den ich beim Heimkommen gleich las, warf mich wirklich um. Belege dafür zu sehen, dass kleine Änderungen im individuellen Hormonhaushalt der Frauen Auswirkungen auf etwas so Großes, Übergreifendes wie die Scheidungsrate haben, ließ mich nicht mehr los. Ich konnte nicht aufhören, darüber nachzudenken. Ich war schon immer fasziniert, wenn Studien zeigen, welche Folgen unbeabsichtigte Wirkungen auf komplexe Verhaltenssysteme haben, und die Vorstellung, dass der Hormonhaushalt einzelner Frauen einen derartigen Einfluss auf kulturelle Muster in der ganzen Welt haben könnte, war einfach zu provokativ, um sie zu ignorieren. Dieser Aufsatz gehört in einem meiner Kurse jetzt zur Pflichtlektüre und hat neue Studien in meinem eigenen Labor inspiriert.

Das war Ereignis Nummer 2.

Das letzte von diesen drei nicht zusammenhängenden Ereignissen widerfuhr mir bei einer anderen Psychologiekonferenz, wieder ein Jahr später (ich kann Ihnen versichern, ich weiß auch noch andere Dinge mit meiner Zeit anzufangen). In diesem Fall hörte ich mir den Vortrag eines Forschungskollegen an, Dr. Bruce Ellis, über die Auswirkungen einer schwierigen Kindheit auf die Stressreaktion. Bruce' Vortrag war aus einer Reihe von Gründen interessant, die ich hier aber nicht weiter anführen möchte (nachdem ich auf Dinnerpartys jahrelang meine Gesprächspartner in Narkose gelabert habe, weiß ich, dass »interessant« ein höchst subjektiver Ausdruck ist), aber vor allem eines ließ mein Gehirn jäh aufmerken: Bei Frauen, die die

Pille nehmen, fehlt ein entscheidender Bestandteil der Stressreaktion – im Gegensatz zu jedem anderen gesunden Menschen auf der Welt.

Wir werden im 7. Kapitel noch sehr viel mehr darüber hören, auch darüber, warum das so wichtig ist. Vorerst müssen Sie einfach wissen, dass es eine ganz schön heftige Beobachtung ist, dass so etwas in einer ansonsten gesunden Person *nicht* stattfindet, und es kann gewaltige Auswirkungen haben auf Dinge wie Lernen und Gedächtnis, aber auch Angststörungen und Depressionen nach sich ziehen.

Aus irgendeinem Grund traf es mich wie ein Blitzschlag, als ich das hörte. Mein Kopf war im Handumdrehen geflutet von einer Erkenntnis nach der anderen, und schon verbanden sich klick-klick-klick diese ganzen scheinbar zusammenhangslosen Teile in meinem Kopf.

Die Antibabypille sind Hormone. Man hat Hormonrezeptoren im ganzen Körper. Das Gehirn strotzt nur so vor Hormonrezeptoren. Weibliche Sexualhormone beeinflussen Sex, Anziehungskraft, Stress, Hunger, Essgewohnheiten, Gefühlsregulierung, Freundschaften, Aggression, Stimmung, Lernen und noch vieles andere. Selbstverständlich hatte die Pille mich verändert. Selbstverständlich beeinflusst sie die Zufriedenheit in der Beziehung und die Scheidungsrate. Selbstverständlich beeinflusst sie die Stressreaktion. Die Pille enthält Hormone, und damit verändert sie den Menschen, der man ist. Die Pille verändert ... alles.

Ich würde lügen, wenn ich Ihnen nicht gestehen würde, wie peinlich es mir ist, dass mir das bis zu diesem Moment nie aufgegangen war. Während ich eine Karriere darauf aufgebaut hatte, Antrieb, Anziehungskraft und, ja, sogar die Auswirkung weiblicher Hormone aufs Verhalten zu untersuchen, hatte ich bei der hormonellen Verhütung, die ich selbst über zehn Jahre meines Lebens benutzt hatte, einen riesigen blinden Fleck gehabt. Mir wäre nie in den Sinn gekommen, dass mich die Pille verändert. Nachdem es mir als Psychologin nicht eingefallen ist, würde ich schätzen, die Wahrscheinlichkeit ist groß, dass es Ihnen auch nie in den Sinn kam. Wenn Sie ähnlich gestrickt sind wie ich, haben Sie sich wahrscheinlich nur um einen Aspekt Sorgen gemacht, nämlich ob Sie von der Pille zunehmen. Oder einen Schlaganfall kriegen. Und wenn Sie ähnlich gestrickt sind wie ich, dann ist die Gewichtszunahme definitiv die beängstigendere dieser beiden Nebenwirkungen ... Na ja, so beängstigend, wie man Dinge eben empfinden kann, wenn einem die Hälfte seiner Stressreaktion fehlt.

Sobald ich von dieser Konferenz nach Hause kam, begann ich zu recherchieren, ob es vielleicht eine Erklärung dafür geben könnte, wie ich mich fühlte, als ich die Pille absetzte. Ich wollte nachschauen, ob die Erfahrungen, die ich gemacht hatte, vielleicht in der wissenschaftlichen Literatur dokumentiert oder von anderen Frauen ebenso geschildert worden waren. Die Ergebnisse dieser Suche zeigten, dass ich nicht allein und meine Erlebnisse kein Einzelfall waren. Psychologen und Neurowissenschaftler veröffentlichen schon seit Jahren ihre Forschung zu diesen Themen. Aber ich hatte keine Ahnung, und ich nehme an, Sie genauso wenig. Die meisten Frauen haben nämlich überhaupt keinen Zugang zu Informationen darüber, was die Pille mit ihrem Gehirn anstellt. Die einzigen Informationen, die in der Welt kursieren, sind tief in den Seiten wissenschaftlicher Publikationen vergraben. Und so sind diese Artikel nicht nur völlig unzugänglich für alle, die nicht an Universitäten arbeiten (denn Abonnements dieser Fachzeitschriften sind unglaublich teuer), sondern obendrein oft voller Fachausdrücke und auch nicht immer so angenehm zu lesen (das Gehirn liest nicht gerne Dinge über sich selbst).

Ich schreibe dieses Buch, um diese ganzen Informationen für Sie zusammenzutragen und sie Ihnen so verständlich wie möglich zu präsentieren. Ich hoffe außerdem, dass Sie ein paar coole Sachen darüber lernen, wie weibliche Gehirne funktionieren, und ich Ihnen ein paar Gedanken über die Pille, Gesundheit und Leben unterbreiten kann. Ein Teil davon stammt aus

Forschungsergebnissen meines eigenen Labors. Ein Teil stammt aus Studien, die in anderen Laboren durchgeführt wurden, von anderen Wissenschaftlern, denen ich vertraue und deren Arbeit ich respektiere. Ich werde Ihnen auch Geschichten aus meinem eigenen Leben erzählen und aus dem Leben anderer Frauen, die mir ihre Geschichten erzählt haben. Jede von uns hat es verdient, so viel wie möglich über die Medikamente zu erfahren, die wir in unseren Körper bringen, auch wenn die betreffenden Wirkungen nicht lebensbedrohlich sind (das ist die Frage, auf die sich die meisten medizinischen Studien konzentrieren). Einiges von dem, was ich Ihnen erzähle, wird Sie schockieren. Einiges wird einfach Dinge bestätigen, die Sie lange vermutet haben, aber wahrscheinlich für »Kopfgeburten« hielten.

Folgende Bereiche werden wir abdecken:

- Viele von uns meinen zwar, dass Hormone etwas sind, was uns »passiert«, aber das stimmt nicht ganz. Sie *sind* Ihre Hormone. Hormone helfen dabei, Ihre eigene Identität zu formen, die Dinge, die Sie von sich selbst glauben, und Ihr Verhalten. Die Pille zu nehmen und abzusetzen kann das Empfinden für Ihr Selbst verändern. Es kann eine Veränderung in der Identität bewirken – anscheinend sogar ziemlich häufig, aber die Wissenschaftler haben das noch nicht ganz erforscht.

- Die Pille verändert das Gehirn. Gehirnscans von Frauen, die Pille nehmen, weisen strukturelle und funktionale Unterschiede auf im Vergleich zu Aufnahmen von Frauen, die nicht die Pille nehmen.

- Frauen, die die Pille nehmen, fehlt der Gipfel im Cortisolspiegel bei der Stressreaktion, den jeder andere gesunde Mensch aufweist. Forscher haben diese Wirkung seit den Neunzigerjahren dokumentiert. Und das ist schockierend. Wie wir noch sehen werden, spielt Cortisol nämlich eine ganz entscheidende Rolle dabei, Ihrem Körper mitzuteilen, dass gerade etwas Wichtiges geschieht – und zwar nicht nur Schlimmes. Es teilt uns auch mit, ob etwas Aufregendes und Interessantes passiert.

- Die hormonelle Verhütung beeinflusst auch, wen sich die Frauen aussuchen, wenn sie mit Männern ausgehen oder sich einen Partner suchen, und hat eventuell auch eine nicht unwesentliche Auswirkung auf ihre Zufriedenheit mit der Beziehung und auf die Wahrscheinlichkeit, dass diese Beziehung hält.

- Die Pille hat entscheidende Auswirkungen auf die soziale Mobilität der Frauen, die Motivation der Männer, etwas zu erreichen, Heiratsverhalten, Wirtschaftswachstum und die Scheidungsrate. Die Forschungsdaten belegen, dass die sexuellen Ansprüche der Frauen und das Leistungsniveau der Männer Hand in Hand gehen, das heißt, die Pille könnte auch Auswirkungen *auf das Verhalten anderer Menschen* haben. Das ist doch mal eine richtig ungewöhnliche Nebenwirkung, oder?

Ich werde Ihnen aber nicht nur Neues über Hormone, Frauen und ihre Veränderung durch hormonelle Verhütungsmittel erzählen. Ich werde Ihnen auch einen Einblick in die Wissenschaft geben und was es bedeutet, Studien zu Frauen anzustellen. Eine wichtige Lektion in diesem Buch lautet, dass wir bessere Labore brauchen, um sicherzustellen, dass sich die Forscher die Zeit nehmen, Frauen zu untersuchen (dieses Problem erstreckt sich auf die Forschung mit menschlichen Studienteilnehmern, Tieren und sogar *Zellen*!).[3] Weibliche Untersuchungsobjekte und sogar weibliche Zelllinien (wobei Zelllinien grundsätzlich die ersten Studienobjekte sind, wenn neue Medikamente getestet werden oder man die Entwicklung von Krankheiten wie Krebs erforscht) waren und sind in der biomedizinischen Forschung unterrepräsentiert und zu wenig erforscht, obwohl man schon Reformen durchgesetzt hat, um sie häufiger in Studien einzubeziehen, die sich mit Problemen beider Geschlechter befassen. Wir müssen sicherstellen, dass die Wissenschaft sich weiterhin darum bemüht, Frauen bei solchen Studien zu berücksichtigen.

Ich schließe dieses Buch mit einem Brief an meine Tochter, der ihr helfen soll - genauso wie Ihnen -, eine mündige Entscheidung über ihre Verhütungsoptionen zu treffen, und zwar auf der Basis gründlicher Information. Ich werde die Informationen, die ich in den vorhergehenden Kapiteln vorgestellt habe, noch einmal aufführen und die zahlreichen Fragen durchgehen, die sich daraus ergeben. Sind wir mit Pille besser dran? Oder sollten wir uns nicht lieber Alternativen dafür überlegen, wie wir die Frauen von den biologischen Konsequenzen ihres sexuellen Verhaltens befreien können? Obwohl es keine klaren Antworten geben wird (und die Antwort wird auch für jede Frau anders ausfallen, je nach ihren persönlichen Zielen und Lebensumständen), hoffe ich doch, einen Dialog in Gang zu bringen - einen Dialog zwischen Frauen und Ärzten, Frauen und ihren Partnern, Frauen und ihren Freundinnen und Frauen und ihren Töchtern. Zu den tollsten Effekten, die es hatte, dieses Buch zu schreiben, gehören die ganzen Gespräche, die es ausgelöst hat. Diese Gespräche beginnen normalerweise mit einem »Ich will ja jetzt nicht zu weit unter die Gürtellinie gehen, aber ...« oder »Ich hoffe, ich erzähl da jetzt nichts zu Intimes ...« Und dann erzählen mir diese Frauen Geschichten, die ihrer Meinung nach reine »Kopfgeburten« sind. Ich hoffe, dass dieses Buch den Anstoß für viele weitere Gespräche dieser Art geben wird. Und hier noch eine Einstiegshilfe für Sie: *Das ist jetzt vielleicht fast ein bisschen zu intim, aber ...*

Ein paar Anmerkungen zum Aufbau dieses Buchs

Ich habe dieses Buch in drei Teile gegliedert. Der erste Teil (»Sie sind Biologie«) handelt davon, was es in biologischer Hinsicht bedeutet, eine Frau zu sein. Ich werde Ihnen von Ihrem Gehirn erzählen, von Ihren Hormonen, und warum die Vorgänge der Evolution uns durch natürliche Selektion überhaupt erst anders gemacht haben als die Männer. Diese Kapitel sind so aufgebaut, dass Sie verstehen, wie Sie funktionieren und warum Sie so funktionieren. Obwohl Sie sich vielleicht wundern, warum ich Ihnen das alles in einem Buch über die Antibabypille erzähle – das alles ist von entscheidender Wichtigkeit. Wir springen viel zu leichtfertig mit unseren Hormonen um, und ich glaube einfach nach wie vor, dass wir viel sorgfältiger mit uns umgehen würden, wenn wir begreifen, wie wir funktionieren und warum. Sie müssen wissen, wie Ihr Gehirn funktioniert, Sie müssen wissen, wie Ihre Hormone in Ihrem Gehirn wirken, und Sie müssen wissen, wie sich das alles verändert, sobald Sie die Pille nehmen. Im ersten Abschnitt lege ich die Grundlagen für dieses Verständnis, und ich glaube, Sie werden feststellen, dass das zu den interessantesten Dingen gehört, die Sie jemals gelesen haben. Frauen sind noch viel interessanter, als Sie sich überhaupt vorstellen konnten.

Der zweite Abschnitt (»Wie Ihr Gehirn aussieht, wenn Sie die Pille nehmen«) dreht sich ganz darum, wie die Pille funktioniert und was wir über ihren Einfluss auf Gehirne und Leben der Frauen wissen. Ich werde Ihnen von den verschiedenen Arten von Hormonen erzählen, die in der Pille enthalten sind, und davon, wie die Pille Ihre Psyche beeinflusst – in Sachen Sexualität und Partnerwahl, Stressreaktion, Stimmung und noch vielem mehr, was in Ihrem Gehirn abläuft. Das sind alles Dinge, die die Psychologen zum Teil seit Jahrzehnten wissen, von denen Sie aber wahrscheinlich bis jetzt noch nie gehört haben. Ich werde Ihnen alles darlegen, was wir derzeit wissen, und Ihnen sagen, was wir erst noch erforschen müssen. Nachdem Sie diesen Abschnitt des Buches gelesen haben, werden Sie mit allen Informationen gewappnet sein, um eine gründlich aufgeklärte, mündige Entscheidung darüber zu treffen, ob die Pille das Richtige für Sie ist.

Der letzte Abschnitt (»Das Große Ganze«) deckt noch einige weiterführende Themen ab, die mit der Pille zusammenhängen. Zunächst werden wir darüber sprechen, inwiefern die Verhaltensänderungen der hormonell verhütenden Frauen weitreichende Konsequenzen für das Verhalten anderer haben können und damit Ehe, Schwangerschaft und Arbeitswelt beeinflussen. Dann werden wir darüber reden, warum Sie das alles bis jetzt noch nie gehört haben. Das ist schon ein ziemlich kompliziertes Thema. Ein Teil der Antwort ist politisch (den Leuten ist immer ein bisschen unwohl, wenn sie in einem Atemzug von »Frauen« und »Hormonen« sprechen sollen), zum Teil ist es auch praktisch bedingt (es ist keine leichte Aufgabe, die nötigen Studien zufriedenstellend durchzuführen, und Frauen sind komplizierte Forschungsobjekte), und zu guter Letzt liegt es auch daran, dass wir alle gern glauben möchten, die Frage der Geburtenkontrolle gelöst zu haben. Ungeachtet all dieser Gründe müssen wir die Wissenschaft unbedingt dazu anhalten, weiter zu forschen, damit wir mehr über Frauen und die für sie wichtigen Themen erfahren.

Für diejenigen unter Ihnen, die nicht ins Schema F passen

Der Großteil der Forschung, die ich in diesem Buch bespreche, konzentriert sich ausschließlich auf die Erfahrungen heterosexueller Cisgender-Frauen, weil sie normalerweise diejenigen sind, die die Pille nehmen. Obwohl manche Lesben, ebenso wie Transgender-Frauen und Transgender-Männer, die Pille nicht zum Zwecke der Empfängnisverhütung nehmen, ist die Forschung so weit noch nicht gediehen, dass sie auch diesen Gruppen gerecht werden könnte.

Wenn Sie jemand sind, der zufällig nicht in die sehr schmale Kategorie von Menschen fällt, die Forscher normalerweise bei Studien zur Pille untersuchen, bedeutet das noch lange nicht, dass Ihre Erfahrungen nicht wichtig wären. Das sind sie sehr wohl. Und ich hoffe, dass Sie aus den Ergebnissen, die ich Ihnen vorstelle, trotzdem noch Erkenntnisse für sich selbst gewinnen können. Wir alle weisen mehr Ähnlichkeiten auf als Unterschiede. Und das trifft auch auf diejenigen von uns zu, denen man den Großteil ihres Lebens das Gefühl gegeben hat, dass sie anders sind als alle anderen. Wir alle sind Menschen, und es gibt viele Erfahrungen, die jeder macht. Selbst wenn die Forschung, von der ich im Folgenden berichten werde, Sie nicht ganz miterfasst, seien Sie versichert, dass es auch für Sie einen Platz in diesen Erkenntnissen gibt. Denn die Forschung legt die Vermutung nahe, dass die Psychologie der Partnersuche bei Lesben und Transgender-Frauen nicht völlig anders funktioniert als bei ihren heterosexuellen Cisgender-Kolleginnen. Und in den Fällen, in denen Sie der Meinung sind, dass das Forscher-Establishment wichtige Unterschiede übersehen haben könnte, fordern Sie, dass die Wissenschaft sich mehr Mühe gibt. Ihre Geschichte ist auch wichtig. Ich hoffe jedenfalls, Sie werden auf den Seiten dieses Buches auch Teile Ihrer eigenen Geschichte wiederfinden.

Ich schreibe dieses Buch für Sie alle, um Ihnen ein Machtinstrument an die Hand zu geben. Um Sie mit den Erkenntnissen der jüngsten Forschung zur Pille zu bewaffnen, damit Sie auf der Grundlage dieser Fakten eine Entscheidung darüber treffen können, was Sie tun wollen und wer Sie sein wollen. Obwohl diese Forschung noch jung ist und es viel zu lernen gibt, ist es inakzeptabel, dass Sie noch länger in Unkenntnis dieser Tatsachen leben. Wir wissen schon zu viel, als dass Sie so wenig wissen sollten.

Aber jetzt wollen wir endlich anfangen. Es gibt eine Menge zu besprechen.

1. TEIL

SIE SIND BIOLOGIE

1. KAPITEL: WAS IST EINE FRAU?

Obwohl es Hunderte von Antworten gibt, die man auf eine solche Frage geben könnte (wir könnten über geschlechtliche Identität oder soziale Rollen sprechen oder irgendein anderes der zahllosen Phänomene, die Sie zu dem machen, was Sie sind), wollen wir uns anschauen, was die Evolutionsbiologie zu diesem Thema zu sagen hat. Denn wie sich herausgestellt hat, lernen wir sehr viel über Frauen, wenn wir erst einmal begriffen haben, wozu unsere Gehirne überhaupt angelegt worden sind.

Jede von uns ist das Ergebnis einer langen Kette von erfolgreichem Überleben und Fortpflanzen, die sich mittlerweile – ununterbrochen – über Millionen von Jahren erstreckt. Wenn es auch nur *einer* unserer Vorfahrinnen nicht gelungen wäre, lange genug zu überleben, um sich fortzupflanzen, oder wenn sie sich überhaupt nicht fortgepflanzt hätte, dann würden Sie jetzt nicht hier sitzen.

Allein das ist schon ziemlich bemerkenswert.

Wir Frauen haben von unseren erfolgreichen Vorfahrinnen die Eigenschaften geerbt, die es ihnen erlaubten – Generation um Generation, und zwar *ohne Unterbrechung* –, gute Entscheidungen zu treffen, sei es nun in der Frage, ob sie sich einer Schlange nähern sollten (nein!), oder ob sie eine geheime Affäre mit dem heißen Typen vom Nachbarstamm anfangen sollten (vielleicht!). Eigenschaften, die erfolgreiches Überleben und Fortpflanzung garantieren, werden von einer Generation an die nächste vererbt. Eigenschaften, die dem Überleben und der Fortpflanzung nicht förderlich sind, werden nicht vererbt. So einfach ist das. Dieser

Vererbungsprozess wird natürliche Selektion genannt. Und wie sich gezeigt hat, liefert sie ein ausgezeichnetes Erklärungsmodell, wenn wir uns mit der Frage befassen, was es bedeutet, eine Frau zu sein und ein weibliches Gehirn zu haben.

Sie sind Ihre Keimzellen

Um zu verstehen, was es bedeutet, eine Frau zu sein und ein weibliches Gehirn zu haben, müssen wir erst einmal definieren, was es heißt, weiblich zu sein. Und in den Augen der Evolutionsbiologie wird das durch die Größe Ihrer Keimzellen definiert. Wenn Sie einen begrenzten Vorrat an großen Keimzellen besitzen, der viele Kalorien kostet, sind Sie weiblich, und wir nennen Ihre Keimzellen »Eizellen«. Wenn Sie einen unbegrenzten Vorrat an kleinen, metabolisch nicht weiter aufwendigen Keimzellen besitzen, sind Sie männlich, und wir nennen Ihre Keimzellen »Sperma«. Und obwohl diese Beschreibung übertrieben vereinfachend klingen mag (und eventuell sogar ein bisschen derb), steckt sie eben doch im Kern fast aller zuverlässig beobachtbaren Unterschiede zwischen den Geschlechtern bei großen wie kleinen Kreaturen, Menschen mit eingeschlossen.

Und das ist tatsächlich unglaublich faszinierend.

Wenn man zu dem Geschlecht mit den größeren, teureren Keimzellen gehört, bedeutet das, dass Frauen – *bevor sie die zukünftigen Väter ihrer Kinder auch nur treffen* – bereits mehr in ihre Babys investiert *haben*, die sie vielleicht einmal bekommen könnten, als es bei den zukünftigen Kindsvätern der Fall ist. Und bei Menschen (und vielen anderen Spezies) wird diese Asymmetrie der Investitionen immer größer, sobald eine Eizelle befruchtet worden ist. Letztendlich sind wir Menschen eben doch Säugetiere. Und für weibliche Säugetiere ist die Fortpflanzung kostspielig. Wenn man die größeren Keimzellen hat, bedeutet das oftmals, dass man damit auch die Bühne für eine kostspielige Fortpflanzung bereitet.

Und zwar so richtig kostspielig. Frauen, die darauf hoffen, sich fortzupflanzen, müssen bereit sein, ihre Körper neun Monate lang mit einem anderen menschlichen Wesen zu teilen. Das ist keine kleine Forderung. Das kostet Energie. Das ist unbequem. Und ein logistischer Albtraum für das Immun- und Kreislaufsystem der Frau. Des Weiteren kosten Komplikationen rund um Schwangerschaft und Geburt trotz des Wunders namens »moderne Medizin« immer noch *täglich* mehrere Hundert Frauen das Leben.

Aber das war noch nicht alles!

Wissen Sie, da ist ja auch noch die Laktation. Und obwohl diese Tätigkeit heute nicht mehr unbedingt nötig ist für eine erfolgreiche Fortpflanzung, war sie in unserer evolutionären Vergangenheit mehr oder weniger unabdingbar. Frauen mussten Milch produzieren, um ihre Kinder zu ernähren, und die Milchbildung ist ebenfalls ziemlich kostspielig. Abgesehen davon, dass sie von den Frauen verlangt, täglich ungefähr 600 zusätzliche Kalorien zu sich zu nehmen, um den Stoffwechselaufwand für die Milchproduktion auszugleichen, ist sie auch zeitaufwendig und hat unseren Ahninnen solche Dinge wie Nahrungsbeschaffung ziemlich schwer gemacht. Obwohl ich selbst nie versucht habe, Nahrung zu suchen, während mir ein nuckelndes Baby an der Brust hing, kann ich mir nicht vorstellen, dass es dem Unternehmen förderlich wäre.

Was lernen wir daraus? Das Minimum, das Frauen in die Fortpflanzung investieren müssen, liegt schon wesentlich höher als das der Männer. *Wesentlich.* Und das bedeutet, dass Frauen – im Laufe unserer Entwicklungsgeschichte – einer ganzen Reihe von Herausforderungen gegenüberstanden, die ganz speziell damit zusammenhängen, dass wir das Geschlecht sind, das seinen Nachwuchs im eigenen Körper austrägt und mehr investieren muss. Letztlich ist das der Grund, warum Männer und Frauen unterschiedlich sind. Die Evolution durch Selektion hat die Psychologie der Frauen und Männer verschieden ausgebildet, weil die Eigenschaften, die Überleben und Fortpflanzung optimal sichern, nicht dieselben sind – es kommt immer darauf an, ob sie in einem männlichen oder weiblichen Körper wohnen. Ähnliche Aufgaben bei der Evolution bringen ähnliche Gehirne hervor. Verschiedene Aufgaben bringen verschiedene Gehirne hervor.

Um diesen Punkt näher auszuführen, möchte ich Sie bitten, sich vorzustellen, dass Sie Sex mit einem Fremden haben. Und ich möchte, dass Sie das aus der Perspektive von jemandem sehen, der in der Zeit unserer frühesten Vorfahren lebte. Stellen Sie sich vor, Sie leben in der afrikanischen Savanne ohne den Luxus des modernen Lebens, einschließlich Verhütungsmittel.

Stellen wir uns dieses Szenario zunächst aus der männlichen Perspektive vor.

Dieses Szenario (vergessen wir nicht, dass die Männer billige Keimzellen besitzen und sehr wenig investieren müssen, um sich fortzupflanzen) ist ganz schön verlockend. Selbst wenn die fremde Frau gar nicht so gut aussieht oder keine allzu amüsante Gesellschaft abgibt – solange sie sich für Sex interessiert und sonst nichts, sind die Kosten für die Männer sehr gering, wenn sie sich darauf einlassen. In der Tat ist dieses sexuelle Szenario ein echter Bringer, weil es dem Mann eine Gelegenheit bietet, die eigenen Gene mehr oder weniger kostenlos zu vererben. Das ist genau die Art von Eigenschaft, die bei der Selektion gewinnt. Eigenschaften, die die Vererbung von Genen fördern, werden an die Kinder weitervererbt, die sie wiederum an ihre Kinder weitervererben. Und wenn diese Eigenschaften, die die Fortpflanzung begünstigen, über Millionen von Jahren vererbt werden, darf man erwarten, dass sie irgendwann charakteristisch für diese Spezies werden (bzw. zumindest für das eine Geschlecht dieser Spezies). Die Psychologie der Partnerwahl des modernen Mannes wäre dann dominiert von einer Neigung zu sexuellem Opportunismus, weil seine Vorfahren ihre Gene öfter vervielfältigen konnten als die sexuell etwas vorsichtiger handelnden Zeitgenossen.

Aber was ist mit den Frauen? Mit unseren raren, teuren Keimzellen und der neunmonatigen Mindestinvestition – wie sollten wir reagieren?

Ganz bestimmt nicht so wie die Männer, das steht schon mal fest.

Zunächst einmal, da der Körper der Frau ihrer Fortpflanzungsfähigkeit gewisse Grenzen setzt, kann sie ihre Gelegenheiten zur Weitergabe ihrer Gene nicht einfach erhöhen, indem sie sich neue Partner sucht. Egal mit wie vielen Männern eine Frau im Laufe einer Woche Sex hat, sie kann – höchstens – eine Schwangerschaft erzielen. Aus diesem Grund können Frauen mit dem Wunsch nach sexueller Abwechslung also auch nicht mehr Kopien ihrer Gene weitergeben als solche, die sich bei der Partnerwahl immer nur auf einen Partner konzentrieren. Das soll nicht heißen, dass Frauen nicht auch Vorteile daraus ziehen könnten, wenn sie sich einen kurzfristigen Partner suchen. Solche Vorteile gibt es durchaus (und von einigen werde ich Ihnen im 3. Kapitel erzählen). Ich will nur sagen, dass eine Ausweitung der Vererbungsgelegenheiten nicht dazugehört. Die Gelegenheiten einer Frau, sich fortzupflanzen, werden begrenzt durch die Zahl der Kinder, die ihr Körper hervorbringen kann, nicht durch ihren Zugriff auf eine größere Zahl von Partnern.

Gelegenheitssex war für die Fortpflanzungsergebnisse der Frauen also nicht so günstig wie für die Männer. Allein das würde ausreichen, um zu verhindern, dass die Selektion sexuellen Opportunismus bei Frauen fördert. Doch das Schicksal dieser Eigenschaft – die aus der Perspektive der Evolution betrachtet ein absoluter Rohrkrepierer ist – wird noch weiter zementiert durch die Tatsache, dass sie die Frauen historisch ebenfalls sehr teuer zu stehen gekommen ist. Und das wiederum liegt an der Sache mit der Schwangerschaft.

Während Frauen heutzutage mehr oder weniger alles haben können – Karriere, Beziehungen, Gelegenheitssex ohne Schwangerschaft –, hatten unsere Vorfahrinnen nicht so viel Glück. Wenn sie Sex hatten, bestand immer die Möglichkeit, dass dieser Sex zu einer Schwangerschaft führte. Und das ist entscheidend, denn den Kindern von alleinerziehenden Müttern ist es historisch gesehen nie besonders gut ergangen. Diese Kinder sterben eher als die Kinder, deren Väter bei der Mutter bleiben, um zu Nahrung, Pflege und Schutz der Kinder beizutragen. Obwohl die heutigen Gesetze, Verhütungsmethoden und sozialen Programme für Kinder und ihre Mütter geholfen haben, diese Lücken für die moderne Frau halbwegs zu schließen, haben wir die Psychologie bei der Partnerwahl den Frauen zu verdanken, die diese Optionen eben nicht hatten.

Angesichts dieser Unterschiede müssten wir also davon ausgehen, dass Frauen sexuell zurückhaltender agieren und nicht so opportunistisch handeln wie die Männer. Außerdem müssten wir herausfinden, dass Frauen eine längere Werbungsphase vorziehen und sich weniger für sexuelle Abwechslung um der bloßen Abwechslung willen interessieren.

Und soll ich Ihnen was sagen? Genau das hat die Forschung auch gezeigt.

Die meisten Frauen sind sexuell weniger opportunistisch veranlagt als Männer. Hunderte von Studien haben das belegt. In einem der Experimente, das zu seiner Zeit in aller Munde war, haben die Wissenschaftler abwechselnd attraktive männliche und weibliche Schauspieler auf den Hof eines Collegecampus in Florida gestellt. Sie waren von den Forschern angehalten worden, zufällig ausgesuchte Vertreter des anderen Geschlechts mit den beiläufigen Worten anzusprechen: »Ich hab dich schon öfters hier auf dem Campus gesehen. Ich find dich total attraktiv.« Dann sollten die Schauspieler eine der folgenden drei Fragen hinzufügen (die wurde den Teilnehmern ebenfalls zufällig zugeteilt): »Würdest du heute Abend mit mir ausgehen?«, »Würdest du mich heute Abend in meiner Wohnung besuchen?« oder »Würdest du heute Abend mit mir ins Bett gehen?«

Die Ergebnisse sehen Sie in Abbildung 1.

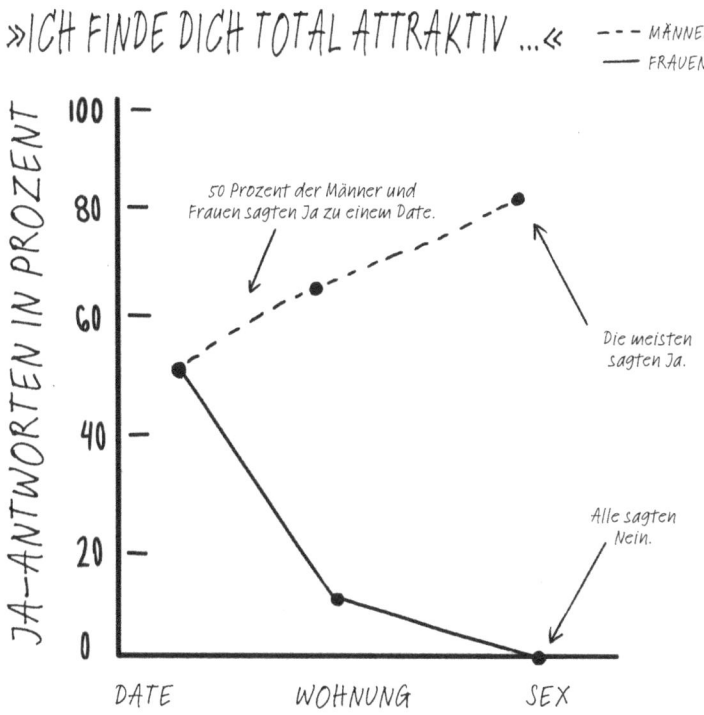

Abb. 1: Reaktionen von Männern und Frauen auf eine fremde Person des anderen Geschlechts, die fragte, ob sie a) sich zu einem Date mit ihr verabreden b) in die Wohnung des anderen mitkommen oder c) Sex mit ihr haben würden.

Fünfzig Prozent der Männer wie der Frauen sagten Ja zu einem Date.

Danach gingen die Antworten jedoch dramatisch auseinander, je nachdem, ob das Ansinnen an eine Person mit männlichem oder weiblichem Gehirn herangetragen wurde.

Weniger als 10 Prozent der Frauen wären mit dem Mann in seine Wohnung gegangen. Und keine der Frauen sagte Ja zu Sex. Nicht eine einzige.

Jetzt denken Sie sich vielleicht: »Natürlich hat niemand Ja zum Sex gesagt. Wer würde so was schon machen? Nur ein völliger Irrer würde einen Fremden fragen, ob er mit ihm ins Bett geht, deswegen würde – selbstverständlich – auch niemand mit Ja auf so eine bizarre, unvermittelte sexuelle Einladung antworten.«

Aber genau das haben 80 Prozent der Männer getan.[4]

Bizarr oder nicht bizarr – die Männer sahen wenig Grund, diesem geschenkten Sex-Gaul ins Maul zu schauen. Die meisten Männer sind sexuell opportunistischer als die meisten Frauen, weil Sex aus einer historischen Perspektive teuer für die Frauen war und weit weniger teuer für die Männer. In der Tat hat er den Männern eine Chance geschenkt, die eigenen Gene ohne allzu viel Folgekosten an die nächste Generation weiterzugeben. Wenn man eine Frau ist, ist der Sex teuer, und unsere Psychologie spiegelt diese Kosten. Sie wurde geformt von den zahllosen, spezifisch weiblichen Herausforderungen, denen man gegenübersteht, wenn man zu dem Geschlecht gehört, das mehr investieren muss.

Bevor wir jetzt aber in eine Hymne auf die Unterdrückten dieser Welt ausbrechen, soll angemerkt werden, dass man auch einer Reihe von besonderen Herausforderungen gegenübersteht, wenn man ein Mann ist. Zum Beispiel dem Thema der ungesicherten Vaterschaft.

Frauen, die ihren Nachwuchs nun mal im eigenen Körper austragen, können jederzeit sicher sein, dass jedes Kind, das sie bekommen, auch wirklich ihres ist. In jeder Hinsicht. Das bedeutet, dass die Frau über den langen Zeitraum der Evolution hinweg immer etwas davon hatte, wenn sie massiv in ihre Kinder investierte. Letztlich half diese Investition ja dabei, den Erfolg ihrer Gene zu fördern, weil sie sicher sein konnte, dass jedes ihrer Kinder wirklich auch mit ihr verwandt ist. Angesichts dieser einwandfrei gesicherten Verwandtschaft zwischen einer Mutter und ihren Kindern ist es völlig selbstverständlich, dass Frauen sich elterlich massiv engagieren, auch wenn die Kinder nicht so aussehen, als wären sie mit ihnen verwandt.

Für die Männer ist es etwas komplizierter. Da sie die Kinder nicht austragen, können sie nicht ganz sicher sein, ob jedes ihrer Kinder auch ihres ist (oder eben nur »ihres«, je nachdem). Das ist eine Herausforderung, der sie gegenüberstehen, wenn sie überlegen, wie viel sie in die Elternschaft investieren möchten – während Frauen mit dieser Frage gar nicht konfrontiert werden. Man nennt es das Problem der nicht gesicherten Vaterschaft. Und während man meinen könnte, dass das in Wirklichkeit nicht unbedingt ein Problem sein müsste, über das sich die Männer den Kopf zerbrechen müssen, belehrt uns eine neuere Meta-Analyse (also eine Studie anderer Studien) eines Besseren. Obwohl die durchschnittliche Rate der Nicht-Vaterschaft (wenn die Männer also meinen, der Vater eines Kindes zu sein, das in Wirklichkeit gar nicht von ihnen ist) irgendwo zwischen 2 und 4 Prozent liegt bei Männern, die sich sehr sicher sind, die biologischen Väter ihrer Kinder zu sein, geht diese Rate bei den Männern, die sich weniger sicher sind, mit ihren Kindern verwandt zu sein, eher an die 30-Prozent-Marke.

Aua.

Deswegen haben Männer die Tendenz, sich viel gründlicher zu überlegen, wie viel sie in ihre Kinder investieren wollen. Sie investieren mehr in die, die sie eher für die ihren halten, und weniger in diejenigen, bei denen eine Verwandtschaft fragwürdig ist. In einer Studie ließen die Forscher von Außenstehenden beurteilen, wie ähnlich die Gesichter von Kindern denen ihrer Eltern waren. Sie ließen auch die Eltern die Ähnlichkeit zu ihrem Kind einstufen und Angaben zur psychologischen und emotionalen Nähe zu diesen Kindern machen.

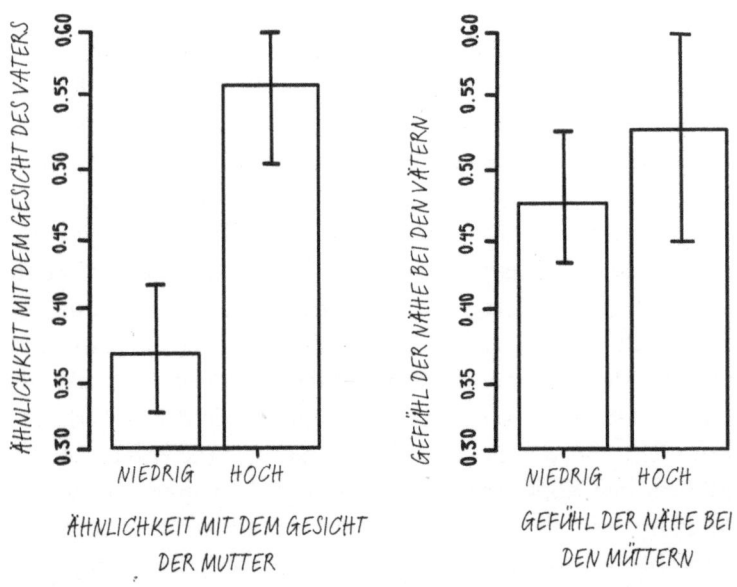

Abb. 2: Die Ähnlichkeit der Gesichter wurde gemessen, indem man den Anteil der korrekten Zuordnung Kind-Elternteil durch Außenstehende feststellte. Die Ähnlichkeit mit dem Gesicht der Mutter hat keinen Einfluss auf die emotionale Nähe zu ihren Kindern. Bei den Männern sehr wohl.

Wie sich herausstellte, war die Ähnlichkeit der mütterlichen Gesichter mit denen ihrer Kinder *überhaupt* kein Indikator dafür, wie nah sie ihren Kindern standen (siehe die Balken auf der rechten Seite in Abbildung 2). Und bei den Vätern? Wie Sie den Balken auf der linken Seite entnehmen können, war das sehr wohl entscheidend. Ganz massiv sogar. Väter, die sich nach eigenen Angaben ihren Kindern emotional am nächsten fühlen, sehen ihren Kindern ähnlicher als diejenigen, die angeben, ihren Kindern emotional weniger nah zu sein. Mehrere Studien haben inzwischen gezeigt, dass die Psychologie der Vaterschaft sehr stark auf Reize anspringt, die darauf hinweisen, dass ihre Kinder wahrscheinlich genetisch mit ihnen verwandt sind. Die Psychologie der Mutterschaft tut dies nicht. Männer und Frauen haben sich in Sachen Überleben und Fortpflanzung also mit Herausforderungen auseinandersetzen müssen, die jeweils einzigartig für ihr biologisches Geschlecht sind, und deswegen unterscheiden sich auch ihre Gehirne.

Frauen kann man erst verstehen, wenn man sie im Lichte der Evolution betrachtet

Ich muss unterstreichen, dass diese Art von Studien Muster beschreibt, wie sie sich an großen Gruppen von Männern und Frauen beobachten lassen. Vielleicht beschreiben sie nicht unbedingt auch Sie. Es bedeutet auch nicht einfach, dass unverbindlicher Sex bei Frauen eine Art evolutionäre Anomalie wäre. Beileibe nicht. In der Tat hat sich die Forschung in meinem eigenen Labor auf die zahlreichen Zusammenhänge konzentriert, die sexuellem Opportunismus und der Neigung zu sexuell riskantem Verhalten bei Frauen Vorschub leisten.[5]

Diese Studien verdeutlichen einfach nur, dass sich die weibliche von der männlichen Psychologie – *im Allgemeinen* – in einigen Punkten unterscheidet, weil die Anforderungen der Schwangerschaft und der Fürsorge für die Kinder es für unsere weiblichen Vorfahren erforderlich gemacht haben, einige Probleme zu lösen, die von den Männern nicht gelöst werden mussten. Die Art, wie wir auf Männer, Kinder, Schlangen, Spinnen,

Paarungsgelegenheiten, Schokoladenkuchen und das Gesicht unserer besten Freundin reagieren, spiegelt die Lösungen für diese Herausforderungen, mit denen sich unsere Vorfahrinnen konfrontiert sahen. Und in Fällen, in denen sich Männer und Frauen mit denselben Herausforderungen konfrontiert sahen, sind auch unsere Gehirne gleich. Und in Fällen, in denen Männer und Frauen sich mit verschiedenen Herausforderungen konfrontiert sahen (normalerweise aufgrund der Unterschiede in der Größe unserer Keimzellen), unterscheiden sich auch unsere Gehirne. Die Männer haben Eigenschaften geerbt, die Überleben und Fortpflanzung förderlich sind, wenn sie in einem männlichen Körper auftreten. Die Frauen haben Eigenschaften geerbt, die Überleben und Fortpflanzung förderlich sind, wenn sie in einem weiblichen Körper auftreten.

Wenn wir verstehen, welche Herausforderungen unsere weiblichen Vorfahren lösen mussten, um uns dorthin zu bringen, wo wir heute stehen, können wir viel darüber lernen, was es heißt, eine Frau zu sein. Ob es uns nun gefällt oder nicht, unsere Gehirne sind im Laufe der Evolution durch die natürliche Auslese geformt worden, und sie unterscheiden sich von den männlichen Gehirnen, weil wir Babys kriegen und die Männer nicht. Und obwohl es hübscher wäre, diesen Unterschied vom Tisch zu wischen, als sich ihm zu stellen, hat er einen sehr weitreichenden Einfluss auf zahllose Bereiche unserer Psychologie, einschließlich Partnerwahl, Elternschaft, Nahrungsaufnahme, Beziehungen zu Verwandten, Beziehungen zu Nicht-Verwandten, unsere Bereitschaft, bei Wettbewerben aufs Ganze zu gehen, und die Wahrscheinlichkeit aggressiven Verhaltens bei Provokation. Eine Frau zu sein bedeutet, ein Gehirn zu haben, das Sex als sehr folgenreich einstuft, es aber weniger wichtig findet, mehr zu verdienen als die Leute um uns herum. Es bedeutet, dass wir bei unseren Sexualpartnern wählerischer sind, aber körperlich weniger aggressiv. Es bedeutet, dass wir mehr Autoimmunerkrankungen bekommen, aber seltener an Bluthochdruck leiden.

Sie haben die Eigenschaften geerbt, die Sie zu dem Menschen machen, der Sie heute sind, weil vor Ihnen zahllose Generationen von Frauen in der Lage waren, erfolgreich zu überleben und sich fortzupflanzen. Eine Frau zu sein ist eine Erfolgsstory der Evolution. Jede von uns hat die Weisheit unserer weiblichen Vorfahren geerbt. Sie steckt in unseren Körpern, sie steckt in unseren Gehirnen, und sie steckt in unseren Hormonen.

Warum Sie das auch als Feministin akzeptieren sollten

Ich weiß, dass einige von Ihnen an dieser Stelle bereits kochen, weil ich versuche, Sie auf Ihre Gebärmutter zu reduzieren. Ich kann Ihre Einwände verstehen, wenn Sie meine Ausführungen so wahrnehmen. Ich habe zufällig eine Gebärmutter und einen akademischen Abschluss, und ich glaube, dass Letzterer viel interessanter und wichtiger für die Prägung meiner Persönlichkeit war. Ich habe viel mehr zu bieten als nur meine Gebärmutter, und ich wette, dass ist bei Ihnen auch so.

Die gute Nachricht lautet: Ihre Wahrnehmung könnte nicht weiter von der Wahrheit entfernt sein.

Selbstverständlich sind Sie ein biologisches Wesen. Und Ihre Gebärmutter und der Umstand, dass Ihre Mindestinvestition an elterlichem Engagement größer ist als bei den Männern, gehört dazu. Aber wenn Sie wollen, können Sie mit dieser Biologie anfangen, was Sie wollen. Sie sind immerhin eine Frau. Und zwar eine mit Millionen von Jahren an ererbter Weisheit im Rücken. Und wenn Sie wissen, wie Sie funktionieren, können Sie bessere, klügere Entscheidungen treffen, um dort hinzukommen, wo Sie hinwollen.

Wenn man anerkennt, dass Männer und Frauen unterschiedlich sind, und versteht, dass diese Unterschiede sich letztlich auf die Unterschiede im Mindestaufwand bei der elterlichen Investition zurückführen lassen, bedeutet dies nicht (ich wiederhole: es bedeutet *nicht*), dass a) alle Frauen Kinder haben *sollten*, b) *alle* Frauen Kinder haben *wollen* oder c) irgendwelche anderen beleidigenden Forderungen, die sich aus irgendeiner Kombination dieser zwei »Regeln« ergeben. Frauen sind anders als Männer wegen der Unterschiede in der Biologie unserer Fortpflanzung, aber das bedeutet nicht, dass alle Frauen dieselben Entscheidungen treffen werden wie unsere Vorfahrinnen.

Wir müssen es nicht.

Wir haben Verhütungsmittel.

Und wenn Sie mal darüber nachdenken ... ist die Erklärung mit der »reinen Sozialisierung« denn nicht viel schlimmer für die Frauen als die biologischen Erklärungen, die ich Ihnen unterbreitet habe? Ich kann mir nicht viel vorstellen, was die Weiblichkeit der Frauen mehr trivialisieren würde als die Vorstellung, dass wir anders sind als Männer, weil wir stumpfsinnig die kulturellen Sitten und sozialen Normen angenommen haben, die uns Gesellschaft, Medien und unsere wohlmeinenden Eltern aufgedrängt haben. Ich bin nicht sicher, warum dieser Blick auf die Unterschiede zwischen den Geschlechtern vom Feminismus abgenickt wird, wo er doch die Frauen viel stärker in eine untergeordnete Rolle drängt als die biologische Perspektive. Die Perspektive der »Frau als kulturelles Konstrukt« beschreibt uns als passive Empfängerinnen der sozialen Rollen, die Männer uns auferlegt haben. Die Perspektive der Evolutionsbiologie beschreibt Frauen als Nutznießerinnen einer über Millionen von Jahren vererbten Weisheit unserer Vorfahrinnen.

Inwiefern wäre die erste Position besser und frauenfreundlicher als die zweite?

Jeder, der Ihnen erzählt, dass Biologie sich mit Feminismus nicht vereinbaren lässt, weiß nicht, wovon er redet. Um vernünftige Entscheidungen in Bezug auf Ihren Körper und Ihre Gesundheit treffen zu können, brauchen Sie Expertenwissen über sich SELBST und über die biologischen Abläufe in Ihrem Körper. Und das bedeutet, dass Sie verstehen müssen, warum wir im Laufe der Evolution per Auslese so geformt wurden, dass wir eben diese Gehirne und Hormone haben, die wir heute haben. Wir können unseren Geist, unsere Gehirne und unser Verhalten nicht völlig verstehen, wenn wir nicht verstehen, welche Prozesse uns geprägt haben. In Abwandlung meines liebsten Zitats aller Zeiten von dem Evolutionsbiologen Theodosius Dobzhansky (»In der Biologie kann man die Dinge erst verstehen, wenn man sie im Lichte der Evolution betrachtet«) sage ich: Frauen kann man erst verstehen, wenn man sie im Lichte der Evolution betrachtet. Und wenn Sie mir immer noch nicht glauben, könnte die nächste Geschichte Sie vielleicht endgültig überzeugen. Es ist die Geschichte Ihrer Menstruation. Und das ist eine derart wilde Geschichte, dass sie ihren eigenen Zwischentitel verdient hat.

Die wilde Geschichte Ihrer Menstruation

Bevor ich ans Eingemachte gehe, möchte ich Ihnen noch einmal bewusst machen, was Ihre Menstruation eigentlich ist. Während Ihrer Monatsblutung wird die Gebärmutterschleimhaut abgestoßen, die Ihr Körper jeden Monat aufbaut, um sich auf eine Schwangerschaft vorzubereiten. In diese Schleimhaut nistet sich die befruchtete Eizelle von selbst ein. Wenn kein Ei befruchtet wurde, wird die Gebärmutterschleimhaut entfernt und verlässt den Körper mit der monatlichen Belästigung Ihrer Menstruation.

Man könnte auf die Idee kommen, dass allmonatliche Abstoßen einer aufgebauten Gebärmutterschleimhaut wäre einfach eine Nebenerscheinung des Säugetierdaseins. Säugetiere tragen ihre Jungen im eigenen Körper aus, was bedeutet, dass sie eine Gebärmutter haben, was wiederum zu dieser legitimen Annahme führen könnte.

Der Haken ist nur – so ist es nicht.

Die überwältigende Mehrheit der Säugetierweibchen auf dieser Welt menstruiert gar nicht. Nur eine kleine Handvoll von Arten tut es, was uns verrät, dass eine Monatsblutung kein notwendiges Übel ist, das man bei einer Trächtigkeit im Körper wohl in Kauf nehmen muss.

Warum haben wir also eine Menstruation?

Na ja, eine Möglichkeit, die die Wissenschaftler in Erwägung ziehen, ist die, dass die Blutung einfach zu diesen »gewissen Dingen« gehört, die die natürliche Selektion nur deswegen überstanden haben, weil sie als Nebenwirkungen einer anderen Eigenschaft auftraten und nicht so kostspielig waren, dass sie per Selektion weggefallen sind. Das wäre zwar möglich, ist aber nicht sehr plausibel. Denn Monatsblutungen sind *sehr wohl* kostspielig.

Erstens wären da die Kosten für den Stoffwechsel. Nichts im Leben – nicht mal eine ungenutzte Gebärmutterschleimhaut – ist umsonst. Ressourcen des Körpers zu nutzen, um jeden Monat eine neue Gebärmutterschleimhaut aufzubauen, erfordert Energie, die für andere Bauprojekte im Körper genutzt werden könnte, wie Zellreparaturen, Neurogenese, Immunsystem und andere Dinge, die unser Körper vielleicht will oder braucht. Deswegen wird bei anderen Weibchen, die ihre Jungen ebenfalls im eigenen Körper austragen, die Gebärmutterschleimhaut einfach absorbiert. Diese Art von körperlichem Recyclingprogramm minimiert die Kosten.

Aber wir tun das nicht. Wir stoßen sie ab. Und das ist schon irgendwie seltsam, denn es ist wirklich Verschwendung, jedes Mal, wenn sich keine Eizelle darin eingenistet hat, diese ganzen Zellen einfach abzustoßen.[6] Obwohl Stoffwechselkosten in unserer modernen, nahrungsreichen Umwelt kein großes Ding mehr sind (manche von uns fänden solche Extra-Stoffwechselkosten ab und zu vielleicht sogar ganz gut), waren sie es den Großteil unserer Evolutionsgeschichte sehr wohl. Da unsere Spezies die meiste Zeit nur von dem leben konnte, was ihre Umwelt gerade hergab, wurden unsere Körper für eine Umwelt optimiert, in der Nahrung nicht immer gesichert und nicht so leicht zugänglich war wie heutzutage. Wir wurden durch die Selektion also so geformt, dass unser Stoffwechsel sparsam arbeitet, und so verlangt diese verschwenderische Abstoßung der Gebärmutterschleimhaut doch nach einer Erklärung.

Und als würde es nicht schon genug kosten, ist es ja auch noch so eine Sauerei. Blut gibt immer eine Sauerei, und für die Raubtiere ist man in dieser Phase der reinste Leuchtturm. Und man braucht nun nicht unbedingt einen Abschluss in Biologie, um zu wissen, dass es dem Überleben oder dem Fortpflanzungserfolg einer Frau nicht gerade zuträglich ist, wenn sie Raubtiere anlockt. Ganz zu schweigen davon, dass sich Frauen während ihrer Monatsblutung oft ziemlich scheiße fühlen. Menstruationssymptome verursachen alljährlich 100 Millionen verlorene Arbeitsstunden für die amerikanischen Frauen. Und manche werden durch ihre Krämpfe so geschwächt, dass sie nicht viel mehr zustande bringen, als Mutter Natur zu verfluchen und zur Ibuprofen-Schachtel zu greifen (die es in unserer evolutionären Vergangenheit nicht gegeben hat, was bedeutet, dass es unseren armen Vorfahrinnen noch schlechter ging als uns).

Ist die Menstruation also kostenlos? Ich würde sagen, Nein.

Was uns wieder zum Ausgangspunkt zurückbringt.

Warum haben wir sie also?

Wie sich herausstellt, ist die Antwort ein wenig makaber, aber superinteressant.

Zuerst einmal muss ich Ihnen sagen, dass alles, was Sie über Schwangerschaft zu wissen glauben, falsch ist. Na ja, nicht alles. Aber manches schon. Insbesondere Ihr Glauben, dass die

Schwangerschaft ein schöner, liebevoller, altruistischer Austausch zwischen einer Mutter und ihrem sich entwickelnden Embryo ist. Dieser Teil ist komplett falsch. Obwohl die Schwangerschaft von außen rührend, selig, altruistisch und liebevoll aussehen mag, ist die mütterliche Gebärmutter in Wirklichkeit ein Schlachtfeld, auf dem Kämpfe ausgetragen werden zwischen den höchsten evolutionären Interessen der Mutter und denen einer befruchteten Eizelle.

Sie müssen wissen, dass eine Mutter und eine befruchtete Eizelle nicht unbedingt völlig übereinstimmende Interessen haben, wenn es um die Einnistung geht. Obwohl Frauen 50 Prozent der Gene mit jedem Embryo in ihrem Körper gemeinsam haben, haben sie 100 Prozent der Gene mit sich selbst gemeinsam. Letzteres klingt für Ihre Ohren vielleicht reichlich bescheuert, aber in Wirklichkeit ist das eine sehr tiefgründige Aussage. Mütter – weil zweimal so nah mit sich selbst wie mit der befruchteten Eizelle verwandt, die sich da in ihnen einzunisten versucht – sind mit dieser befruchteten Eizelle nicht immer so ganz einer Meinung in der Frage, ob er oder sie die neunmonatige Investition wert ist, die der Einnistung folgt. Angesichts der beträchtlichen Investition an Zeit und Ressourcen, die mit einer Schwangerschaft verbunden ist, sollten Mütter nicht bereit sein, ihre Fortpflanzungsressourcen auf die Entwicklung einer befruchteten Eizelle zu verschwenden, die keine guten Chancen hat, bis ins Erwachsenenalter zu überleben. Die Körper der Frauen sollten daher sehr gut unterscheiden, in welche befruchtete Eizelle sie investieren wollen und in welche nicht.[7]

Diese Art von Wahl ist selbstverständlich nicht die ideale Situation für eine befruchtete Eizelle (insbesondere, wenn sie ein paar seltsame Mutationen aufweist, die ihr Überleben bis ins Erwachsenenalter unwahrscheinlich machen). In den Augen der befruchteten Eizelle (die mit sich selbst zweimal so verwandt ist wie mit ihrer Mutter) sollte sie die Chance kriegen, trotzdem zur Welt zu kommen, egal ob ihr Überleben fraglich ist. Immerhin ist das hier ihre einzige Chance auf ein Leben überhaupt! Und wir sind auf Überleben programmiert. Deswegen sollte die befruchtete Eizelle nur dann bereit sein, kampflos aufzugeben, wenn die Kosten für die Mutter so groß wären, dass ihre Fähigkeit, sich fortzupflanzen, in der Zukunft massiv eingeschränkt wäre (dann wäre es auch gut für die befruchtete Eizelle, denn sie hat ja 50 Prozent ihrer Gene mit ihren zukünftigen Brüdern und Schwester gemeinsam). Doch von solchen Extremfällen abgesehen sollte die befruchtete Eizelle eigentlich jeden Trick versuchen, um sich in Mamas Gebärmutter einzunisten und sich in ihren Blutkreislauf einzuklinken, damit sie anfangen kann zu wachsen.

Was zum Teufel hat das alles mit der Gebärmutterschleimhaut zu tun, fragen Sie jetzt?

Alles.

Während sich viele von uns diese Schleimhaut als warme, kuschelige Decke vorstellen, die eine befruchtete Eizelle liebevoll einhüllt, ist das überhaupt nicht der Fall. Die Gebärmutterschleimhaut ist in Wirklichkeit ein gefährliches Testgelände für eine Eizelle, und sie *verhindert* die Einnistung eher, als dass sie sie fördert. Die Zellen der menschlichen Gebärmutterschleimhaut bilden an der Innenwand des Uterus eine festungsähnliche Mauer, in der die Zellen dicht an dicht sitzen, und dort muss sich die befruchtete Eizelle hindurchbohren, wenn sie hofft, sich einzunisten und ein Blutgefäß zu finden, das sie mit der Energie für ihr Wachstum versorgt. Statt das Ei durch den Einnistungsprozess zu führen, machen es die dicht gepackten Zellen der befruchteten Eizelle viel *schwerer*, sich an Mamas Blutversorgung zu hängen, als an jeder anderen Stelle im Körper. Woher wir das wissen? Na ja, Wissenschaftler haben versucht, Mäuseembryos an einer Reihe von anderen Stellen im Körper einzupflanzen, in der Erwartung, dass sie alle verkümmern und sterben würden, weil sie keine Gebärmutterschleimhaut haben, die sie nährt und am Leben hält. Zu ihrer großen Überraschung war genau das

Gegenteil der Fall. Nicht nur, dass die Embryos nicht starben – sie gediehen prächtig. Diese kleinen Despoten bohrten sich gnadenlos ihren Weg durchs Gewebe, wo immer man sie einpflanzte, und zerstörten alles, was ihnen in den Weg kam, während sie nach Arterien wühlten, um sich den Brennstoff für ihr weiteres Wachstum zu sichern. Die Gebärmutterschleimhaut ist also eine der ungünstigsten Stellen, an denen sich ein Embryo einnisten könnte, denn diese Umgebung ist geradezu unwirtlich für eine gerade befruchtete Eizelle.

So viel zum Thema liebevolle Umarmung.

Nun gibt es dafür natürlich evolutionstechnisch gute Gründe. Zumindest aus Sicht der zukünftigen Mutter. Zunächst bietet diese schwierige Umgebung einen ersten Test für die Lebensfähigkeit der befruchteten Eizelle. Wenn sie nicht den nötigen Schmackes hat, um sich ihren Weg durch diese Festung zu bohren, hat sie vielleicht auch nicht das Zeug dazu, in der echten Welt zu überleben. Diejenigen, die es in der ersten Runde nicht schaffen, nisten sich auch nicht ein, und die Mutter erfährt nicht mal, dass es überhaupt eine befruchtete Eizelle gegeben hat. Und Mama stößt ihre Gebärmutterschleimhaut ab, damit diese höchstwahrscheinlich nicht lebensfähige befruchtete Eizelle nicht versucht, noch ein bisschen zu bleiben und sich ohne Mamas Genehmigung einzunisten. Man glaubt, dass ungefähr 32 Prozent aller befruchteten Eizellen dieses Schicksal erleiden.

Für diejenigen, denen es gelingt, sich ihren Weg durch diese ungastliche Landschaft zu bohren, steht dann eine zweite Testrunde an, je nachdem, wie viel humanes Choriongonadotropin (hCG) ausgeschüttet wird. Dieses Hormon wird vom eingenisteten Embryo ausgeschüttet, um zu verhindern, dass der Körper der Mutter die biologische Kettenreaktion für die Menstruation in Gang setzt.[8] Gesündere Embryos produzieren mehr hCG, weniger gesunde Embryos weniger. Wenn ein Embryo also nicht genug hCG produziert, um die Anforderungen der Mutter für ihre Investition zu erfüllen (die wiederum schwanken, je nachdem, wie günstig die Umstände für die Fortpflanzung gerade sind), zieht der mütterliche Körper die Reißleine und löst die biologische Reaktionskette aus, die dafür sorgt, dass die Gebärmutterschleimhaut abgestoßen wird, mitsamt Embryo. Man glaubt, dass dieses Schicksal weiteren 24 Prozent der Embryos beschieden ist. Das Gewebe der Gebärmutterschleimhaut verhindert, dass der Blutkreislauf der Mutter von Embryos angezapft wird, bei denen sie noch nicht entschieden hat, ob sie sie annehmen will. Die Hälfte der befruchteten Eizellen scheitert an diesen Hürden, bevor die Frauen überhaupt wissen, dass sie schwanger sind – das ist also ein Mechanismus, der öfter Einsatz findet, als Sie vielleicht meinen.

Menschen menstruieren, weil die Abstoßung der Gebärmutterschleimhaut es den Frauen gestattet, bei ihren Schwangerschaften wählerisch zu sein. Und der Grund, warum wir es tun und die meisten anderen Spezies nicht, ist letztlich der, dass die Kosten, die am Ende in die falsche Schwangerschaft investiert werden, beim Menschen wesentlich höher liegen als bei anderen Arten. Abgesehen davon, dass ihnen schon vor der Geburt viel höhere Kosten abverlangt werden (neun Monate Schwangerschaft sind nun wirklich kein Pappenstiel), ist die Geburt an sich für die menschlichen Frauen viel gefährlicher als für die Weibchen anderer Spezies. Diese unselige Kombination aus gerne mal zu schmalen Frauenbecken und riesigen Babyköpfen macht die Geburt zu einem heiklen Unterfangen. Die Körper der Frauen haben also durchaus recht, wenn sie bei ihren Schwangerschaften wählerisch sind. Und die Abstoßung der Gebärmutterschleimhaut gehört zu dieser Weisheit.[9]

Wenn man die Frauen verstehen will, muss man die biologischen Prinzipien verstehen, die uns zu dem machen, was wir sind. Und wenn wir verstehen, wie wir funktionieren, bekommen wir mehr Macht und mehr Kontrolle über unser Leben, nicht weniger. Und es hilft, die Grundlage für ein Verständnis dafür zu bilden, wie etwas so Kleines und scheinbar Unwichtiges wie die weiblichen Sexualhormone *alles beeinflusst, was die Persön-lichkeit der jeweiligen Frau ausmacht.* Fortpflanzung ist der Motor, der den Evolutionsprozess per Selektion vorantreibt. Das bedeu-tet, dass alles, was mit uns zu tun hat, am Ende aufs Prinzip der Genweitergabe zurückzuführen ist. Sogar Dinge, von denen Sie nie gedacht hätten, dass sie mit Sex oder Fortpflanzung zu tun haben – wie die Funktion Ihrer Stressreaktion und Ihr Immun-system –, gibt es nur deswegen in ihrer heutigen Form, weil sie bei der Optimierung der Genweitergabe hilfreich waren. Das bedeutet, dass Ihr Geschlecht – und Ihre Sexualhormone – einen ganz entscheidenden Teil Ihrer Persönlichkeit ausmachen.

2. KAPITEL: SIE SIND IHRE HORMONE

Ihre Hormone sind wahrscheinlich die am schlimmsten missverstandene Gruppe chemischer Botenstoffe, die Ihnen in Ihrem Leben jemals über den Weg laufen wird. Wie Hormone die weibliche Psychologie und das Verhalten beeinflussen, wurde zugleich trivialisiert, falsch beschrieben und verfälscht von Leuten, die - meistens - keine Ahnung hatten, wovon sie reden. Deswegen werde ich Ihnen jetzt erzählen, was Ihre Hormone sind und was sie bewirken, damit Sie die ganzen Fehldarstellungen vergessen und die vielen wunderbaren Dinge schätzen lernen, die diese missverstandenen Botenstoffe verrichten und die Sie zu dem Menschen machen, der Sie sind.

Bevor wir zu tief einsteigen, will ich Sie jedoch bitten, kurz innezuhalten und zu versuchen, das Konzept zu begreifen, dass Sie eine biologische Einheit sind. Und nicht nur im Sinne von »Sie haben die psychologische Weisheit Ihrer erfolgreichen Vorfahrinnen geerbt«, was das Ganze in den großen Kontext der Evolution einordnet, sondern auch im Sinne von »Ihre Gedanken sind ein Produkt dessen, was in Ihrem Gehirn vor sich geht«,[10] mit allen Zahnrädchen und Ritzeln. Das ist schwieriger, als Sie vielleicht annehmen, denn der menschliche Geist tut sich wirklich sehr schwer damit zu glauben, dass er das Produkt dessen ist, was das körperliche Gehirn so tut. Sogar Leute, die ihren Lebensunterhalt damit verdienen, sich mit dem Gehirn zu befassen, tun sich schwer damit, diesen Gedanken länger im Kopf zu behalten. Auch mein eigenes Gehirn vergisst dieses kleine autobiografische Detail nur zu gern, sobald ich mich nicht mehr zwinge, darüber nachzudenken. Es steht so durch und durch im Widerspruch zu dem, wie es sich anfühlt, eine lebendige, atmende Person zu sein, mit einem Freundeskreis und Lieblingsrestaurants, dass unser Gehirn einfach nicht recht glauben mag, dass diese Behauptung stimmen kann. Sie stimmt aber trotzdem. Die Biologie steckt im Kern von allem, was wir tun, was wir fühlen und was wir *sind*.

Sogar die Lektüre dieses Buches ist eine Summe von biologischen Aktivitäten, die sich in Ihrem Gehirn abspielen. Die Worte auf dieser Seite und die Theorien, die ich Ihnen unterbreite, bewirken, dass Ihre Gehirnzellen neue Verbindungen schaffen und andere zurückstutzen. Und wenn Sie an einen hochempfindlichen Supidupi-Gehirnscanner angeschlossen wären (solche müssen erst noch erfunden werden, aber die Hoffnung bleibt), könnten wir sehen, dass sich Ihr Gehirn physisch verändert hat, als es etwas über sich selbst lernte. Wenn Sie sich als sich selbst erleben, ist das ein biologisches Phänomen, ausgelöst durch die Aktivitäten physischer Strukturen im Körper.

Und das trifft auf jedes noch so kleine, verquere Detail unserer Person zu, das dafür sorgt, dass wir uns als wir selbst fühlen. Unsere Persönlichkeit. Unsere Vorlieben und Abneigungen. Unsere Gefühle und unsere Fähigkeit, Liebe zu empfinden. Jede Information, die Sie je erhalten haben, und jeder lächerliche, zufällige Gedanke, der Ihnen jemals durch den Kopf gegangen ist, ist den elektrischen und chemischen Signalen geschuldet, die in Ihrem Gehirn freigesetzt und übertragen werden. Wenn ich Sie – in diesem Augenblick – bitten würde, sich vorzustellen, wie Sie mit einem dressierten Schimpansen auf Justin Biebers Geburtstagsparty die Reise nach Jerusalem spielen, würde Ihr Gehirn sich aus den ganzen neuronalen Schaltungen, die Sie für Kindergeburtstagsspiele, Primaten aus der alten Welt und Teenagerschwärme angelegt haben, ein geistiges Bild eines Mannes und eines Affen erschaffen, die zur Musik um eine Gruppe von Stühlen rennen und zu einem Stuhl hechten, sobald die Musik verstummt. Und obwohl ich wette, dass Sie es nie auch nur für möglich gehalten hätten, dass Sie überhaupt neuronale Schaltungen für solche Dinge besitzen – wenn Sie sich so etwas vorstellen können, dann besitzen Sie die Möglichkeiten offenbar.

Sie sind zutiefst, bis ins Mark, biologisch.

Wir neigen dazu, dieses Detail mit erstaunlicher Leichtigkeit zu vergessen, doch ist es von entscheidender Bedeutung, wenn wir sachlich über die Pille nachdenken wollen. Und zwar, weil zwei Dinge extrem wichtig sind, wenn wir die Frage erörtern, was Sie zu der Person macht, die Sie sind: 1. Ihr Nervensystem (und seine chemischen Botenstoffe, die Neurotransmitter) und 2. Ihr endokrines System (und seine chemischen Botenstoffe, die Hormone). Obwohl die meisten Leute jederzeit bereit wären, die Rolle ihres Nervensystems bei der Gestaltung ihrer Persönlichkeit einzuräumen (immerhin ist das Gehirn Teil des Nervensystems), neigen sie dazu, die Rolle ihrer Hormone herunterzuspielen. Es besteht eine Neigung, sie zu externalisieren und sie als etwas zu betrachten, was uns *passiert* (als wäre der Kern unseres Wesens eine hormonfreie Version von uns),[11] statt als einen Teil unserer Persönlichkeit. Doch die Hormone spielen, ebenso wie unsere Neurotransmitter und die synaptischen Signalmuster in unserem Gehirn, eine Schlüsselrolle bei dem, was uns das Gefühl vermittelt, wir selbst zu sein. Und das bedeutet, dass so etwas wie die Pille – die das Profil der weiblichen Sexualhormone verändert – die Person verändern kann, die eine Frau als ihr Selbst versteht.

Grundkurs Hormone

Beginnen wir mal mit den Grundlagen und sprechen darüber, was Hormone eigentlich sind. Sie sind Signalmoleküle, die in einem Teil unseres Körpers hergestellt und in den Blutkreislauf abgegeben werden, um dann von sämtlichen Zellen aufgenommen zu werden, die die entsprechenden Hormonrezeptoren besitzen. Weil sie in den Blutkreislauf ausgeschüttet werden, können sie große Strecken zurücklegen und Rezeptoren erreichen, die weit vom Ort der Produktion entfernt liegen.[12] Diese Art von Ausschüttung gestattet ihnen, viele Systeme in unserem Körper gleichzeitig zu erreichen, sodass sie ein sehr effizientes Kommunikationsmittel sind, um viele verschiedene Körperteile gleichzeitig zu erreichen. Sie funktionieren ein bisschen wie Lautsprecher. Sie überbringen die Anweisungen für viele verschiedene Körperzellen, und diejenigen, die diese Anweisungen hören sollen (und daher die Rezeptoren für die entsprechenden Hormone besitzen), tun, was sie tun sollen, da sie die Signale aufgefangen haben.

Die wichtigste Aufgabe von Hormonen besteht darin, sämtliche Körperfunktionen darüber auf dem Laufenden zu halten, was der Körper zu einem bestimmten Zeitpunkt machen soll. Obwohl die meisten von uns das für selbstverständlich halten, stellen Sie sich doch mal kurz vor, was für ein Tohuwabohu in Ihnen herrschen würde, wenn die eine Hälfte Ihres Körpers meinen würde, sie sollte sich langsam auf den Schlaf vorbereiten, während die andere Hälfte glaubt, sie müsste vor einem Bären davonrennen. Schlimmer noch: Stellen Sie sich vor, wenn das alles passieren würde, während Sie in Wirklichkeit gerade Sex haben wollen. Ein desaströses Chaos. Ohne die Hormone, die die Anweisungen verbreiten, mit denen unsere Körper ganzheitlich und koordiniert funktionieren können, würden wir früher oder später an dieser physiologischen Kakofonie zugrunde gehen. Und wenn Sie meinen, ich übertreibe, schauen Sie sich gerne mal die unvollständige Liste der Tätigkeiten an, die unsere Hormone gerade so nebenbei für Sie koordiniert haben: Verdauung, Stoffwechsel, Sinneswahrnehmung, Schlaf, Atmung, Laktation, Stress, Wachstum, Entwicklung, Sex, Geburt, Menstruationszyklus, Stimmung und alles, was Sie jemals in einem Badezimmer hinter verschlossener Tür gemacht haben. Obwohl wir die Tätigkeiten unserer Hormone meistens erst dann bemerken, wenn etwas schiefgeht (eine aufmuckende Schilddrüse oder ein Eiterpickel zum unpassendsten Zeitpunkt), spielen sie eine ganz entscheidende Rolle bei unserem Überleben.

Und Sie dachten, *Sie* wären unterschätzt.

Ihre Hormone koordinieren so ziemlich alles, was Ihr Körper tut. Und nicht nur die Dinge, die vom Hals an abwärts passieren. Ihre Hormone koordinieren auch Tätigkeiten im Gehirn. Es mag sich zwar ebenso absurd wie umständlich anhören, dass das Gehirn Hormone benutzt, um seine *eigenen* Tätigkeiten zu lenken, aber diese Art von biologischem Zusammengefriemel ist ganz typisch für die Evolution: Lösungen für irgendwelche Probleme werden aneinandergeflickt und müssen am Ende auf eine bereits bestehende Hardware draufgesattelt werden.

Sie können sich die Beziehung zwischen Körper, Gehirn und Hormonen ungefähr so vorstellen wie die Beziehung zwischen einem Flugzeug (Körper), der Pilotin (Gehirn) und einer Software (Hormone). Wenn die Pilotin nach Rom will, benutzt sie die Rom-Software. Wenn sie nach Paris will, nimmt sie die Paris-Software. Und so weiter. Jede Software gibt sowohl den Flugzeugteilen (also den Flügelklappen, dem Höhenruder etc.) als auch der Pilotin Anweisung, was sie tun müssen, um das Flugzeug in die richtige Richtung zu lenken. Mithilfe der Rom-Software können Pilotin und Flugzeug so zusammenarbeiten, dass sie am Ende in Rom ankommen. Die Paris-Software koordiniert die beiden so, dass sie am Ende in Paris landen. Hormone teilen Körper und Gehirn mit, welche Software gerade benötigt wird, damit allen Beteiligten klar ist, was sie jetzt tun und wohin sie steuern sollen.

Und wenn es nach Bielefeld ist.[13]

Und diese Anweisungen beschränken sich nicht auf kleine Kurskorrekturen und unwichtige Änderungen. Der Einfluss der Hormone auf die Version unserer Person, die unser Körper schafft, kann enorm sein. Um Ihnen ein Beispiel zu nennen, werde ich Ihnen von einer verrückten Art Fisch erzählen, bei der es drei Geschlechter gibt. Zum einen, weil es illustriert, wie grundlegend verschieden wir unter dem Einfluss verschiedener Hormone sein können. Und zum andern, weil das alles zu cool ist, als dass ich es Ihnen vorenthalten möchte.

Der Fisch mit den drei Geschlechtern

Es wirkt auf den ersten Blick vielleicht seltsam, in einem Buch über die Pille von einem Fisch zu erzählen, aber dieser Fisch hätte es verdient, in wirklich jedem Zusammenhang erwähnt zu werden. Wenn es sein müsste, würde mir auch was einfallen, wie ich ihn in einem Buch über die großen Dramen des elisabethanischen Zeitalters unterbringen könnte. In unserer Diskussion hier ist er jedoch ganz besonders interessant, weil er wirklich drei Geschlechter hat. Und der Grund für diese drei Geschlechter liegt in den Sexualhormonen.

Der betreffende Fisch ist der Nördliche Bootsmannfisch (*Porichthys notatus*), ein extrem hässlicher, aber faszinierender nachtaktiver Fisch, der im Pazifik seinen Lebensraum hat. Und bei dieser Spezies gibt es drei Geschlechter, weil es zwei Arten von Männchen gibt, statt wie üblich nur eine. Und diese zwei Arten von Männchen unterscheiden sich in Aussehen und Verhalten so grundlegend, dass die Biologen sie nicht mehr guten Gewissens als dasselbe klassifizieren konnten.

Die erste Art Männchen heißt Männchen Typ I (was waren

wir wieder kreativ!). Das sind die stattlichen, sexy Don Juans in der Welt der Bootsmannfische. Sie sind acht Mal so groß wie die Weibchen und erzeugen ein lautes, kehliges Summen, das für die weiblichen Bootsmannfische unwiderstehlich klingt. Im Frühling und Sommer halten sich diese Männchen in Ufernähe auf und bauen Nester im Schutze der Felsen. Dann summen sie dröhnend die ganze Nacht hindurch, um Weibchen anzulocken, die ihre Eier in das Nest legen sollen.

Das Männchen von Typ II hingegen ist wesentlich kleiner. Sein Aussehen und Verhalten ähneln eher dem der Weibchen als dem der Männchen von Typ I. Die einzige Methode, mit der man Typ II von den Weibchen unterscheiden kann, ist ein Blick auf ihre Fortpflanzungsorgane, die *sieben Mal so groß* sind wie die von Männchen Typ I.

Ja, ich sagte sieben Mal so groß.

Bevor die Begeisterung mit uns durchgeht und wir zu weit abschweifen, sollten wir erwähnen, dass sich diese Fische fortpflanzen, indem die Eier eines Weibchens *außerhalb* ihres Körpers befruchtet werden. Ein Weibchen legt die unbefruchteten Eier ins Nest eines Männchens von Typ I und macht sich dann wieder davon, oft ohne ihre Eier noch weiter zu beachten, denn sie kann ja getrost davon ausgehen, dass sie sicher ausgebrütet werden in diesem Territorium, das von dem großen, sexy Typ-I-Männchen verteidigt wird.

Das lässt den Männchen von Typ II nicht gerade viele Optionen. Sie sind zu klein, um die Weibchen mit ihrem Gesang zu betören oder eigene Territorien zu verteidigen, deswegen müssen sie auf eine hinterlistige Strategie zurückgreifen, wenn sie sich fortpflanzen wollen. Das ist der Moment, in dem sie von ihrer geringen Größe profitieren: Da sie genauso klein sind wie die Weibchen, können sie sich in die Territorien der Typ-I-Männchen mogeln, indem sie so tun, als wären sie ein weiblicher Bootsmannfisch (wozu wahrscheinlich auch irgendein Taschenspielertrick gehört, mit dem sie ihre Riesengenitalien verbergen), und dort dann die unbeobachteten Gelege befruchten. Deswegen sind ihre Fortpflanzungsorgane auch so groß. Dieser eine Schlag aus dem Hinterhalt könnte ihre einzige Chance auf Fortpflanzung sein, also wäre es schon angeraten, eine gewaltige Menge Sperma bereitzuhalten, um ihre Chancen auf ein paar befruchtete Eier zu steigern.

Obwohl beide Typen von Männchen mit denselben Genen geboren werden, wird bei Typ I die eine Kombination von hormonell gesteuerten Schaltern umgelegt, bei Typ II eine andere Kombination.[14] Und das Ergebnis dieser Aktivierung sieht so aus, dass diese zwei Typen von Männchen völlig verschieden aussehen, handeln und die Welt wahrnehmen. Die unterschiedlichen Hormone, denen ihre Körper im Erwachsenenstadium ausgesetzt sind, bewirken eine unterschiedliche Reaktion auf ihre Umgebung und spielen eine Schlüsselrolle dabei, wer sie sind.

Und dasselbe trifft eben auch auf Sie zu.

Ob Sie ein Fisch sind, ein Frosch, Vogel, Schimpanse oder ein Mensch – Ihre Hormone spielen eine wichtige Rolle bei allem, was Ihr Körper tut. Weil Hormonrezeptoren an nahezu jeder Zelle Ihres Körpers sitzen – Milliarden von Gehirnzellen eingeschlossen –, ist die Wirkung auf Ihre Gedanken, Ihre Gefühle und Ihre Handlungsweise absolut umfassend.

Aber in erster Linie sind Sie Ihre Sexualhormone

Obwohl alle Hormone in Ihrem Körper wichtige Funktionen haben, kann man sich schwerlich etwas vorstellen, was einen noch stärkeren oder größeren Einfluss auf die Aktivitäten Ihres Gehirns (beziehungsweise auch den Rest Ihres Körpers) hätte als Ihre Sexualhormone. Das ist sinnvoll, wenn wir unsere evolutionäre Entstehung berücksichtigen. Wir haben von unseren Vorfahrinnen ein Gehirn geerbt, das alle Angelegenheiten, die mit der Weitergabe unserer Gene zu tun haben, auf die obersten Plätze unserer biologischen To-do-Liste setzt. Sex ist dabei Priorität Nummer 1, fett gedruckt und unterstrichen.

Für Frauen sind Östrogen und Progesteron die beherrschenden Sexualhormone. Und das Hormon, das meist die größte Aufmerksamkeit erfährt, ist das Östrogen.[15] Und das aus gutem Grund: Östrogen ist für den Großteil der Dinge verantwortlich, die uns einfallen, wenn wir überlegen, was Frauen zu Frauen macht. Es ist zum Beispiel verantwortlich für die Entwicklung und Erhaltung von Brüsten und Sanduhrkurven, ebenso wie für die Entwicklung und Regulierung unseres Fortpflanzungssystems. Östrogen spielt auch eine Schlüsselrolle dabei, den Körper jeden Monat auf eine mögliche Schwangerschaft vorzubereiten und zu Verhaltensweisen anzuregen, die eine Schwangerschaft überhaupt erst möglich machen.[16] Im 3. Kapitel werden wir noch viel mehr über die Natur der psychologischen und verhaltensmäßigen Änderungen sprechen, die sich bei Frauen manifestieren, wenn Östrogen das dominante Hormon ist. Vorläufig soll nur angemerkt werden, dass Frauen sich in der östrogenlastigen Hälfte ihres Zyklus generell ein bisschen flirtgeneigter und feuriger fühlen als danach.

Das andere wichtige weibliche Sexualhormon ist Progesteron. Während Östrogen wie die kokette kleine Sexbombe unter den Hormonen ist, kann man sich unter Progesteron eher die Erdenmutter in der unsexy-praktischen Jeans vorstellen. Dieses Hormon hilft bei der Koordination aller Tätigkeiten, die mit dem Nestbau zu tun haben, den Körper also mit auf die Möglichkeit der Einnistung eines Embryos vorbereiten oder den Gebärmutterhals verschließen, damit keine Keime oder Spermien mehr hineingelangen, nachdem es zu einer Empfängnis gekommen ist. Sobald das Progesteron die Bühne betritt, sind die Frauen hungriger, müder und entspannter als zu jedem anderen Zeitpunkt ihres Zyklus. Frauen bekommen Lust auf die Art von Dingen, die ihrem Körper helfen, sich auf die Möglichkeit einzurichten, dass er vielleicht in nicht allzu ferner Zukunft einen anderen Menschen in sich wachsen lassen soll.

Wie man es bei einem Gehirn erwarten kann, das vorrangig auf Sex ausgelegt ist, befinden sich praktisch auf allen größeren Strukturen des Gehirns Hormonrezeptoren. Halten Sie einmal kurz inne und denken Sie darüber nach, denn diese Aussage hat es wirklich in sich. Wenn die Zellen im Körper mit Hormonrezeptoren ausgestattet sind, bedeutet das, dass sie darauf programmiert sind, verschiedene Dinge zu tun, je nachdem, ob das entsprechende Hormon da ist oder nicht. Das bedeutet, dass Ihr Gehirn – dieser übermächtige Geschäftsführer Ihres Nervensystems, der alles im Griff hat, was Sie zu dem Menschen macht, der Sie sind – darauf programmiert ist, ebenfalls anders zu reagieren, je nachdem, welche Sexualhormone gerade im Körper ausgeschüttet wurden.

Das ist ganz schön gewichtig.

Die Version Ihres Selbst, die Ihr Gehirn in diesem Augenblick erschafft, ist eine andere als die Version Ihres Selbst, die unter dem Einfluss anderer Sexualhormone entstehen würde. Schauen Sie sich als Beispiel doch mal diesen Auszug aus einem Interview mit einem Mann an, dessen Körper – aufgrund eines medizinischen Problems – die Produktion von Testosteron, dem wichtigsten männlichen Sexualhormon, eingestellt hat. Er lebte vier Monate ohne Testosteron, bis die Ärzte die Ursache seiner Probleme fanden.

Alles, was ich ganz typisch für mich finde – meinen Ehrgeiz, mein Interesse an den Dingen, meinen Humor, die Tonlage meiner Stimme, sogar meine Art zu sprechen –, hat sich in der Zeit dieses Hormonmangels verändert. Bestimmte Eigenschaften, die ich an meiner eigenen Persönlichkeit als ungut empfinde, waren in dieser Zeit abgestellt. Und es war schön, ohne sie zu leben – ohne Neid und ohne diesen Drang, mich ständig zu beurteilen. Ich bin mit einer Bescheidenheit auf andere Menschen zugegangen, die ich nie zuvor an den Tag gelegt hatte.

... Ja, die Testosteron-Gaben haben dann alles wieder in den vorherigen Zustand versetzt.

... Wenn man kein Testosteron hat, fehlt jeder Wunsch und jedes Begehren. Und wenn das fehlt, hat man überhaupt nichts im Kopf. Da denkt man an überhaupt nichts. Leute, denen man das Testosteron nimmt, werden nicht Spockmäßig und schrecklich rational. Sie denken und reden Unsinn, weil sie nicht in der Lage sind, zu unterscheiden, was interessant ist und was nicht und was ihrer Aufmerksamkeit wert ist und was nicht.

... Wie wir alle bin ich in einer Kultur aufgewachsen, die die Seele getrennt vom Körper betrachtet und sie auch als unseren wahren Kern ansieht. Den einzigartigen. Und unveränderlichen. Und dann erlebe ich auf einmal, wie mir kleine Mengen einer Chemikalie in meinem Körper erst genommen und dann wieder zugeführt werden, und es verändert sich alles, was ich als meine Persönlichkeit kenne. Und es verletzt auch die Unantastbarkeit dieser Auffassung, dass die eigene Persönlichkeit unabhängig von allen anderen Kräften im Universum ist. Das ist demütigend. Und erschreckend.

Ihre Sexualhormone spielten eine Rolle bei der Erschaffung der Version Ihres Selbst, die Sie heute als Ihr Selbst empfinden. Und das ist natürlich eine *Riesensache* im Zusammenhang mit der Pille. Die meisten Frauen, die die Pille nehmen, tun es, um eine ganz bestimmte Wirkung zu erzielen (eine Schwangerschaft verhüten) oder für eine kleine Handvoll anderer Wirkungen (zum Beispiel eine bessere Haut haben und den exakten Tag wissen, an dem die Menstruation einsetzt). Doch solche ganz gezielten Wirkungen sind einfach nicht möglich, wenn man ein Hormon nimmt. *Gerade* ein Sexualhormon. Sie werden zwar die *gewünschte* Wirkung erzielen, aber eben nicht nur ganz gezielt diese, sondern auch noch eine Reihe von *anderen*. Die Hormone in der Pille werden von sämtlichen Zellen im Körper aufgenommen, die Rezeptoren für Sexualhormone besitzen. Was bedeutet, dass sie gleichzeitig auch die Tätigkeiten von Milliarden anderer Körperzellen beeinflussen und von Kopf bis Fuß ein Echo in sich hervorrufen. Vor allem im Gehirn. Wie Sie in den nächsten Kapiteln noch sehen werden, beeinflussen Ihre Sexualhormone Ihre Art zu denken und zu fühlen, Ihre Sichtweise auf die Welt, Ihr Verhalten, Ihr Aussehen, Ihren Geruch, die Stimulierbarkeit Ihrer Gehirnzellen, die Aktivitäten Ihres Immunsystems, Ihre Nahrungsaufnahme und so ziemlich alles andere, was Sie sich nur vorstellen können.

Warum Sie *das* auch als Feministin akzeptieren sollten

Ich weiß, dass zumindest einer Handvoll unter Ihnen die Idee ein bisschen gegen den Strich gehen wird, dass die weiblichen Hormone – die sich im Laufe des Zyklus verändern – eine entscheidende Rolle bei dem spielen, was Frauen denken, fühlen und tun. Ich verstehe, dass sich das alles anhören könnte wie der erste Teil eines Plädoyers, das darauf abzielt, dass Frauen keine wichtigen Jobs haben, kein Land besitzen oder wählen dürfen, weil ihre ständig veränderte Hormonlage sie komplett unzurechnungsfähig und launisch macht.

Aber so ist es nicht.

Zuerst einmal verändern sich unsere Hormone zwar im Laufe

eines Zyklus, aber sie sind nicht launisch. Im Gegenteil, sie sind sogar ziemlich berechenbar. Wenn Sie mir das Alter einer Frau sagen und den ersten Tag ihrer letzten Menstruation, kann ich wahrscheinlich eine ziemlich zutreffende Einschätzung darüber abgeben, was ihre wichtigsten Sexualhormone in diesem Augenblick tun. Sie können die Auswirkungen dieser rhythmischen Abläufe selbst beobachten, indem Sie Ihre Gedanken und Gefühle im Laufe Ihres Zyklus aufzeichnen. Ebenso wie mir wird Ihnen auffallen, dass es viele Übereinstimmungen bei Ihren Empfindungen gibt, wenn das eine bzw. das andere Sexualhormon dominiert. Die weiblichen Hormone sind zyklisch, aber ganz bestimmt nicht launisch oder kapriziös.

Interessanterweise trifft diese Aussage auf Testosteron, das wichtigste männliche Sexualhormon, *nicht* zu. Testosteron ist nämlich *wirklich* ein bisschen launisch und kapriziös. So verändert sich der Testosteronspiegel zum Beispiel je nach Alter, Tageszeit, Familienstand, Geburt der Kinder, in Gegenwart attraktiver Frauen, bei Wahlsieg oder -niederlage des Lieblingskandidaten dieses Mannes, bei Sieg oder Niederlage seiner Lieblingsmannschaft, und (das habe ich mir nicht ausgedacht!) in Gegenwart von Waffen. Und diese Liste ist längst nicht vollständig. Der männliche Testosteronspiegel verändert sich die ganze Zeit. Wenn ich also eine ähnlich zutreffende Einschätzung für einen Mann abgeben sollte, müsste ich mindestens sein Alter wissen, seinen Familienstand und ob er Kinder hat, sowie eine Zusammenfassung seiner Aktivitäten an dem Tag, als er seine Probe abgegeben hat (und in der jüngeren Vergangenheit), zum Beispiel ob er attraktive Frauen gesehen oder Sport geschaut hat, oder ob auf seinem Weg zum Labor Waffen in sein Blickfeld geraten sind.

Männer und Frauen haben beide veränderliche Hormone. Und wenn sie sich ändern, dann ändern sie auch, was wir denken, fühlen und tun. Und das ist tatsächlich *gut* so. Es macht uns geschickter, klüger und *besser* bei all den Dingen, die nötig sind, um unser Überleben und unsere Fortpflanzung zu sichern. Sie ermöglichen das Zusammenspiel in unserem ganzen Körper, damit wir unsere von der Evolution gesteckten Ziele erreichen (zum Beispiel einen Partner finden, Kinder bekommen, Kinder aufziehen, Beziehungen zu geliebten Menschen unterhalten, mit Stress umgehen und so weiter), und zwar mit größtmöglicher Geistesgegenwart und Zuverlässigkeit.

Schauen Sie sich zum Beispiel mal an, was mit dem Testosteronspiegel der Männer Tolles geschieht, wenn sie heiraten und Kinder bekommen.

Ihnen ist wahrscheinlich bewusst, dass es zu den Charakteristika des Testosterons gehört, dass es das sexuelle Verhalten steuert und, mehr noch, alles, was davor kommt (also Kampf um Status und Bemühung, eine Partnerin anzulocken). Der relativ hohe Testosteronspiegel der Männer ist etwa dafür verantwortlich, dass sie viel eher dazu neigen, rückwärts auf dem Snowboard den Mount Everest runterzufahren, um eine potenzielle Sexualpartnerin zu beeindrucken, und so oft an Sex zu denken, dass es in ihrem Kopf eine permanente Hintergrundmusik schafft. Und das ist durchaus im Sinne der Evolution, denn wie wir wissen, geben sich Gene nicht von selbst weiter. Männer mit einem stärkeren Sexualtrieb haben sich energischer reingehängt und mehr Frauen beeindruckt, und wenn sie dadurch eben erfolgreich waren, haben sie ihre Genkopien öfter weitergeben können als Männer mit niedrigerem Sexualtrieb.

Mit einem Vorbehalt jedoch.

Wissen Sie, im Gegensatz zu dem, was die meisten Männer gerne glauben würden, ist es nicht immer in ihrem Interesse, die Testosteronproduktion auf einem Maximum zu halten. Weil das Leben nämlich nicht nur aus Sex besteht. Nicht mal für Männer. Obwohl die Männer aus der Evolutionsperspektive gesehen davon profitiert haben, sexuell opportunistischer zu handeln als Frauen, sind auch Männer auf Paarbindung und Kinderversorgung eingestellt. Das wurde erforderlich, weil unser Nachwuchs so viele Bedürfnisse hat und so stark auf uns angewiesen ist. Männer haben eine entscheidende Rolle dabei gespielt, das Überleben und den dauerhaften Fortpflanzungserfolg ihrer höchst abhängigen Kinder (und auch der Mutter ihrer Kinder) zu sichern, deswegen wäre es nicht klug für die Männer, wenn sie das Testosteronpedal die ganze Zeit bis zum Anschlag durchtreten würden. Ein hoher Testosteronspiegel und alles, was er mit sich bringt (etwa eine hohe Empfänglichkeit für die Signale sexuellen Interesses anderer Frauen oder ständige Fantasien über die Nachbarin), sind zwar in mancher Hinsicht ganz gut, können aber im Zusammenhang mit langfristiger Partnerschaft und dem Aufziehen von Kindern kontraproduktiv wirken.

Gott sei Dank hat sich die Evolution etwas ausgedacht, damit sich dieser Konflikt vermeiden lässt.

Die männlichen Gehirne geben den Hoden Anweisung, die Testosteronproduktion herunterzufahren, sobald sie in langfristigen Beziehungen sind. Und sie weisen sie an, die Produktion noch weiter zu drosseln, wenn sie kleine Kinder haben. Sie wird allerdings nicht so weit heruntergefahren, dass man mit den Männern komplett Schlitten fahren könnte – das wäre ja auch nicht im Sinne des Erfinders, denn sie sollen ja gleichzeitig eine Familie beschützen und ernähren. Aber das Testosteron wird heruntergefahren, um das Interesse der Männer an aufregenden neuen Gelegenheiten für Sex so weit zu drosseln, dass häusliche Tätigkeiten wie Windelnwechseln und *Die Kinder von Bullerbü*-Vorlesen möglich werden.

So haben Forscher zum Beispiel in einer Studie mit 600 Männern den Testosteronspiegel der Teilnehmer zweimal gemessen: Die ersten Messungen wurden vorgenommen, als die meisten Männer Single und kinderlos waren (Zeitpunkt 1). Die zweiten Messungen viereinhalb Jahre später, als die meisten Männer sich langsam eine feste Beziehung gesucht und Kinder bekommen hatten (Zeitpunkt 2).

Als Erstes fanden sie heraus, dass Männer, die zu Zeitpunkt 1 einen höheren Testosteronspiegel gehabt hatten, zu Zeitpunkt 2 eher verheiratet waren und Kinder hatten. Das passt zu dem ganzen Konzept »Testosteron regt zu Bemühungen um einen Partner an« – die Männer, die sich am meisten reingehängt hatten, um die Mädels zu kriegen, hatten sie dann auch gekriegt. Außerdem fanden sie heraus, dass der Testosteronspiegel bei allen Teilnehmern der Testgruppe aus Altersgründen gesunken war. Das ist auch nicht überraschend, denn dafür ist Testosteron ja ebenfalls bekannt. Die interessante Erkenntnis aus dieser Studie war jedoch die, dass bei den Männern, die Väter geworden waren, der Testosteronspiegel mehr als doppelt so stark gesunken war wie bei ihren kinderlosen Geschlechtsgenossen. *Mehr als doppelt so stark!* Und Männer, die sich täglich drei Stunden ihren Kindern widmeten – für Sachen wie Füttern, Baden und die gesammelten Werke von Astrid Lindgren vorlesen –, wiesen den stärksten Rückgang auf.

Die Gehirne der Männer sind nämlich auch für die Versorgung von Kindern ausgelegt. Und ihr wechselnder Testosteronspiegel ist der Schlüsselfaktor beim Übergang vom Paarungsmodus in den Elternmodus. Wenn der Zeitpunkt gekommen ist, in dem man von Don Juan auf Papa umschalten muss, ordnen die Gehirne der Männer eine Verringerung der Testosteronausschüttung an, um dem Körper zu signalisieren, dass es Zeit wird, die Papa-Software einzusetzen.

Sowohl Männer als auch Frauen haben also Schwankungen im Hormonhaushalt, und beide Geschlechter sind damit gut beraten. Diese Veränderungen gehören zu der biologischen Weisheit, die wir von unseren erfolgreichen Vorfahren geerbt haben. Die Behauptung, dass Frauen großen Hormonschwankungen unterworfen sind und sich deswegen irrational verhalten, Männer jedoch nicht, ist absolut falsch. Die Wissenschaft hat das belegt. Die Vorstellung ist einfach nur eine bequeme Haltung sexistischer Vollpfosten, die Frauen davon abhalten wollen, mit ihnen um die Ressourcen und Stellen zu wetteifern, die lange Monopol der Männer waren.

Als Frauen müssen wir diese Doppelmoral hinter uns lassen, die uns weismachen will, dass Frauen »hormoneller« seien als Männer. Dazu müssen wir offen und frei über unsere Hormone reden. Grundsätzlich ist keinem von uns damit gedient, wenn man die Wirkung der Biologie auf unsere Persönlichkeit herunterspielt, aber bei Frauen ist es besonders fatal.[17] Wir befinden uns in einem Moment unserer Kultur, in dem unsere Hormone so geringschätzig betrachtet werden, dass man Frauen schon bei allererstesn kleinen körperlichen Lästigkeiten, etwa Hautunreinheiten und unregelmäßiger Menstruation, die Pille verschreibt – welche ihren Hormonhaushalt tief greifend verändert. Weder will ich herunterspielen, wie lästig es ist, sich mit diesen Dingen herumzuschlagen, noch empfehle ich Ihnen, die Pille abzusetzen, wenn Sie sie zu diesem Zweck nehmen (ich würde nie für mich in Anspruch nehmen, besser als Sie selbst zu wissen, was das Beste für Sie ist). Aber ich sage Ihnen das, weil Sie es verdient haben, Ihre gesundheitlichen Entscheidungen mit offenen Augen zu treffen. Ihre Sexualhormone beeinflussen, welche Version von sich selbst Sie sind. Das bedeutet, dass sie erst mal wissen müssen, wer Sie sind, wenn Sie sie nehmen, und wer Sie sind, wenn Sie sie nicht nehmen. Wenn Sie diese Informationen haben, können Sie sich besser überlegen, welche Version Ihrer selbst Sie gerne sein wollen, und die Version verstehen, die Sie bereits sind.

Diesen Fragen werden wir uns gleich als Nächstes zuwenden.

3. KAPITEL: SIE IN IHRER FRUCHTBAREN ZEIT

Wenn man sich anschaut, wie das Verhalten der Frauen auf ihren jeweiligen Hormonstatus im Laufe des Zyklus reagiert, wird sehr schnell deutlich, wie sehr weibliche Hormone Einfluss darauf nehmen, welche Version Ihrer selbst Sie sind. Und diese Veränderungen sind viel, *viel* interessanter als diese ganze »Frauen werden launisch, bevor sie ihre Tage kriegen«-Kiste, die die Gespräche über weibliche Hormone in den letzten 100 Jahren dominiert hat. Diese grobe und wenig schmeichelhafte Karikatur verstellt den Blick darauf, dass wir es in Wirklichkeit mit einem wunderbar konstruierten System zum Zwecke der Empfängnis und der embryonalen Einnistung zu tun haben. Und wie Sie noch sehen werden, beeinflussen diese Hormonveränderungen nicht nur, was Frauen denken, fühlen und tun, sie können auch beeinflussen, *was andere Leute denken, fühlen und tun.* Und wenn das nicht abgefahren ist, weiß ich auch nicht, was abgefahren ist.

Ihr Ovulationszyklus (nicht Ihr Menstruationszyklus)

Falls Sie diese Bezeichnung zum ersten Mal hören: Die allmonatliche Freisetzung einer reifen Eizelle, die befruchtet werden und sich zu einem winzigen Menschen entwickeln kann, heißt

Ovulation. Und obwohl die meisten Leute den monatlichen Zyklus der Frau als den Menstruationszyklus bezeichnen, denke ich, dass sich diese Beschreibung auf den falschen Aspekt konzentriert. Die Freisetzung der Eizelle ist der Star in dieser Show, nichts anderes. Deswegen werden wir ab jetzt den Monatszyklus der Frau als ihren Ovulationszyklus bezeichnen (ein Begriff, der von den Forschern, die sich damit befassen, sowieso verwendet wird), und ich glaube, am Ende werden Sie mir zustimmen, dass das Ganze ein ganz fein abgestimmtes neuroendokrinologisches Kunststückchen ist, das seinesgleichen sucht.

Man kann den Zyklus grob in zwei Hälften unterteilen, die jeweils auf zwei Aufgaben ausgerichtet sind, die der weibliche Körper erfüllen muss, um die Fortpflanzung zu ermöglichen. Diese zwei Aufgaben sind die Empfängnis (koordiniert durch Östrogen, das in der ersten Zyklushälfte dominiert) und die Einnistung des Embryos (koordiniert durch Progesteron, das in der zweiten Zyklushälfte dominiert).[18]

Die Empfängnisphase Ihres Zyklus (auch Follikelphase genannt) beginnt mit Tag 1, wenn Sie Ihre Tage bekommen, und läuft weiter, bis bei der Ovulation eine Eizelle freigesetzt wird (was normalerweise irgendwann zwischen Tag 10 und 14 geschieht). Der Östrogenspiegel steigt in dieser Phase an und erreicht seinen Gipfelpunkt kurz vor der Ovulation, der Freisetzung einer reifen Eizelle[19] (siehe Abbildung 3).

Die Einnistungsphase des Zyklus (auch Lutealphase genannt) beginnt nach dem Eisprung, wenn eine vorübergehende endokrine Struktur namens Corpus Luteum im gerade frei gewordenen Eierfollikel entsteht. Ihre Aufgabe besteht darin, Progesteron zu produzieren, dessen Spiegel in der zweiten Zyklushälfte gleichmäßig ansteigt und seinen Höhepunkt irgendwann zwischen Tag 20 und 22 erreicht.

Der Ovulationszyklus ist in vielerlei Hinsicht die perfekte Illustration dafür, in welchem Maße die wechselnde Hormonlage auch verändert, was wir denken, fühlen und tun, je nachdem, welche Aktivitäten das betreffende Hormon gerade koordiniert. Da das Östrogen für die Koordination der Aktivitäten zuständig ist, die mit der Empfängnis zu tun haben, müssten wir in der Östrogen-dominierten Zyklusphase beobachten können, dass Frauen eine Version ihrer Persönlichkeit an den Tag legen, die der Empfängnis förderlich wäre. Und da Progesteron für die Koordination der Aktivitäten zuständig ist, die mit Einnistung und Schwangerschaft zu tun haben, müssten wir in der Zyklusphase, in der dieses Hormon dominiert, beobachten können, dass Frauen eine Version ihrer Persönlichkeit zeigen, die einer Schwangerschaft förderlich wäre.

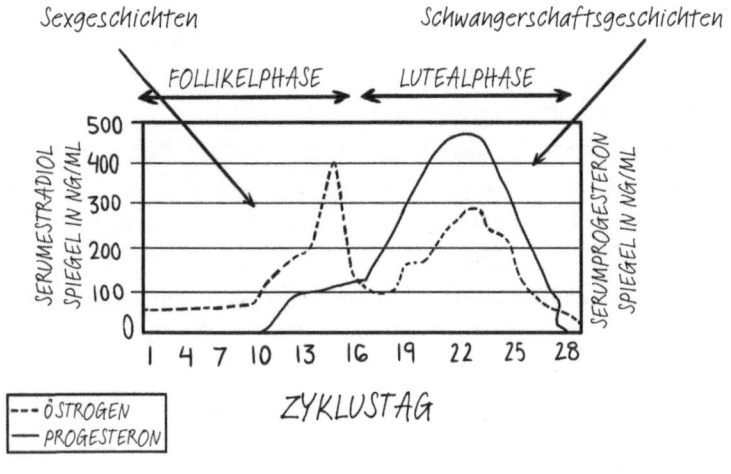

Abb. 3: Die hormonellen Veränderungen im Laufe des Ovulationszyklus

Im restlichen Kapitel werden wir über die Psychologie der Frauen in der Zyklusphase sprechen, in der Östrogen das dominante Hormon ist. Insbesondere werden wir uns darauf konzentrieren, wie ein steigender Östrogenspiegel – in der Zeit, in der eine

Befruchtung möglich wäre – beeinflusst, was Frauen denken, fühlen und tun. Diese Studien unterstreichen, wie sehr unsere Hormone Einfluss darauf nehmen, welche Version unserer Persönlichkeit wir zu einem bestimmten Zeitpunkt sind. Und sie geben uns einen kurzen Einblick in die hormonellen Wege, die Frauen, die die Pille nehmen, nicht gehen. Wie wir noch detaillierter im 4. Kapitel sehen werden, ist die Unterdrückung der Hormonkaskade, die den Eisprung auslöst, eine der Wirkungen der Pille, mit der sie eine Schwangerschaft verhindert. Doch abgesehen davon, dass sie die Reifung einer Eizelle und den Eisprung unterdrückt (was die eigentliche, gewollte Wirkung der Pille ist), hält sie die Körper und Gehirne der Frauen davon ab, dass sie die ganzen *anderen* Sachen tun, die sie zu dem Zykluszeitpunkt tun sollten, wenn der Eisprung bevorsteht. Für manche Frauen ist das ganz gut. Für andere vielleicht nicht so. Aber es gibt keine Möglichkeit herauszufinden, was die Pille für Sie bedeutet, wenn Sie gar nicht wissen, wer Sie ohne die Pille sind.

Also schauen wir uns mal an, wie diese Version Ihres Selbst aussehen könnte.

Sex zu fruchtbaren Zeiten

Wenn Sie zu den Millionen von Frauen gehören, die in der Schule peinlichen Sexualkundeunterricht ertragen mussten, haben Sie wahrscheinlich schon mal gehört, was das Östrogen vom Hals abwärts so alles tut, um die Fortpflanzung zu fördern. Ein bisschen Hypophysenstimulation hier und ein bisschen Aufbau der Gebärmutterschleimhaut dort. Doch ein großes Puzzleteil, von dem Sie wahrscheinlich nicht allzu viel gehört haben, ist genauso wichtig für den Fortpflanzungsprozess wie der Eisprung.

Und das, meine Lieben, ist Sex.

Während Frauen heutzutage auch ohne männlichen Partner schwanger werden können, war das nicht immer der Fall. Die meiste Zeit unserer Evolutionsgeschichte hat man sich auf die ganz altmodische Methode vermehrt: Junge trifft Mädchen, Junge und Mädchen verlieben sich, Junge und Mädchen machen Babys durch eine vergnügliche Begegnung, die männlichen Keimzellen Gelegenheit gibt, sich in die Nähe einer Eizelle zu manövrieren. Wenn wir nun wissen, dass Östrogen, das für die Empfängnishälfte des Zyklus zuständig ist, solche Dinge übernimmt wie den Aufbau der Gebärmutterschleimhaut, müssten wir auch feststellen können, dass es durch Beeinflussung von Psychologie und Verhalten der Frauen eine Befruchtung ebenfalls wahrscheinlicher macht.

Und das tut es auch, und zwar nicht zu knapp.

Beginnen wir mit dem Zusammenhang von Zykluszeitpunkt und der weiblichen Lust auf Sex. Seit es für die Fortpflanzung nötig ist, dass Sperma in die Nähe einer Eizelle kommen muss, bedeutet es, dass die Frauen SEX haben mussten. Genauer gesagt: Die Frauen mussten SEX zu einem Zykluszeitpunkt haben, zu dem es wahrscheinlicher ist, dass Sperma auf eine springende Eizelle trifft. Und während die Eizelle sehr ungeduldig ist (sie löst sich lieber auf, als dass sie länger als 24 Stunden unbefruchtet warten würde), kann Sperma bis zu fünf Tage in den inneren Geschlechtsorganen der Frau überleben, um eine Eizelle zu finden. Das heißt, wenn eine Befruchtung stattfinden soll, müssen Frauen innerhalb von 24 Stunden nach dem Eisprung beziehungsweise in den ungefähr fünf Tagen davor Sex haben. Da das Östrogen darauf ausgerichtet ist, die Verhaltensweisen zu koordinieren, die einer Empfängnis förderlich sind, müssten wir also feststellen, dass der Östrogenanstieg kurz vor der Ovulation dazu führt, dass Frauen mehr Sex wollen als zu den Zeiten ihres Zyklus, in denen eine Empfängnis nicht möglich wäre.

Und wie sich herausstellt, ist dem auch so. Diverse Studien haben gezeigt, dass die periovulatorische Zyklusphase (die etwa fünf Tage vor dem Eisprung und der Tag des Eisprungs selbst) von einem Anstieg der sexuellen Lust geprägt ist – eine Veränderung, die auf den steigenden Östrogenspiegel in dieser Zeit zurückzuführen ist. In einer Studie zum Beispiel stellten die Wissenschaftler fest, dass eine Veränderung des Östrogenspiegels (über zwei Monate hinweg in Speichelproben von Frauen gemessen) *definitiv* mit einer Zunahme der sexuellen Lust von Frauen im Zyklusverlauf zu tun hatte, während die Veränderungen im Progesteronspiegel den gegenteiligen Effekt hatten. Diese hormonell bedingten Muster im sexuellen Begehren finden sich auch bei lesbischen Frauen oder sogar bei nicht-humanen Primaten. (Ich wette, Sie hätten nicht gedacht, dass Sie *das* mit einem Rhesusäffchen gemeinsam haben.)

Aus der evolutionären Perspektive sind diese Veränderungen der Lust nur insofern wichtig, als sie zu Veränderungen des sexuellen Verhaltens führen. Wenn Sie nach Bora Bora wollen, reicht es ja auch nicht, dass Sie ins Flugzeug steigen, es muss dann schon noch abheben. Wir müssten also auch feststellen können, dass die periovulatorische Zyklusphase mit einer erhöhten sexuellen Aktivität einhergeht.

Und auch das stimmt.

In einer Studie mit 68 Frauen, die in einer Paarbeziehung lebten, nahmen die Forscher täglich Urinproben, und zwar über mehrere Zyklen verteilt, um den Zeitpunkt der Ovulation präzise bestimmen zu können. Die Teilnehmerinnen wurden gebeten, tägliche Aufzeichnungen über ihre sexuelle Lust zu führen. Die Ergebnisse dieser Studie zeigten einen rapiden Anstieg der sexuellen Aktivität der Frauen in der Nähe des fruchtbaren Zykluszeitraums, gefolgt von einem kontinuierlichen Abfall, so wie die Fruchtbarkeit in der zweiten Hälfte des Zyklus zurückging und der Progesteronspiegel stieg (siehe Abbildung 4). Zahlreiche andere Studien sind zu ähnlichen Erkenntnissen gekommen und haben die Vorstellung untermauert, dass diese Wirkungen vom veränderten sexuellen Antrieb zum Zeitpunkt einer möglichen Empfängnis verursacht werden.[20] Das ist aus der Perspektive der Evolution durchaus sinnvoll. Abgesehen davon, dass er durch emotionale Nähe die Paarbindung verbessert (das ist ja noch so ein cooler Effekt, den Sex hat),[21] ist Sex auch eine gute Taktik, um seine Gene von der einen an die nächste Generation weiterzugeben. Aus Perspektive der guten alten Evolution leisten unsere Hormone sexueller Aktivität in genau der Zeit Vorschub, in denen eine Empfängnis möglich wäre.

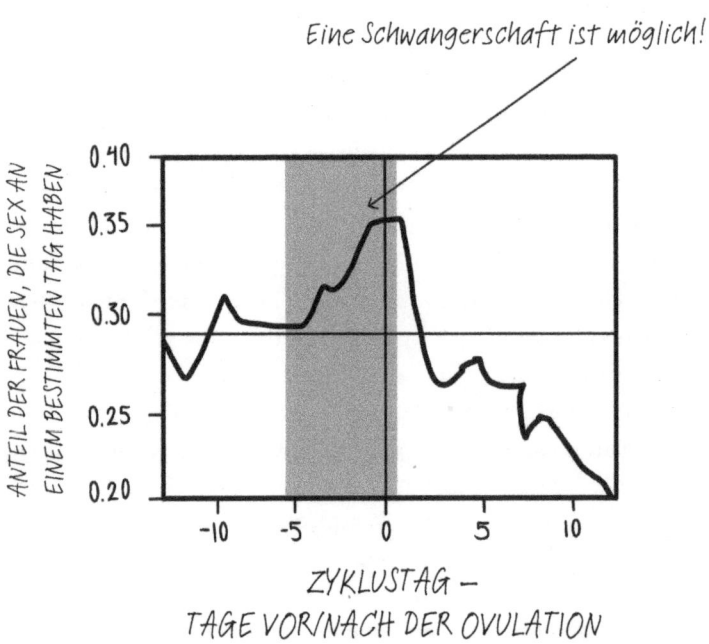

Abb. 4: Die sexuelle Lust der Frauen ist am größten in der Zyklusphase, in der eine Empfängnis möglich ist.

Aber treten wir mal einen Schritt zurück. Wissen Sie – Sex ist gut, Sex ist schön. Wir wissen aber alle, dass Sex normalerweise viel besser bei der Weitergabe der Gene hilft, wenn man ihn mit einem Partner ausübt, nicht allein. *Letzteres* ist zwar zunächst nichts Verkehrtes (und Sie können was drauf wetten, dass Frauen solche Sachen auch eher in der Nähe ihres Eisprungs machen, wenn so viel überschüssige sexuelle Lust in der Luft liegt), aber wenn das der einzige Sex ist, den Sie haben, dann ist das natürlich eine evolutionäre Sackgasse. Da Frauen also Sex mit einem lebendigen, atmenden Mann haben mussten, haben Forscher die Hypothese aufgestellt, dass die hormonellen Veränderungen, die in der Zeit um den Eisprung geschehen (hoher Östrogenspiegel im Vergleich zum Progesteron), die Frauen auch motivieren müssten, möglichst attraktiv auf einen Partner zu wirken.

Diese These wurde bestätigt, als Forscher herausfanden, dass Frauen sich sexyer und experimentierfreudiger fühlen, aber auch mehr Aufwand in ihre äußere Erscheinung stecken, wenn ihre Fruchtbarkeit auf dem Höhepunkt ist. Frauen, die gerade sehr fruchtbar sind, benutzen auch mehr Make-up, ziehen sexyer Kleidung an, kaufen sexyer Kleidung und tragen mehr Rot – eine Farbe, die Frauen in den Augen der Männer bekanntermaßen besonders attraktiv und begehrenswert wirken lässt. Wie sich zeigte, spielt das Östrogen eine grundlegende Rolle dabei, wenn Frauen sich Mühe geben, ihre äußerliche Attraktivität zu steigern, denn auch diese Bemühungen überschneiden sich mit dem Hoch des Östrogenspiegels. Da das Östrogen körperliche Aktivitäten koordiniert, die einer Befruchtung Vorschub leisten, sorgt es dafür, dass sich Frauen sexyer fühlen und tendenziell Dinge tun, die sie für Männer attraktiv aussehen lassen. Es steigert auch ihr Interesse an Sex und macht es wahrscheinlicher, dass sie wirklich welchen haben.

Aber nicht mit irgendwem.

Da Frauen ganz massiv in die Fortpflanzung investieren müssen (denken Sie an die ganzen neun Monate plus die Risiken eines frühen Todes im Kindbett, über die wir im 1. Kapitel gesprochen haben), müssten wir also beobachten können, dass ihre ganzen Bemühungen am Ende nicht in Sex mit irgendeinem x-beliebigen Y-Chromosom-Träger münden. Frauen sollten die Art von Eigenschaften einfordern, die sie sich an einem Partner wünschen. Insbesondere müssten wir feststellen können, dass Östrogen das weibliche Interesse an solchen männlichen Qualitäten steigert, die mit positiven Fortpflanzungsergebnissen in Zusammenhang zu bringen sind.

Sexyness liegt in den Hormonen des Betrachters

Diese Idee hat viele Aspekte, deswegen möchte ich Ihnen den theoretischen Hintergrund Schritt für Schritt erklären. Zunächst sollten wir uns vor Augen halten, dass Frauen zwei Arten von evolutionären Vorteilen von der Wahl ihres Beziehungs- und Sex-Partners haben können. Erstens die Vorteile, die Einfluss auf Überleben und Fortpflanzung der Frau selbst haben (also auf ihre evolutionäre Fitness). Das sind die *direkten* Vorteile, dazu gehören Dinge wie Liebe, Fürsorge, Zuneigung, Restauranteinladungen, Einzahlungen aufs Gemeinschaftskonto und eine Bereitschaft zu elterlicher Fürsorge für existierende oder zukünftige Kinder. Da diese Vorzüge am deutlichsten zutage treten, wenn sie über einen längeren Zeitraum bestehen bleiben (wenn Sie ein Techtelmechtel mit einem Fischer haben, essen Sie einen Tag Fisch, wenn Sie einen Fischer heiraten, können Sie Ihr Leben lang Fisch essen), sind diese Eigenschaften am vorteilhaftesten im Zusammenhang mit langfristigen Beziehungen.

Aber diese Vorzüge sind nicht das Einzige, was zählt.

Eine Frau kann ihre evolutionäre Fitness auch steigern, indem sie sich Partner sucht, die das Potenzial für *indirekte* Vorteile bieten. Das sind die genetischen Vorteile, die eine Frau ihrem

Kind mitgeben kann, einfach, indem sie sich mit einem Partner zusammentut, dessen Gene gesunden, überlebensfähigen Nachwuchs versprechen. Und – wie es der glückliche Zufall will – die Männer, die uns diese Vorzüge am ehesten bieten können, sind diejenigen, die uns sowieso am meisten anziehen. Ganz recht: Wenn Sie sich den Kopf nach Mister Markantes-Kinn-mit-den-umwerfenden-Schultern verdrehen, erfüllt das tatsächlich eine evolutionäre Funktion. Es ist ein Weg, Ihnen gute Gene für Ihren zukünftigen Nachwuchs zu verschaffen.

Und Sie dachten schon, Sie wären total oberflächlich!

Ich weiß, das klingt zu schön, um wahr zu sein, ist es aber nicht. Wissen Sie, an sexy, begehrenswerten Männern gibt es an sich nichts, was sexy und begehrenswert wäre. Für Sie wirkt es einfach nur so, weil Ihr Gehirn bestimmte Eigenschaften als lohnend einstuft. Bei großen, symmetrisch gebauten Männern mit tiefer Stimme, Ehrgeiz und Selbstbewusstsein veranstaltet unser Gehirn ein wunderschönes Feuerwerk, und wir fühlen uns prima, weil diese Eigenschaften auf Charakteristika wie Gesundheit und Robustheit in der Entwicklung hinweisen, was wiederum für mehr erfolgreiche Schwangerschaften und gesündere Kinder steht. Und mehr braucht es nicht, um unsere Neigungen bei der Partnerwahl zu lenken. Ihr Gehirn hat die Tendenz entwickelt, sexy Männer sexy zu finden, weil Ihre Vorfahrinnen – die dieselben Kriterien bei der Partnerwahl anlegten – Gene an genug überlebende Kinder weitergeben konnten, um Sie dorthin zu stellen, wo Sie heute stehen. Sexyness liegt im Gehirn des Betrachters. Und Ihr Gehirn reagiert ganz besonders feinfühlig auf diese Eigenschaften, wenn Ihr Östrogenspiegel hoch ist.

Womit wir wieder bei der Fruchtbarkeit wären.

Da in der periovulatorischen Zyklusphase eine Empfängnis möglich ist, wäre es aus der Perspektive der Evolution sinnvoll, wenn Frauen in dieser Zeit verstärkt auf sexy Männer reagieren würden. Sexy Männer bedeuten gute Gene (also die indirekten

Vorteile), und gute Gene bedeuten gesunde Kinder. Und sollten diese Kinder männlich sein, haben sie den zusätzlichen Vorteil, dass sie höchstwahrscheinlich ebenfalls zu sexy Männern heranwachsen, was ihnen bei der Fortpflanzung von Vorteil sein wird, wie wir wissen. Deswegen ist es ganz logisch, wenn wir vorhersagen, dass Frauen bei der Partnerwahl gerade in der Zeit ihrer größten Fruchtbarkeit seine Sexyness so ziemlich über alles andere stellen, was ein Mann in dem Moment zu bieten haben könnte.

Über zwei Jahrzehnte Forschung haben diese Hypothese gestützt, die sich »ovulatory shift hypothesis« nennt (dt.: Ovulatorische Verschiebungshypothese).[22] In ihrer besonders fruchtbaren Zyklusphase reagieren Frauen stark auf Eigenschaften, die auf gute Gene hindeuten; sie finden Männer mit diesen Eigenschaften sexyer und attraktiver. So mögen Frauen während ihrer fruchtbaren Tage den Geruch von Männern lieber, die sozial dominant agieren und sehr symmetrische Gesichter haben. Außerdem ziehen sie maskulinere Gesichter und tiefere, maskulinere Stimmen vor und finden sozial dominante, selbstbewusste Männer generell attraktiver, als sie es in ihren unfruchtbaren Zyklusphasen tun würden. In einer besonders gründlichen Studie dieser Art haben die Wissenschaftler herausgefunden, dass die weibliche Vorliebe für besonders maskuline Gesichter (ein Indiz für Testosteron) mehr oder weniger Hand in Hand geht mit dem Östrogenspiegel im Laufe ihres Zyklus. Östrogen liebt Testosteron (siehe Abbildung 5). Und obwohl diese Art von Effekt normalerweise am zuverlässigsten dann zu beobachten ist, wenn Frauen überlegen, mit wem sie am ehesten Sex haben möchten (kurzfristiger Partner), deutet die Forschung auch darauf hin, dass Ehefrauen von Männern mit solchen sexy Zügen an ihren fruchtbaren Tagen angeben, zufriedener mit ihrer Ehe zu sein als an ihren unfruchtbaren.

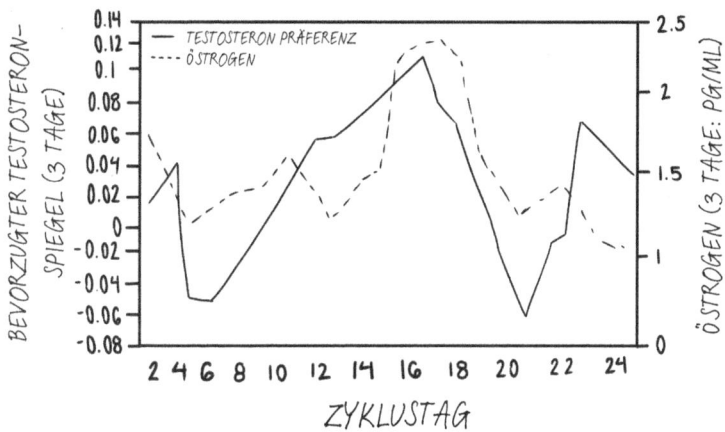

Abb. 5: Der Östrogenspiegel der Frau sagt voraus, welchen Testosteronspiegel sie bei ihren Partnern bevorzugt (Östrogen liebt Testosteron)

In einer besonders schlauen Studie, in der die Lust von Frauen auf sexy Männer zu verschiedenen Zyklusphasen untersucht werden sollte, beobachteten die Forscher zu zwei Zeitpunkten die Begegnungen von Frauen mit Männern: einmal an den fruchtbaren, einmal an den unfruchtbaren Tagen. Bei jedem Laborbesuch mussten sich die Frauen mit zwei Männern unterhalten. Einer war ein selbstbewusster, charismatischer Bad Boy. Der andere war ein zuverlässiger, fürsorglicher Mister Nice. Nacheinander unterhielt sich jede der Frauen via Videochat mit diesen Männern.[23] Bei jeder dieser Begegnungen stellte sich der Mann vor, erzählte den Frauen ein bisschen von sich und stellte den Frauen dann Fragen über sie selbst. Die Antworten und Verhaltensweisen der Frauen wurden aufgenommen, damit sie später auf Flirtverhalten analysiert werden konnten, und am Ende jeder Sitzung baten die Forscher die Frauen, von ihrem Interesse an den Männern zu berichten, mit denen sie meinten, gechattet zu haben.

Die Ergebnisse dieser Studie zeigten, dass die Frauen in ihrer fruchtbarsten Zyklusphase mehr Interesse am sexy Bad Boy als kurzfristigem Sexualpartner hatten als in ihren unfruchtbaren Phasen. Sie flirteten also vermehrt mit ihm. Ihre Fruchtbarkeit wirkte sich weder auf ihr Interesse an diesem Mann als langfristigem Partner aus, noch beeinflusste es ihre Meinung dazu, wie attraktiv sie Mr. Nice Guy im Hinblick auf eine Partnerschaft fanden. Was lernen wir daraus? Frauen interessieren sich in ihren fruchtbarsten Tagen mehr für Sex mit sexy Männern als an ihren unfruchtbaren Tagen. Das ist aus der Perspektive der Evolution ja auch sinnvoll, denn so sichert sich eine Frau Gene höchster Qualität für ihren Nachwuchs, und zwar in der Phase, in der Sex höchstwahrscheinlich zu einer Empfängnis führt.

Aber ist das wirklich so?

Die Vorstellung, dass Frauen sich in einer Zyklusphase, in der eine Befruchtung am wahrscheinlichsten ist, für kurzfristigen Sex mit charismatischen Bad Boys interessieren – man könnte fast erröten bei dem Gedanken –, mag im Widerspruch zu allem stehen, was wir im 1. Kapitel besprochen haben. Wie Sie sich erinnern werden, ist ein Grund für den geringeren sexuellen Opportunismus der Frauen der, dass es den Kindern alleinerziehender Mütter im Leben nicht besonders gut gegangen ist. Frauen schauen auf den Kontostand des Mannes und ob er nett zu seinen Nichten und Neffen ist, weil von denjenigen Vorfahrinnen, die auf diese Dinge geachtet haben, mehr Kinder überlebt haben als von denen, die sich darüber hinweggesetzt haben.

Aber das muss ja nicht notwendigerweise im Widerspruch zu dieser anderen Studie stehen. Frauen wollen *alles*. Frauen wollen sich mit einem Mann zusammentun, der jede Menge Hinweise auf Top-Gene hat und finanziell abgesichert ist und bereit ist, für Kinder zu sorgen und das Frühstücksgeschirr mit abzuräumen.

Doch wie den meisten von uns schmerzlich bewusst ist, ist die Wahrscheinlichkeit, diese ganzen Eigenschaften in einem einzigen Mann vereint zu finden, leider ziemlich gering. Sexy Männchen aller kleinen und großen Spezies haben die lästige Neigung, vor Verbindlichkeiten zurückzuschrecken. Man hat zum Beispiel in Experimenten mit Singvögeln das Aussehen der Männchen so manipuliert, dass sie geradezu unwiderstehlich für die Weibchen wurden (so was wie *Extreme Makeover: Singvogel-Edition*). Wie sich herausstellte, reagieren die Männchen auf den folgenden Anstieg der weiblichen Aufmerksamkeit mit einem Zurückfahren ihres Engagements für ihre bestehende Partnerschaft und die gemeinsame Brut. Und wenn man das Gegenteil machte – die Männchen also so manipulierte, dass sie weniger attraktiv für die Weibchen aussahen –, glichen die Männer ihre geringere Sexyness dadurch aus, dass sie ihre Vaterqualitäten hochfuhren und aufmerksamer gegenüber ihren Partnerinnen wurden. Obschon wir natürlich solche Manipulationen an menschlichen Männchen nicht durchführen können, stellt die Forschung regelmäßig fest, dass maskuline, symmetrisch gebaute, sozial dominante Männer zu ähnlichen Verhaltensweisen neigen. Sexy Männer zeigen weniger Interesse an Babys und Elternschaft, geben an, trotz einer bestehenden Partnerschaft weiterhin Interesse an Gelegenheitssex zu haben, und haben instabilere Beziehungen als ihre weniger maskulinen, weniger symmetrisch gebauten und weniger dominanten Geschlechtsgenossen.

Wie soll frau es also anstellen, wenn sie alles will?

So, und jetzt wird das Ganze ein bisschen skandalös.

Die Partnerwahl bringt es normalerweise mit sich, dass die Leute hie und da Abstriche machen müssen. Und die Forschung hat herausgefunden, dass die Abstriche, die Frauen machen, größtenteils davon abhängen, ob sie einen Freund/Ehemann suchen (einen langfristigen Partner) oder einen Partner für Gelegenheitssex/eine Bettbeziehung (einen kurzfristigen Partner). Wenn sie sich ihren langfristigen Partner aussuchen, legen Frauen normalerweise das größte Augenmerk auf Eigenschaften, die mit dem Potenzial als Vater, finanziellem Versorger und kooperativem Partner zu tun haben (also die direkten Vorteile). Väterliche Investition steigert die Überlebensrate des Nachwuchses und ist dessen Gesundheit, dem psychischen Wohlbefinden und seiner späteren Leistungsfähigkeit als Erwachsener zuträglich. Deswegen achten Frauen vorrangig auf Charakteristika wie Freundlichkeit, Loyalität, Verdienst, Ehrgeiz und Vaterqualitäten, wenn sie sich einen langfristigen Lebensgefährten oder Ehemann suchen. Diese Eigenschaften bringen es zwar oft mit sich, dass die Frauen ein paar Kompromisse eingehen müssen, was die Sexyness angeht, aber historisch gesehen ist es eben die beste Taktik, um das Überleben des eigenen Nachwuchses zu sichern.

Wenn sie sich hingegen kurzfristige Sexualpartner suchen, können die Frauen andere Abstriche machen. Da es ja zur Definition einer kurzfristigen Partnerschaft gehört, dass kein Übermaß an Engagement gefordert wird, könnten die Frauen einfach alle Spielchips, die sie sonst investiert hätten, um sich einen Partner zu suchen, der ein toller Mensch ist, gutes Geld verdient und Kinder liebt, komplett eintauschen gegen Sexyness – die sie eben nicht in diesem hohen Maße bekommen hätten, wenn sie gleichzeitig noch gewollt hätten, dass dieser Mann bei ihnen bleibt und mit für die Kinder sorgt. Das bedeutet, dass die Frauen bei der Wahl kurzfristiger Sexualpartner das Hauptaugenmerk auf Eigenschaften wie Maskulinität, soziale Dominanz, Symmetrie und andere Eigenschaften legen können, die versprechen, dass dieser Typ genau die Sorte Gene hat, die den Erfolg ihrer Kinder befördern werden (indirekte Vorteile).

Die gute Nachricht (!) lautet – sogar angesichts der Abstriche, die wir bei der Partnerwahl alle machen müssen –, dass eine Frau für ihren Nachwuchs immer noch das Beste aus beiden Welten bekommen kann ... nur dass sie sich diese Eigenschaften vielleicht von einem anderen Mann holen muss. Das bedeutet, dass sie sich die Investition von einem Mann holt (normalerweise ein Hauptpartner, der liebevoll, fürsorglich und zuverlässig ist), und die sexy Gene bei jemand anderem (normalerweise ohne das Wissen des Hauptpartners). Und wenn eine Frau im völlig unbewussten Streben nach optimalen Genen für ihren Nachwuchs die Neigung haben sollte, das zu tun – wann wäre dann ein besserer Zeitpunkt dafür als zu ihrem Eisprung?

Ich weiß, ich weiß, höchstwahrscheinlich finden Sie diese ganze Vorstellung abstoßend. Kann ich auch absolut verstehen. Nichtsdestoweniger muss an dieser Stelle deutlich gesagt werden, dass die Entwicklung einer solchen Strategie *unvermeidlich* ist, wenn die Weibchen einer Spezies von ihren Partnern sowohl direkte Vorteile (Ressourcen) als auch indirekte Vorteile (Gene) brauchen. Bei Weibchen von Arten, die nur die indirekten Vorteile der Partnerschaft brauchen – was übrigens bei der Mehrheit aller Organismen, die sich sexuell fortpflanzen, der Fall ist –, ist das überhaupt keine Frage, denn die müssen sich um die Investition gar keine Sorgen machen. Sie brauchen sie nicht. Wenn diese Weibchen sich einen Partner suchen, wählen sie ausschließlich nach seinen Genen aus. Doch bei Weibchen von Arten, die sowohl die direkten als auch die indirekten Vorteile von ihren Partnern brauchen, wird es immer Weibchen geben, die das System austricksen, indem sie sich offiziell mit dem guten Vater zusammentun, sich dann aber die sexy Gene für ihren Nachwuchs vom heißen Nachbarn holen.

Betrug, keine Frage.

So eine duale Paarungsstrategie bringt einem Weibchen im Großen und Ganzen den besseren Deal, als wenn sie sowohl ihre direkten als auch indirekten Vorteile vom gleichen Partner bekommen hätte (obwohl mein Mann Ihnen erzählen würde, dass ich eine Ausnahme von dieser Regel bin). Das soll nicht heißen, dass es für alle Weibchen die beste Strategie ist. Sie ist nämlich ein bisschen heikel in der Durchführung und im Grunde eine ziemlich schlechte Idee, denn wenn man sich erwischen lässt, riskiert man Verlassenwerden, Gewalt oder sogar den Tod. Es soll also einfach nur gesagt werden, dass die weibliche Psychologie der Partnerwahl in ihrem Programm auch die *Möglichkeit* dieser Strategie eingebaut hat. Das ist so was wie der Notfallkoffer in unserer psychologischen Basisausstattung, den wir im Bedarfsfall herausholen können. Und selbst die treuesten und hingebungsvollsten Ehefrauen sind nicht gefeit gegen diese psychologischen Veränderungen während ihrer fruchtbaren Tage, die eine erfolgreiche Durchführung dieser Paarungsstrategie möglich machen würden, wenn sie dieser Neigung denn nachgeben würden.

Womit wir bei der dunkleren Seite der ovulatorischen Verschiebungshypothese wären. Was ich Ihnen nämlich noch nicht über den Einfluss der weiblichen Fruchtbarkeit auf Ihre Vorliebe für Sexyness erzählt habe, ist, dass diese Verschiebung meistens am stärksten bei solchen Frauen ausgeprägt ist, die bereits einen Partner haben. Frauen in Beziehungen – insbesondere Frauen in Beziehungen mit Männern, denen die Eigenschaften fehlen, die Hinweise auf besonders gute Gene wären – tendieren zu einer starken Vorliebe für sexy Männer, wenn sie in der Empfängnisphase ihres Zyklus sind. Und dieses allgemeine Muster ist in fast zwei Jahrzehnten Forschung belegt worden.

In einer Studie zum Beispiel baten die Wissenschaftler die Frauen, sich auf neun bestimmte Ausschnitte aus zwei Zeitschriften, der *National Geographic* und der *National Wildlife,* zu konzentrieren, die ihnen vorgelesen wurden. Darin ging es um Dinge wie Geografie, Naturschutz und diverse Arten von Wildtieren. Nicht unbedingt die aufregendsten Themen. Die Frauen wurden angewiesen, die Ausschnitte danach in ein Mikrofon an ihren Kopfhörern zu wiederholen. Dann analysierte man, wie akkurat ihre Aufnahmen in Hinblick auf Fehler, ausgelassene oder gemurmelte Wörter waren.

Und jetzt kommt der Clou.

Während die Frauen mit einem Ohr diese Texte hörten, bekamen sie ebenso laute ablenkende Mitteilungen auf dem anderen Ohr eingespielt. In der Hälfte der Fälle hatten diese Messages einen flirtenden Ton (»Ich hab dich auf dem Unigelände gesehen, und du hast so toll ausgesehen«), in den restlichen Fällen nicht (»Ich dachte, du kannst mir in diesem Kurs vielleicht ein bisschen helfen«). Die Forscher haben sich zudem angesehen, in welcher Zyklusphase die Frauen gerade waren. War es ein Zeitpunkt, an dem eine Befruchtung möglich gewesen wäre und der Östrogenspiegel hoch? Oder war es ein Zeitpunkt, an dem er relativ niedrig war und die Frauen gar nicht hätten empfangen können?

Die Ergebnisse entsprachen der These, dass die Paarungspsychologie der Frau auf Hinweise reagiert, die eine duale Paarungsstrategie ermöglichen könnten (wenn eine Frau dazu neigen würde), und die Frauen ließen sich zu einem fruchtbaren Zeitpunkt viel stärker von den nebenher eingespielten flirtenden Sätzen ablenken als zu einem unfruchtbaren Zeitpunkt. Aber nur die Frauen, die bereits einen Partner hatten – die Singlefrauen zeigten diese Reaktion nicht. In ähnlichen Studien wurde festgestellt, dass Frauen mit Partner – vor allem, wenn es ein Partner ist, der weniger attraktiv, weniger symmetrisch und genetisch weniger kompatibel ist – an ihren fruchtbaren Tagen öfter von außerehelichen sexuellen Fantasien und außerehelichen Versuchungen berichten. Diese Forschung legt nahe, dass Frauen in Partnerschaften in ihren fruchtbaren Zyklusphasen psychologische Veränderungen zeigen, die einer dualen Paarungsstrategie eben gerade an diesen empfängnisbereiten Tagen den Boden bereiten würden. Obwohl die meisten Frauen letztlich nicht danach handeln, drängt sich angesichts dieser Studien der Schluss auf, dass die weibliche Psychologie so angelegt ist, damit sie bei der Partnerwahl bessere Gene für ihren Nachwuchs bekommen kann, als sie von ihrem Hauptpartner kriegen würde.

Im Licht dieser ganzen Effekte ist es vielleicht gar nicht so überraschend, dass Frauen mit sexy Freunden und Ehemännern misstrauisch gegenüber ovulierenden Frauen sind. Die Forschung hat gezeigt, dass Frauen weniger bereit sind, ihre Partner mit ovulierenden Frauen interagieren zu lassen und diese als weniger vertrauenswürdig einstufen – dass das Phänomen jedoch nicht so ausgeprägt ist, wenn sie gerade nicht in ihrer fruchtbaren Zyklusphase sind. Und das alles, ohne dass die Frauen bewusst der Zyklusphase ihrer Rivalinnen Rechnung tragen könnten. Frauen sehen einfach eine Frau an ihren fruchtbaren Tagen, und irgendetwas an ihr gibt ihnen das Gefühl, dass es nicht so gut wäre, wenn sie ihren Partner mit dieser Person interagieren ließen. Und vielleicht fangen sie da einen Vibe auf, den ihre Partner ebenfalls auffangen ... Damit wären wir beim nächsten coolen Effekt von Östrogen, von dem Sie vielleicht nichts wissen: Zum Zeitpunkt unserer maximalen Fruchtbarkeit lassen unsere Hormone uns sexyer aussehen, klingen und riechen als in unseren unfruchtbaren Phasen.

Verborgene Ovulation: Dichtung oder Wahrheit?

Man ist lange davon ausgegangen, dass der Fruchtbarkeitsstatus einer Frau im Laufe ihres Zyklus außerhalb der Fortpflanzungsfrage wenig Gewicht hat. Weil nämlich die Mehrheit der Frauen – wenn man ihnen die Schwankungen in ihrem Zyklus nicht genau erklären würde – nicht mal weiß, was sich gerade in ihrem Körper abspielt. Frauen machen ihre Zyklusphase normalerweise nicht kenntlich, indem sie zum Beispiel irgendwelche unübersehbaren Änderungen an ihrer äußeren Erscheinung oder ihrem Verhalten zur Schau tragen würden, so wie die weiblichen Paviane mit ihren riesigen angeschwollenen Genitalien oder läufige Hündinnen oder rollige Katzen. Und während viele von unseren Geschlechtsgenossinnen im Reich der Säugetiere nur dann Sex haben, wenn eine Befruchtung möglich ist, haben Menschenweibchen ihren ganzen Zyklus über Sex. Aus diesem Grund – in Verbindung mit dem Umstand, dass viele Frauen völlig überfragt wären, wenn man sie bitten würde, ihren aktuellen Zyklustag zu nennen – meinte man lange, dass die Fruchtbarkeitsphasen der Frau völlig im Verborgenen liegen.

In den letzten 20 Jahren hat man nachgewiesen, dass diese Vorstellung – genauso wie die Vorstellung, dass die Sonne sich um die Erde dreht – zwar aufs Erste ganz einleuchtend klingt, sie aber trotzdem nicht zutrifft. Der Eisprung wird von den Frauen nicht so zur Schau getragen wie von den weiblichen Pavianen, doch Männer wie Frauen scheinen in der Lage zu sein, subtile Signale zu empfangen, die dazu führen, dass Frauen in verschiedenen Stadien der Fruchtbarkeit unterschiedlich wahrgenommen werden.

Die vielleicht am meisten diskutierte Studie, die sich mit diesem Phänomen befasste, wurde von Geoffrey Miller durchgeführt, einem Psychologen, der nicht davor zurückschreckt, im Namen der Wissenschaft auch mal einen kleinen Skandal loszutreten. Miller und sein Forschungsteam wollten herausfinden, ob Männer Frauen an ihren fruchtbaren Tagen begehrenswerter finden, und sie wollten das Ganze in einem möglichst natürlichen Rahmen beobachten. Zu diesem Zwecke verlegte das Forschungsteam das Labor an den unwahrscheinlichsten Ort für eine wissenschaftliche Untersuchung: in einen Stripklub. Bevor Sie jetzt stöhnen, weil ich so eine Studie auch nur ins Feld führe, hören Sie mir zu Ende zu. Ein Stripklub bietet in Wirklichkeit nämlich eine interessante Gelegenheit, um zu beobachten, ob die Fruchtbarkeit einer Frau sie in den Augen der Männer sexyer wirken lässt, und zwar in einer messbaren Form. Die Männer gaben den Tänzerinnen, die sie am liebsten mochten, höhere Trinkgelder, sodass die Forscher feststellen konnten, ob die Männer Frauen an ihren fruchtbaren Tagen begehrenswerter fanden – indem sie einfach festhielten, wie viel Trinkgeld die Tänzerinnen im Laufe ihres Zyklus verdienen. Denken Sie, was Sie wollen über Stripklubs und die Männer, die dort hingehen, aber diese Art der Datenerhebung ist schon ziemlich genial.

Um ihre Hypothese zu überprüfen, baten die Forscher die Tänzerinnen, zwei Monate lang Aufzeichnungen über ihre Trinkgelder zu führen – die eine Hälfte hatte ihren natürlichen Zyklus, die andere Hälfte nahm jedoch die Pille, die den Eisprung verhindert, indem sie die Hormone im Laufe des Zyklus ziemlich konstant hält. Die Frauen gaben auch an, wann sie jeweils ihre Tage hatten, damit die Forscher berechnen konnten, an welchem Zyklustag sie sich gerade befanden.

Die Ergebnisse dieser Studie zeigten, dass die Tänzerinnen um die 70 Dollar pro Stunde verdienten, wenn ihr Zyklus ungefähr am Ovulationspunkt war. Sie verdienten um die 35 Dollar pro Stunde, wenn sie ihre Tage hatten. Und sie verdienten um die 50 Dollar pro Stunde in ihren anderen Zyklusphasen, wenn ihre Fruchtbarkeit gerade wuchs oder abnahm. Frauen, die die Pille nahmen, verdienten im Schnitt um die 37 Dollar pro Stunde, ohne größere Abweichungen nach oben oder unten, wie sie sich bei den Frauen mit natürlichem Zyklus beobachten ließen (siehe Abbildung 6). Obwohl diese Studie nicht perfekt war, war es eine der ersten, bei der – erfolgreich – untersucht wurde, ob Männer Frauen an ihren fruchtbaren Tagen begehrenswerter finden als an ihren unfruchtbaren. Seitdem haben mehrere andere Studien, von denen viele größer angelegt und systematischer waren, Belege für diese allgemeine Hypothese erbracht. Bei einer Studie zum Beispiel ließen die Forscher 200 Männer die Attraktivität der Körperbewegungen von Frauen bewerten, die sie nur in Videoclips als tanzende oder gehende Silhouetten sahen. Die Männer fanden die Bewegungen, die Frauen zum Zeitpunkt ihrer maximalen Fruchtbarkeit machten, deutlich attraktiver als die der anderen.

Wissenschaftler fanden auch heraus, dass Männer und Frauen Fotos von Frauengesichtern, die in ihrer fruchtbaren Zyklusphase aufgenommen wurden, als attraktiver einstuften als Fotos derselben Frauen, die in ihrer unfruchtbaren Phase gemacht wurden. Ähnliche Effekte wurden bei Tonaufnahmen nachgewiesen: Auch hier stuften die Männer die Stimme als attraktiver ein, wenn die jeweilige Frau gerade ihre fruchtbaren Tage hatte. Andere Forscher fanden heraus, dass Östrogen nicht nur für eine höher bewertete Attraktivität verantwortlich ist, sondern auch Einfluss darauf hat, wie feminin und gesund Frauen wirken. An ihren fruchtbaren Zyklustagen werden Frauen als gesünder und femininer wahrgenommen als an ihren unfruchtbaren Tagen.

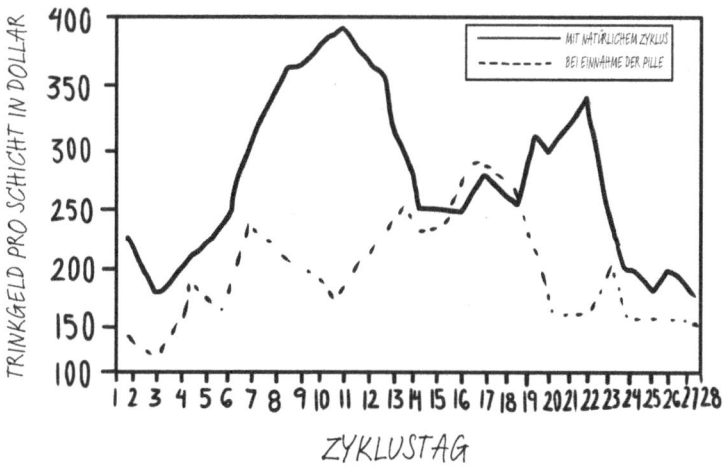

Abb. 6: Stripperinnen, die nicht die Pille nehmen, verdienen am meisten Geld, wenn in ihrem Zyklus der Östrogenspiegel am höchsten ist.

Zusammengenommen legt diese Forschung die Vermutung nahe, dass Frauen in den Augen der Männer attraktiver und begehrenswerter scheinen, wenn sie in ihrem Zyklus gerade an dem Punkt sind, an dem eine Empfängnis möglich wäre. Und das ist ganz schön cool, denn die meisten von uns wissen ja nicht mal, was gerade in ihnen passiert. Ich glaube allerdings, dass mit die coolsten Studien, die jemals den Einfluss der Fruchtbarkeit von Frauen auf ihre Anziehungskraft auf Männer untersucht haben, Experimente sind, in denen man die Duftsignale unter die Lupe genommen hat. Wie es scheint, riechen Frauen an solchen Tagen nämlich auch besser und sexyer für die Männer. In diversen Experimenten wurde festgestellt, dass der natürliche Körpergeruch der Frauen an ihren fruchtbaren Tagen (die entsprechenden Geruchsproben bekam man durch getragene T-Shirts) von den Männern als begehrenswerter und angenehmer eingestuft wurde als Geruchsproben, die in unfruchtbaren Phasen abgegeben wurden. Dieser Zusammenhang lässt sich bei hormonell verhütenden Frauen nicht beobachten, weil ihnen der zyklusbedingte Anstieg des Östrogenspiegels fehlt. Andere stellten fest, dass der Geruch des Vaginalsekrets ebenfalls als weniger intensiv und angenehmer empfunden wurde, wenn die Frauen gerade ihre fruchtbaren Tage hatten, als wenn sie in ihrer unfruchtbaren Zyklusphase waren. Außerdem stieg der Testosteronspiegel der Männer, die an T-Shirts von Frauen geschnuppert hatten, die kurz vor ihrem Eisprung standen, sank hingegen, wenn sie an T-Shirts schnupperten, die in der Lutealphase getragen worden waren.

In einer besonders interessanten Studie wollten die Forscher herausfinden, ob es die Ausschüttung von Sexual- und Stresshormonen der Männer beeinflusst, wenn sie an Geruchsproben aus weiblichen Achselhöhlen und Vulven[24] riechen. (Wir werden im 7. Kapitel noch darüber sprechen, dass Stresshormone ausgeschüttet werden, wenn etwas Wichtiges geschieht, egal ob es gut oder schlecht ist.) Da andere herausgefunden haben, dass Männer in Reaktion auf die Geruchsproben von T-Shirts ovulierender Frauen einen Anstieg des Testosteronspiegels erleben, stellten diese Forscher die Hypothese auf, dass sich dasselbe Muster erkennen lassen müsste, wenn die Männer Düfte rochen, die von anderen Körperpartien mit einer vergleichbaren Anzahl von spezialisierten Duftdrüsen stammten. Deswegen die Vulva. Die

Vulva enthält so viele Duftdrüsen wie die Achselhöhlen, und aufgrund ihrer geografischen Lage am Körper wäre es höchst plausibel, wenn die Gerüche, die in dieser Region produziert werden, Informationen über die Fruchtbarkeit der Frau geben würden. Indem die Frau mit Duftsignalen aus gerade diesem Körperteil Auskünfte zu ihrer Fruchtbarkeit gibt, könnte sie davon profitieren, dass ihr männliches Gegenüber ein qualitativ besonders hochwertiges Ejakulat produziert, wie man es bei Spezies wie dem Indischen Riesenflughund (*Pteropus giganteus*) beobachtet hat. Zunächst klingt diese Idee vielleicht verrückt, aber ich bin jetzt lange genug Wissenschaftlerin, um Ihnen versichern zu können, dass die Wahrheit – insbesondere im Reich der Evolutionsbiologie – viel seltsamer und interessanter ist als die Dichtung.

Aber ich schweife ab. Um sich anzusehen, wie die männlichen Hormone auf den Geruch weiblicher Achselhöhlen und Vulven reagieren, wenn die Frauen ihre fruchtbaren bzw. unfruchtbaren Tage hatten, ließen die Forscher eine Gruppe von Frauen eine Geruchsprobe in der periovulatorischen Zyklusphase abgeben (in der die Befruchtung möglich ist) und eine Probe gegen Ende des Zyklus (wenn sie nicht möglich ist).

Sie fragen, wie die das gemacht haben?

Also, die Forscher gaben den Frauen ein Stück Baumwollstoff, das sie sich über Nacht in die Achselhöhle kleben mussten, und eine Slipeinlage, die sie acht Stunden tragen mussten. Das machten sie einmal zum Zeitpunkt der maximalen Fruchtbarkeit und einmal an ihren unfruchtbaren Tagen. Dann gaben die Frauen ihre Muster ab, die von den Forschern einfach in einen medizinischen Zerstäuber gesteckt wurden, woraufhin sie die Männer die Gerüche einatmen ließen. Die Luft, die sie dabei inhalierten, war entweder durchsetzt mit den Gerüchen einer weiblichen Spenderin oder von einer sauberen, unbenutzten Binde. Die Ergebnisse dieser Studie zeigten, dass die Geruchsproben von Frauen aus ihren fruchtbaren Zyklusphasen die

Level der Sexual- und Stresshormone bei den Männern anhoben, wobei der stärkste Effekt von den Gerüchen der Vulva ausgeübt wurde. Die Männer gaben auch an, nach dem Schnuppern an den Geruchsproben stärkeres Interesse an Sex zu verspüren, als wenn sie die Gerüche von Frauen zu einer unfruchtbaren Zyklusphase oder Proben aus der Kontrollgruppe eingeatmet hatten. Und andere Forscher haben herausgefunden, dass Männer nach dem Schnuppern an T-Shirts, die von Frauen an ihren fruchtbaren Tagen getragen wurden, spontan an Sex denken mussten (als ob sie noch einen zusätzlichen Anreiz bräuchten!), und dass Männer im Umgang mit einer attraktiven weiblichen Wissenschaftlerin, die gerade ihre fruchtbaren Tage hatte, stärker dazu neigten, sie nachzuahmen (das tun wir, wenn wir jemand mögen und uns wünschen, dass er uns auch mag), als wenn sie gerade nicht fruchtbar war.

Spielt sich der Eisprung also wirklich im Verborgenen ab? Eher nicht. Die Forschung verdeutlicht uns, dass Frauen tendenziell am attraktivsten und begehrenswertesten auf Männer wirken, wenn sie gerade ihre fruchtbaren Tage haben (was bedeutet, dass der Östrogenspiegel im Vergleich zum Progesteronspiegel sehr hoch ist). Männer haben wahrscheinlich eine hoch entwickelte Antenne für diese subtilen Hinweise, weil ihre Vorfahren, die diese Hinweise bemerkten – und die entsprechenden Frauen attraktiver fanden – diese Fähigkeiten an eine größere Zahl von Nachkommen weitergeben konnten als diejenigen, die nicht in der Lage waren, diese Zeichen zu deuten (oder sie zwar bemerkten, aber gleichgültig darauf reagierten).[25] Und wir müssen uns der Verbindung zwischen gesteigerter Attraktivität und Fruchtbarkeit gar nicht bewusst sein, denn sie entfaltet ihre Wirkung ganz ohne unser Zutun. Wenn man eine Frau begehrenswert findet, führt das leicht zu Sex, und das ist alles, was zur Weitergabe von Genen erforderlich ist. Bewusstsein unnötig.

Bevor wir uns von unserer Begeisterung zu sehr mitreißen lassen …

Ihre Zyklusphase hat Einfluss darauf, welche Version Ihrer selbst Sie gerade sind. Aber wie genau diese Version aussieht (und wie stark sie sich von Ihren anderen Versionen unterscheidet), ist von Frau zu Frau unterschiedlich. Die Forschung hat gezeigt, dass viele Frauen in ihrer fruchtbarsten Zyklusphase tendenziell sexyer sind, eher zu Flirts neigen und stärker auf heiße Männer in ihrer Nähe reagieren. Aber nur, weil die Forschung zu diesem Ergebnis gekommen ist, heißt das noch lange nicht, dass das auch auf Sie zutreffen muss. Schreiben Sie doch einmal über mehrere Zyklen hinweg auf, wie Sie sich fühlen, und schauen Sie, ob Ihre Empfindungen darauf basieren, welche Version Ihrer selbst Ihre Hormone gerade erschaffen. Bei manchen Frauen ist die Version ihrer Person in der östrogendominierten Zyklushälfte – insbesondere in der Nähe des Eisprungs, wenn der Östrogenspiegel in die Höhe schnellt – lustig und aufgekratzt. Bei anderen ist sie enorm ablenkbar. Nur Sie können wissen, was Ihre Hormone bei Ihnen bewirken. Und wenn Sie herausfinden, wie Ihre verschiedenen Hormone Sie beeinflussen, können Sie die Teile, die Ihnen nicht gefallen, ja ändern! In vielen Studien hat sich gezeigt, dass man seine unerwünschten Verhaltensweisen besser ändern kann, wenn man sie sich erst einmal bewusst gemacht hat.

Und wenn das nicht funktioniert?

Dann gibt es ja immer noch die Pille.

Wie Sie gleich erfahren werden, verändert die Pille Ihre Hormone so, dass sie eine andere Version von Ihnen erschafft. Und das ist eine Version Ihrer Person, der sämtliche psychologischen und physiologischen Veränderungen und Verhaltensänderungen fehlen, die eine Frau normalerweise zum Zeitpunkt ihrer maximalen Fruchtbarkeit erlebt.

2. TEIL

WIE IHR GEHIRN AUSSIEHT, WENN SIE DIE PILLE NEHMEN

4. KAPITEL: HORMONE IN ENDLOSSCHLEIFE

Um zu verstehen, was die Pille bewirkt, müssen wir zunächst darüber reden, wie sie funktioniert. Obwohl die Pille auf mehrere Arten ihre wundersame Wirkung in Ihrem Körper tut, ist das Wichtigste dabei doch die Verhinderung des Eisprungs. Keine Eizelle, keine Befruchtung, keine Empfängnis, kein Baby. Absolut genial.

Doch bevor wir zur Genialität kommen, müssen wir zuerst ein paar technische Details besprechen. Und das ist so technisch, dass es ein bisschen langweilig werden kann (ich bin ja auch nur ein Mensch). Aber bitte bleiben Sie dran und folgen Sie meinen Erklärungen, denn wenn Sie verstanden haben, wie das Ganze funktioniert, werden Sie auch ein paar von den großen Fragen verstehen. Dinge wie: »Was teilen diese ganzen Hormone, die ich gerade geschluckt habe, meinem Körper eigentlich mit? Was bewirken oder verhindern sie?« und »Warum geht es mir so Panne, wenn ich eine bestimmte Pille nehme, mit der meine beste Freundin total zufrieden ist?« und »Was sollen eigentlich diese ganzen besch...n Nebenwirkungen?« Das sind wichtige Dinge, die Sie wissen sollten, deswegen habe ich mir große Mühe gegeben, alles so unkompliziert wie möglich zu machen. Und wenn mir das nicht gelingt? Na ja, ich hab noch ein paar Bilder beigefügt. Ob die dann wirklich mehr sagen als tausend Worte, lassen wir mal dahingestellt, aber sie helfen uns vielleicht doch über die kniffligsten Stellen hinweg.

Also ...

Die Ovulationszyklen der Frau werden koordiniert durch ein Kommunikationssystem im Körper, das als HPG-Achse bezeichnet wird (oder Hypothalamus-Hypophysen-Gonaden-Achse, für alle, die einen Hang zur Pedanterie haben). Die HPG-Achse besteht aus dem Gehirn,[26] der Hirnanhangdrüse und Ihren Eierstöcken.

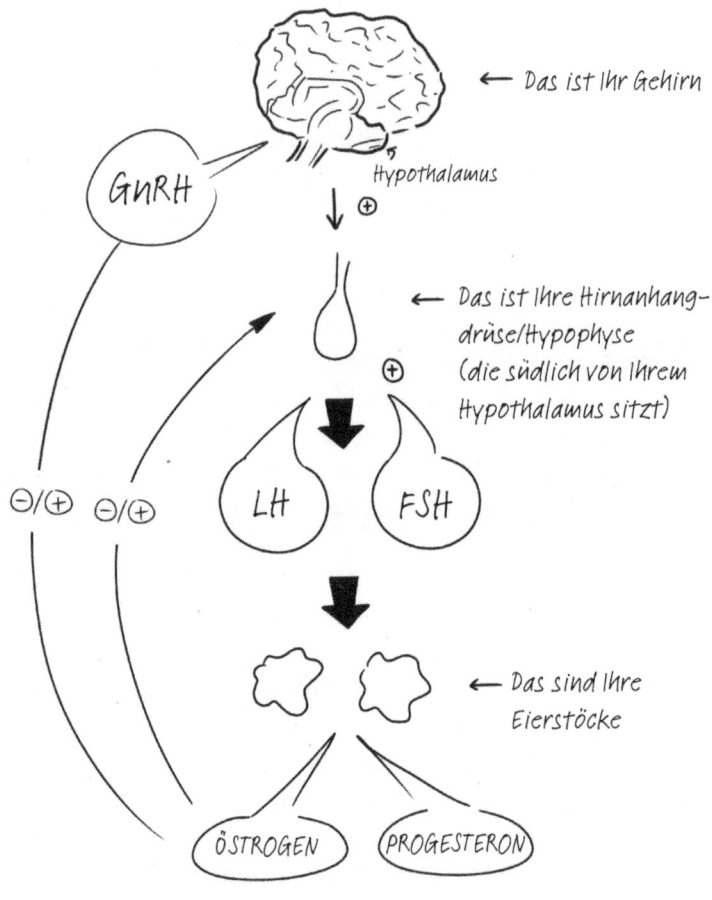

Abb. 7: Ihre HPG-Achse und die Hormonkaskade, die den Eisprung auslöst.

Ich hab das für Sie mal aufgemalt (siehe Abbildung 7). Und wie bei allen Dingen ist Ihr Gehirn in der HPG-Achse der Chef, aber es zieht die Fäden hauptsächlich indirekt, über die Hirnanhangdrüse (Hypophyse). Das Gehirn und die Hirnanhangdrüse koordinieren gemeinsam die Aktivität der Eierstöcke, die am Endpunkt dieses Drei-Stufen-Kommunikationssystems stehen. Gehirn, Hirnanhangdrüse, Eierstöcke. Immer wieder von vorne.

Wie Sie sich vielleicht erinnern, ist der erste Tag Ihrer Blutung Ihr erster Zyklustag. Zu diesem Zeitpunkt stürzt der Spiegel der Sexualhormone am Ende eines empfängnislosen Zyklus gewaltig ab und bewirkt dadurch, dass Ihre ungenutzte Gebärmutterschleimhaut Ihrem Uterus freundlich Lebewohl sagt. Außerdem macht es Ihr Gehirn und die Hirnanhangdrüse darauf aufmerksam, dass sie definitiv nicht schwanger sind und deswegen gleich die nächste Runde Eizellenreifung eingeläutet und Gebärmutterschleimhaut aufgebaut werden sollte, um das Ganze von vorne zu starten.

Die Art, wie dieser Prozess angestoßen wird, erinnert ein bisschen an das Spiel »Stille Post«, das wir alle in der Schule gespielt haben. Sie flüstern James eine Botschaft ins Ohr, der daraufhin Carson diese Botschaft ins Ohr flüstert, der sie wiederum Logan ins Ohr flüstert und so weiter.[27] Nur soll sich in der Version des Spiels, wie die HPG-Achse es spielt, die chemische Botschaft *tatsächlich* verändern. Wenn das Gehirn einen neuen Ovulationszyklus anwerfen muss, schüttet es ein Hormon namens Gonadoliberin (GnRH, Gonadotropin-releasing hormone) aus, das von Ihrer Hirnanhangdrüse empfangen wird. Sobald die Hirnanhangdrüse das Gehirn »Gonadoliberin« flüstern hört, gibt sie ihre Version dieser Botschaft an die Eierstücke weiter, durch Ausschüttung von dem follikelstimulierenden Hormon (FSH) und dem luteinisierenden Hormon (LH) (siehe Abbildung 7). Diese beiden Hormone der Hirnanhangdrüse sind verantwortlich dafür, die Eierstöcke zu stimulieren, sodass diese anfangen, Follikel heranreifen zu lassen, was wiederum eine Östrogenausschüttung bewirkt. Und nachdem der Eisprung stattgefunden hat, bildet der aufgerissene Follikel den Gelbkörper, das Corpus Luteum, das wiederum eine Ausschüttung von Progesteron bewirkt.

Die HPG-Achse reguliert all diese Aktivitäten mithilfe einer Reihe von Rückkopplungsregelkreisen. Zu diesem Zweck muss jeder von den drei großen Mitspielern in der HPG-Achse (Gehirn, Hirnanhangdrüse, Keimdrüsen) spezielle Rezeptoren haben, die die Hormonspiegel im Körper überwachen. Wenn sie diese Hormonspiegel gemessen haben, wissen sie, wo man im Zyklus ist und was sie als Nächstes zu tun haben.

Wenn das Gehirn und die Hirnanhangdrüse zum Beispiel feststellen, dass sowohl Progesteron- als auch Östrogenspiegel niedrig sind, sagt ihnen das, dass der Körper nicht schwanger ist und es Zeit wird, wieder neu Hormone auszuschütten, um die Eizellenentwicklung anzustoßen, damit der Körper es wieder von Neuem versuchen kann, und wieder und wieder. Wenn das Östrogen jäh ansteigt, der Progesteronspiegel jedoch niedrig ist, wissen Gehirn und Hirnanhangdrüse, dass eine Eizelle reif und bereit für den Eisprung ist, woraufhin das LH ansteigt und den Eisprung auslöst. Und wenn sowohl Östrogen als auch Progesteron relativ hoch und stabil bleiben, sagt das dem Gehirn und der Hirnanhangdrüse, dass sie jetzt mal ein bisschen ruhiger machen können mit den Hormonausschüttungen der Hirnanhangdrüse, weil der Körper jetzt erst mal abwartet, ob die ganze harte Arbeit der ersten Zyklushälfte sich in Form eines eingenisteten Embryos auszahlen wird.

Der Hormonabsturz Ihres ersten Zyklustags löst eine ganze Reihe von hektischen hormonellen Signalen durch Gehirn und Hirnanhangdrüse aus, um die Aktivitäten zu koordinieren, die es braucht, um erneut eine Eizelle springen und möglichst befruchten zu lassen. Wenn jedoch eine Eizelle gesprungen ist (um Tag 12 herum), können Gehirn und Hirnanhangdrüse mehr oder weniger die Füße hochlegen und *Bachelor* gucken, denn ihre harte Arbeit ist erst mal getan. Weil der Körper nämlich abwartet, ob sich aus der letzten Runde der Eizellenentwicklung irgendetwas materialisiert. Wenn die Hormonspiegel also niedrig sind, haben Gehirn und Hirnanhangdrüse eine Menge zu tun, um eine eventuelle Empfängnis vorzubereiten (Eizellenreifung und so weiter). Doch wenn die Hormonspiegel hoch sind, können sich Gehirn und Hirnanhangdrüse zurücklehnen, bis die nächste Runde Eizellenentwicklung ansteht.

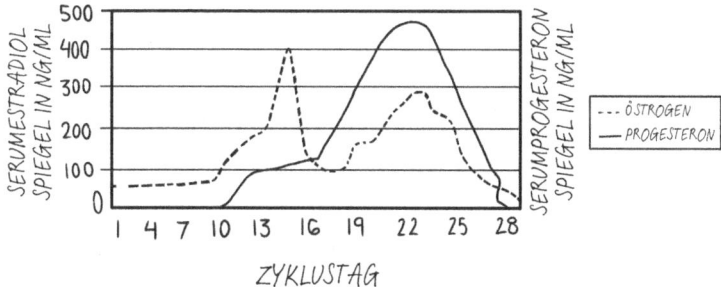

Abb. 8: Die dynamischen hormonellen Veränderungen einer Frau im Verlauf eines natürlichen Zyklus

Und diese letzte Phase ist der Zykluszeitpunkt, den die Pille nachahmt.

Statt die dynamischen Veränderungen ihres Hormonhaushalts zu erleben, so wie Frauen mit einem natürlichen Zyklus, bekommen Frauen, die die Pille nehmen, jeden Tag dieselbe hormonelle Botschaft (siehe Abbildung 9).[28] Die Pille wirkt, indem sie dem Gehirn schlauerweise vorgaukelt, dass es sich ständig in der Zyklusphase befindet, in der FSH und LH nicht nötig sind. Und wenn keine größeren Mengen von FSH und LH ausgeschüttet werden, wird der Eisprung verhindert. Und wenn der Eisprung verhindert wird, kann man nicht schwanger werden.

Und wenn man nicht schwanger werden kann, heißt das, dass man Sex haben kann, wann immer man will. So wie die Männer es seit Jahren gemacht haben. Nachdem man kleine Veränderungen in ihrem hormonellen Profil vorgenommen hatte, verhinderten die Körper der Frauen *selbst*, dass sie schwanger wurden, indem sie nämlich kein Ei springen ließen. Schwangerschaftsverhütung durch ein ständiges hormonelles Déjà-vu. Und noch mal. Und noch mal. Tag. Für. Tag. Für. Tag. Ob Sie nun ein Fan der Pille sind oder nicht – Sie müssen zugeben, das ist schon ganz schön clever.

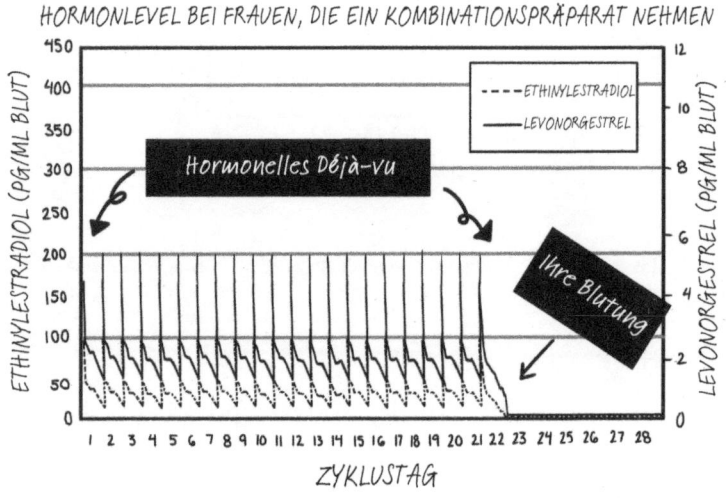

Abb. 9: Frauen, die die Pille nehmen, haben jeden Tag den gleichen Hormonspiegel (außer während ihrer Zuckerpillenwoche). Hier haben wir die tägliche Dosis einer beliebten Pille dargestellt, die ein Progestin der zweiten Generation enthält, Levonorgestrel.

Was ist ein hormonelles Déjà-vu?

Bei den meisten Pillen wird das hormonelle Déjà-vu durch eine tägliche Dosis synthetischen Östrogens und Progestins (synthetisches Progesteron)[29] erzielt. Die Hormone sind so dosiert, dass sie vom Gehirn als mehr oder weniger analog zur progesterondominierten zweiten Zyklushälfte »gelesen« werden können.

Sie könnten jetzt vielleicht versucht sein, den Schluss zu ziehen, dass Sie nur wissen müssen, was das weibliche Gehirn normalerweise während der zweiten Zyklushälfte macht, um zu verstehen, wie Frauen ticken, die die Pille nehmen. Wenn dem so wäre, könnten wir davon ausgehen, dass die Gehirne und Körper dieser Frauen einiges von dem tun, was sie auch in der Lutealphase ihres Zyklus tun.

Und generell steckt auch ein Körnchen Wahrheit darin.

Doch es ist eine Wahrheit mit einem dicken, fetten Vorbehalt. Und der Grund dafür ist der, dass niemand so *ganz genau* weiß, wie die hormonelle Botschaft der Pille an die weiblichen Körper und Gehirne lautet.

Also, wir wissen mit Sicherheit, dass Gehirn und Hirnanhangdrüse insofern auf die künstlichen Hormone der Antibabypille reagieren, als sie die Ausschüttung von FSH und LH unterdrücken. Und wir wissen auch, dass diese hormonellen Signale insoweit von den Fortpflanzungsorganen aufgefangen werden, dass sie die Gebärmutterschleimhaut aufrechterhalten (und so die Blutung verhindern, die eintritt, wenn der Hormonspiegel zu niedrig ist). Doch zu dem Zeitpunkt, zu dem ich dies schreibe, ist noch nicht so richtig bekannt, in welchem Ausmaß die künstlichen Hormone der Pille die ganzen anderen Zellen im Körper beeinflussen, die Hormonrezeptoren für Progesteron und Östrogen besitzen – und ob sie diese anderen Systeme in unseren Körpern ebenfalls dazu bringen, sich so zu verhalten, als wären wir in der zweiten, progesterondominierten Zyklushälfte. Das ist allerdings etwas, worüber wir mehr in Erfahrung bringen müssen, denn es gibt gute Gründe zu der Annahme, dass die hormonelle Botschaft der Pille – auch wenn sie der »Lutealphasen«-Message ähnlich genug ist, um einen Eisprung zu verhindern – nicht genau deckungsgleich mit der Botschaft der körpereigenen Hormone ist. Das liegt unter anderem daran, dass die Hormone aus einem anderen Stoff gemacht sind.

Zum Beispiel, weil das künstliche Östrogen (Ethinylestradiol), das mit der Pille genommen wird, zwar aus richtigem Östrogen hergestellt wird, jedoch der Großteil der Progestine, die im Umlauf sind, auf Testosteron basiert.[30]

Jawohl, auf Testosteron.

Aufgrund der strukturellen Eigenschaften von Progesteronmolekülen ist es schwierig, sie so zu bearbeiten, dass sie für Medikamente verwendet werden können. Deshalb werden die Progestine für die Pille aus etwas anderem hergestellt. Und in den meisten Antibabypillen, die im Umlauf sind, ist dieser andere Stoff Testosteron. Man hat diese Testosteronmoleküle also so manipuliert, dass sie für Ihre Progesteronrezeptoren so aussehen wie Progesteronmoleküle (und so die Hormonkaskade in Gang setzen, die in einem Eisprung kulminiert). Doch sie sind nicht absolut gleich. Sie docken nicht so perfekt an die Progesteronrezeptoren an, wie es das richtige Progesteron tut, und – womit mal wieder bewiesen wäre, dass man auch als Hormon alte Gewohnheiten schlecht abschütteln kann – sie haben auch die lästige Neigung, sich an Testosteronrezeptoren zu binden. Das heißt, sie machen die Frauen zu einer etwas testosteronlastigeren Version, als sie es normalerweise in der zweiten Zyklushälfte wären. Wir reden zwar nicht von der Größenordnung, die Ihnen einen Platz in der Fantasy-Football-Liga Ihres Freundes sichern oder bei den Olympischen Spielen Ihren Ausschluss nach sich ziehen würde, aber Ihre Pille könnte vermännlichende Wirkungen haben, mit denen Sie nie gerechnet hätten. Wir kommen gleich noch einmal darauf zurück.

Was bedeutet das alles also? Na ja, die präzise hormonelle

Botschaft, die von den synthetischen Hormonen der Pille abgelesen wird, entspricht nicht unbedingt der natürlichen Vorlage. Der Umstand, dass die Progestine sich auch an anderes binden, also nicht nur an Progesteron –, sondern zum Beispiel auch Testosteronrezeptoren, bedeutet, dass die hormonelle Message der Pille zumindest minimal von der abweicht, die normalerweise von den echten Hormonen der Lutealphase vermittelt wird. Es wäre ein sinnvoller Ausgangspunkt, wenn man vorhersagen würde, dass Frauen, die die Pille nehmen, biologische und Verhaltenstendenzen zeigen werden, die mehr Ähnlichkeit mit denen der Frauen mit natürlichem Zyklus in der Lutealphase haben. Doch die zwei hormonellen Botschaften sind trotzdem nicht deckungsgleich.

Die gute Nachricht lautet, dass Sie nicht warten müssen, bis die Wissenschaft diese ganzen Details herausgekriegt hat. Wir wissen immerhin genug über Hormone in der Pille und wie die Pille die Frauen verändert, damit Sie eine verantwortliche Entscheidung für Ihre Gesundheit treffen können.

Als Erstes besprechen wir mal ein paar von den hormonellen Unterschieden der verschiedenen Pillentypen, die derzeit auf dem Markt sind. Denn überraschenderweise gibt es eine ganze Palette davon. Und verschiedene Pillen bewirken verschiedene Dinge. Und das ist ja ganz praktisch zu wissen, wenn Sie entscheiden möchten, was gut für Sie ist.

Pillen, Pillen, nichts als Pillen

Der Großteil der Antibabypillen sind Kombinationspräparate, die künstliches Östrogen und ein Progestin enthalten (also eine synthetische Version von Progesteron). Und während die meisten auf dem Markt befindlichen Pillen dieselben künstlichen

Östrogene benutzen (Ethinylestradiol, das aus Östrogenen synthetisiert wird), werden um die zehn verschiedene Arten von Progestinen eingesetzt. Diese verschiedenen Typen werden in vier verschiedene »Generationen« unterteilt, je nachdem, auf welchem Molekül sie basieren und wann sie zuerst auf den Markt gekommen sind (siehe die Tabelle unten). Wenn Sie sich die große Tabelle am Ende dieses Kapitels ansehen, können Sie überprüfen, welche Variante in Ihrer Antibabypille verwendet wird.

Verschiedene Generationen von Progestinen	
GENERATION	ANMERKUNGEN
erste	Aus Testosteron (T) hergestellt. Diese Progestine ahmen die Lutealphase sehr gut nach, das heißt, sie verhindern zuverlässig die HPG-Kaskade und damit den Eisprung.
zweite	Aus Testosteron (T) hergestellt. Man weiß, dass sie das Risiko von testosteronbedingten Nebenwirkungen erhöhen, zum Beispiel den Abbau von gutem Cholesterin (HDL), Gewichtszunahme, Akne und Haarwuchs an Stellen, an denen man keine Haare haben will. Diese Nebenwirkungen werden normalerweise aufgefangen durch das Östrogen in diesen Pillen, doch manche Frauen erleben diese Art von T- error trotzdem.

Verschiedene Generationen von Progestinen	
GENERATION	ANMERKUNGEN
dritte	Aus Testosteron (T) hergestellt. Die T-Moleküle dieser Generation von Progestinen sind jedoch so verändert worden, dass die lästigen testosteronbedingten Nebenwirkungen eingeschränkt werden (Gewichtszunahme, Akne, Haarwuchs). Diese Präparate bergen jedoch ein größeres Thromboserisiko als Pillen der zweiten Generation.
vierte: Dienogest	Aus Testosteron (T) hergestelltes Progestin der vierten Generation. Doch im Gegensatz zu den anderen Progestinen blockiert dieses die Testosteronrezeptoren, sodass das T von den Zellen in Ihrem Körper nicht »gelesen« werden kann. Es wirkt also antiandrogen, obwohl es aus T hergestellt wird. Das bedeutet weniger Pickel und weniger Gewichtszunahme. Diese Generation von Progestinen (dazu gehört auch Drospirenon, das letzte Progestin in dieser Tabelle) eignet sich auch sehr gut für Frauen, die Probleme mit Zwischenblutungen haben.
vierte: Drospirenon	Dieser Stoff ist zwar auch ein Progestin der vierten Generation, basiert aber als einziger nicht auf Testosteron, sondern auf einem Diuretikum namens Spironolacton. Von allen Progestinen hat dieses den stärksten Antiandrogen-Effekt. Es sorgt oft für reinere Haut und bringt manchmal sogar anfänglichen Gewichtsverlust mit sich, weil es bewirken kann, dass die Menge der östrogenbedingten Wassereinlagerungen reduziert wird.

Die ersten drei Generationen sowie eins der zwei Progestine der vierten Generation werden aus Testosteron hergestellt. Obwohl diese Progestine in mancher Hinsicht wie echtes Progesteron wirken (sie binden sich an Progesteronrezeptoren, was die HPG-Hormonkaskade verhindert, die in einem Eisprung kulminieren würde), binden sich Generationen eins bis drei leider auch an Testosteronrezeptoren. Wie Sie aus dem 2. Kapitel noch wissen, wird jede Zelle tun, was sie tun muss, wenn besagtes Hormon an ihrem spezifischen Hormonrezeptor angedockt hat. Das bedeutet, dass eine Pille mit Progestinen, die auf Testosteron basieren, einen vermännlichenden Effekt auf Frauen haben kann. Das kann sich unter anderem äußern in schlechter Haut, Gewichtszunahme und Haarwuchs an Stellen, an denen Sie wahrscheinlich keine Haare haben möchten. Es gibt Studien, in denen sich gezeigt hat, dass sie sogar einen gewissen vermännlichenden Effekt aufs Gehirn haben könnte, zum Beispiel eine Verminderung der verbalen Fähigkeiten und eine Verbesserung der Leistung bei Aufgaben, bei denen man im Kopf Gegenstände drehen muss. Und wenn Sie ein Mohrenmaki sind (*Eulemur macaco*) – eine sexuell dimorphe Primatenart, bei der die Weibchen braunes, die Männchen schwarzes Fell haben –, wird Ihr Fell schwarz. Was total peinlich ist. Sogar für einen Maki.

Bei den Progestinen der ersten und zweiten Generation ist die androgene Wirkung am stärksten, das heißt, sie haben die am stärksten ausgeprägten t-error-estosteronbedingten Nebenwirkungen. Die Progestine der dritten Generation sind zwar etwas verbessert worden, um ihre vermännlichenden Nebenwirkungen zu mindern, aber sie basieren immer noch auf Testosteron, und sie stimulieren immer noch Testosteronrezeptoren, nur jetzt etwas weniger. Die Nebenwirkungen dieser Progestine sind immerhin so wenig vermännlichend, dass die Frauen keine unerwünschten Wirkungen bemerken. Doch wenn Sie zu der glücklichen Handvoll Frauen gehören (!), die überempfindlich auf Testosteron reagieren, könnte die Pille der vierten

Generation das Beste für Sie sein, denn diese Progestine sind nicht nur nicht-vermännlichend, sondern sogar anti-vermännlichend. Ihre chemische Struktur blockiert die Wirkung von Testosteron im Körper. Leider hat die Blockierung von Testosteron aber auch wieder ihren Preis (so sind diese Pillen etwa in den Ruf gekommen, die Libido zu killen), aber manche Frauen könnten meinen, dass es diesen Preis wert ist, wenn sich unerwünschter Haarwuchs und Pickel vermeiden lassen.

Was zum Teufel sollen Sie jetzt mit diesen ganzen Informationen anfangen?

Na ja, ich hoffe, dass Sie sich dieses Wissen zunutze machen, um einen besseren Überblick über Ihre Optionen zu bekommen. Wie schon erwähnt, habe ich am Ende dieses Kapitels auch noch eine große Tabelle angefügt, mit einer Liste von ca. vierzig der beliebtesten Marken von hormonellen Verhütungsmitten, die momentan auf dem Markt sind. Für jedes Präparat habe ich sowohl die Menge an künstlichem Östrogen aufgeführt (Ethinylestradiol) als auch Art, Menge und Generation der enthaltenen Progestine. Sie müssen zwar mit Ihrem Arzt zusammenarbeiten, um herauszufinden, welche von diesen Pillen – wenn denn überhaupt eine – die beste für Sie ist, doch ich hoffe, dass diese Informationen Ihnen helfen werden, sich durch das oft so mühsame Durchprobieren zu kämpfen und besser entscheiden zu können, was für Ihren Körper gut ist und was nicht.

Wenn Sie zum Beispiel eine Pille nehmen, von der Sie nicht so ganz begeistert sind, schauen Sie mal in die Tabelle, um nachzuprüfen, a) welche Generation von Progestin sie benutzt und b) welche Dosis Östrogen bzw. Progestin enthalten ist. Meine Empfehlung wäre, dass Sie erst mal versuchen, das Problem vom Progestin her anzugehen. Wenn Sie etwa eine Pille mit Progestin der dritten Generation nehmen und sie nicht so mögen, fragen Sie Ihren Arzt doch mal, ob Sie eine ausprobieren könnten, die ein Progestin der zweiten oder vierten Generation enthält, um zu sehen, ob Sie sich damit besser fühlen. Probieren Sie es ein paar

Zyklen lang, bevor Sie sich entscheiden, und vielleicht schaffen Sie es ja auch, währenddessen ein Tagebuch zu führen. Halten Sie Veränderungen fest, die Ihre Stimmung, Appetit, Energie, Schlaf, Libido und andere Bereiche Ihres Lebens betreffen, die in Ihren Augen vielleicht relevant für Ihre Entscheidung sind (in späteren Kapiteln finden Sie vielleicht noch weitere Punkte, auf die Sie achten könnten). Wenn Sie ein Progestin gefunden haben, auf das Ihr Körper gut anspricht, können Sie mit Ihrem Arzt daran arbeiten, die kleineren lästigen Nebeneffekte wie etwa Zwischenblutungen auszumerzen, indem Sie mit der Dosis von Östrogen bzw. Progestin spielen.

Bis Sie die richtige Pille gefunden haben, brauchen Sie wahrscheinlich ein bisschen Zeit und etwas Geduld. Aber es kann die Mühe schon wert sein, sich eine Pille zu suchen, die man wirklich mag. Wenn man sich keine Sorgen machen muss, dass man zu einer ungünstigen Zeit schwanger werden könnte, ist das der ultimative Nachteilsausgleich für Frauen, das ist extrem wichtig. Eines wird jedoch zunehmend klar werden, wenn wir weiter voranschreiten: Die Körper von Frauen können absolut unterschiedlich auf verschiedene Hormoncocktails reagieren (oder auch nur auf die Versionen der gleichen synthetischen Hormone von verschiedenen Herstellern). Der Körper jeder Frau ist anders und wird anders reagieren, wenn man ihm künstliche Östrogene und Progesterone zuführt. Bei manchen Frauen kann der Östrogen- oder Progesteronspiegel höher werden als vor der Pilleneinnahme. Bei manchen wird er sinken. Und wie diese Hormone dann noch alles andere beeinflussen, was sich in Körper und Gehirn abspielt, wird auch bei jeder Frau etwas anders aussehen.

Um Ihnen ein kleines Beispiel zu zeigen, werde ich Ihnen von den Erlebnissen einer meiner Freundinnen erzählen, die vor Kurzem versucht hat, von einer Pille auf ein anderes Präparat umzusteigen. Ich werde jetzt keine speziellen Produktnamen nennen, aber ich verrate Ihnen, dass die Pille, zu der sie wechselte, exakt die gleiche war, die ich zwei Jahre genommen hatte und von der ich völlig begeistert war. Ich habe sie zwischen meinen beiden Kindern genommen und hatte absolut keine Probleme damit (vergessen Sie dabei nicht, dass ich erst *nach* Absetzen sämtlicher hormoneller Verhütungsmittel eine jähe »*Ach, du Sch…! Ich hab ja die Hälfte meines Lebens im Halbschlaf verbracht!*«-Erkenntnis hatte.) Also, meine Freundin hat komplett andere Erfahrungen mit dieser Pille gemacht als ich. Doch bevor ich zur eigentlichen Pointe komme, will ich noch erwähnen, dass diese Freundin normalerweise emotional sehr stabil ist und noch nie irgendwelche psychischen Störungen hatte.

Dann kam die neue Pille.

Innerhalb von achtundvierzig Stunden, nachdem sie auf die neue Pille umgestiegen war, hatte sie einen sehr beängstigenden psychotischen Schub und wurde schrecklich nervös und paranoid. Sie begann zu glauben, dass alle Menschen, die sie kannte, in Wirklichkeit Hochstapler seien, und nicht die echten Menschen, die sie zu sein vorgaben. Diese fünftägige Tortur spitzte sich zu, als einer ihrer Freunde sie in die psychiatrische Notaufnahme brachte, nachdem sie ihn in einer Nachricht gefragt hatte, ob sie ihn aufschneiden könnte, um sich zu überzeugen, dass er real ist!

Ich schwöre, das habe ich nicht erfunden!

Nachdem sie in der Notaufnahme angekommen waren, arbeiteten sie sich durch die übliche Checkliste mit den »Hat es in letzter Zeit irgendwelche gesundheitlichen Veränderungen bei Ihnen gegeben?«-Fragen. Dabei konnte der Arzt nur eines finden, was sich zwischen ihrem Besuch in der Psychiatrie und der Zeit vor ihrem Zusammenbruch geändert hatte, nämlich das Verhütungsmittel. Obwohl niemand wirklich glaubte, dass ihre Pille tatsächlich die Ursache dieses psychotischen Schubs sein könnte, riet man ihr, es zumindest mal mit dem Absetzen zu versuchen, denn sonst konnte man sich keinen Grund für diesen psychotischen Ausstieg aus der Realität vorstellen.

Zwölf Stunden später war sie wieder ganz sie selbst.

Ich will damit nun definitiv nicht sagen, dass die Pille eine schreckliche Droge ist, die Sie keinesfalls nehmen dürfen, weil sie Sie wahnsinnig machen wird. Die meisten Frauen erleben so etwas nicht, wenn sie die Pille nehmen, und viele Frauen lieben sie. Ich habe sie ja auch geliebt! Der Haken ist nur, dass Hormone eben Milliarden von Zellen gleichzeitig beeinflussen, und was genau sie mit jeder dieser Milliarden von Zellen anstellen, ist von Frau zu Frau ein wenig verschieden. Ob man nun hemmungslos heult, während man Pille X nimmt, schrecklich nervös wird, wenn man Pille Y nimmt, und bei Pille Z das Gefühl hat, überhaupt kein Gewissen zu haben – ich habe über jedes Präparat, das auf dem Markt ist, so ziemlich jede Story gehört, die Sie sich vorstellen können. Und zu jeder dieser Horrorstorys kenne ich eine ganze Reihe von Frauen, die beteuern, dass haargenau dieselbe Pille das Beste ist, was ihnen jemals passiert ist.

Und wissen Sie was?

Sie *alle* haben recht.Die spezielle Art, wie Ihr Körper auf die Hormone in der Pille reagiert, hängt von einer ganzen Reihe von Dingen ab, die ganz individuell für Sie gelten. Faktoren wie Ihr Hormonprofil vor der Pilleneinnahme, Ihr Alter, Ihre Gesundheit, das Neurotransmitterprofil Ihres Gehirns, Ihre Gene und wahrscheinlich noch eine ganze Reihe anderer Sachen, von denen wir noch nichts wissen. Das heißt, wenn wir fortfahren und ich Ihnen die Geschichten dieser Frauen erzähle und wir besprechen, was die Forschung über die Veränderungen bei hormonell verhütenden Frauen herausgefunden hat, werden Sie wahrscheinlich feststellen, dass Sie sich in einigen Dingen wiedererkennen, in anderen jedoch nicht. Jede von uns ist einmalig, deswegen kann es sein, dass etwas für Sie wunderbar funktioniert, was bei Ihrer besten Freundin schiefgeht. Wenn Sie also die Pille nehmen wollen, möchte ich Sie dringend bitten, so lange das Präparat zu wechseln, bis Sie das gefunden haben, das für Sie am besten ist.

So sieht Ihr Gehirn (Ihre Gebärmutter, Eierstöcke und alles andere) aus, wenn Sie die Pille nehmen

Wenn Sie eines aus diesem Buch mitnehmen sollten, dann die Erkenntnis, dass das, was Sie für Ihre ureigene Persönlichkeit halten (Ihr ICH in Großbuchstaben), ein Produkt der biologischen Prozesse ist, die sich in Ihrem Körper abspielen. Und Ihre Hormone sind ganz wichtige Mittelsmänner in diesen Prozessen. Obwohl die Pille eigentlich dazu gemacht wurde, eine ganz spezielle, punktgenaue Wirkung bei den Frauen zu erzielen (nämlich den Eisprung verhindern, sodass keine Schwangerschaft entstehen kann – großartig!), können Hormone einfach nicht so wirken! Es gibt keine magische Kugel, die alles trifft. Sie können nie (ich wiederhole: *nie*) eine punktgenaue hormonelle Botschaft an einen Teil Ihres Körpers schicken, die nicht auch andere Teile erreicht. Obwohl das für alle Medikamente gilt, die Sie vielleicht nehmen (von wegen Nebenwirkungen[31] und so weiter und so fort), gilt es *ganz besonders* für Medikamente, die Ihren Hormonhaushalt beeinflussen. Egal wie Sie die Hormone verabreicht bekommen (ob Sie einen Vaginalring tragen, ein Hormonimplantat im Arm haben oder eine Dreimonatsspritze in den A... kriegen) – am Ende kommen sie alle an der gleichen Stelle an.

Und das ist überall.

Jedes Hormon in Ihrem Körper – ob es jetzt die richtigen (die endogenen, also die vom Körper selbst hergestellten) Hormone oder die künstlichen (exogenen) Hormone der Pille sind – wird von allen Zellen in Ihrem Körper aufgenommen, die Rezeptoren dafür besitzen. Sie legen Milliarden von kleinen Schaltern in Ihrem Körper um, wodurch sie Einfluss darauf nehmen, welche Version Ihrer selbst der Körper schafft. Dazu gehört einerseits die Frage, ob Sie eine Eizelle reifen und springen lassen oder nicht, aber auch eine ganze Reihe von anderen Sachen. Das ist mehr oder weniger so, als würden Sie eine Atombombe auf ein Haus werfen, um eine Kerze zu löschen. Wenn Sie eine Bombe auf ein Haus werfen, wird die Kerze auf jeden Fall ausgehen. Der Haken ist nur der, dass die Wirkungen doch ziemlich ... unspezifisch sind ... weswegen das auch nicht unbedingt die beliebteste Methode ist, um einen Kerzenlöschwunsch zu erfüllen.

Im Laufe der Jahre haben sich Ärzte und medizinische Forscher hauptsächlich auf die potenziellen Nebenwirkungen der Pille konzentriert, die eine akute Bedrohung für Leib und Leben darstellen. Als da wären Thrombosen, Schlaganfälle, Veränderungen der Blutfettwerte oder gefährliche Verschiebungen im Elektrolythaushalt des Körpers. Und sicherlich sind wir uns alle einig, dass diese Art von Forschung für die Frauen sehr gut ist. Sie können darauf vertrauen, dass die hormonellen Verhütungsmittel auf dem Markt sicher sind (mit allem Kleingedruckten und Warnungen, wie dass man sie nicht mehr nehmen sollte, wenn man raucht *und* über 35 ist und Ähnliches). Der Grund für dieses Vertrauen ist das Ergebnis von jahrzehntelanger, sorgfältiger Forschung. Ärzte sind dazu ausgebildet, die Gesundheit und Sicherheit ihrer Patienten zu schützen, und dieses Ziel spiegelt sich auch in der Forschung, die man zur Pille angestellt hat.

Doch bis vor Kurzem hat man der Frage wenig Aufmerksamkeit geschenkt, was die Antibabypille eigentlich mit dem *Gehirn* anstellt – und damit mit den Frauen, mit ihrer *Person*. Man hat so viel Augenmerk auf die Sicherheit gerichtet (die – das sei noch einmal betont – ungeheuer wichtig ist und das Erste, was man bei jedem Medikament unter die Lupe nehmen sollte!), dass nur sehr wenige Leute daran dachten, auch das Gesamtbild im Auge zu behalten.

Zu welcher Person wird eine Frau, wenn sie die Pille nimmt?

So *voller* Hormonrezeptoren, wie es Gehirn und der Rest des Körpers sind, ist es einfach unmöglich, dass die Pille die Frauen nicht verändert. Und dabei geht es nicht nur um die Bereiche in Gehirn und Körper, die unmittelbar dafür verantwortlich sind,

Ihre Zyklen zu organisieren und die Schwangerschaft zu koordinieren. Wir reden dabei von Gehirnbereichen, die verantwortlich sind für Dinge wie Verarbeitung von Gefühlen, soziale Interaktion, Aufmerksamkeit, Lernen, Gedächtnis, Gesichtserkennung, Selbstbeherrschung, Essverhalten und Sprachverarbeitung. Und wir reden auch über Körperfunktionen, die nicht im Gehirn angesiedelt sind, wie Immunsystem, Stressreaktion und gastrointestinale Hormone. Das bedeutet, dass die Pille unzählige verschiedene Wirkungen auf Ihren ganzen Körper ausübt, von Kopf bis Fuß. Die Art, wie die Pille diese Effekte auslöst, ist jedoch oft so indirekt und verzögert, dass wir nicht immer mit Sicherheit sagen können, ob die Pille den Effekt *direkt ausgelöst* hat, denn so glasklar funktioniert das in der Biologie leider nicht oft.

Nehmen wir zum Beispiel die Gewichtszunahme.

Ob es uns nun gefällt oder nicht, ungewollt Gewicht zuzunehmen ist für die meisten Frauen eine ganz schön wichtige Sache. Darum stellen sich beim Abwägen ihrer Verhütungsoptionen viele Frauen die Frage, ob sie von der Pille zunehmen werden, denn zunehmen will natürlich keine.

Und, nimmt man nun von der Pille zu?

Vielleicht. Aber wahrscheinlich nicht aus den Gründen, die Sie annehmen.

Die meisten Leute stellen sich eine medikamentenbedingte Gewichtszunahme so vor, dass eine Chemikalie in den Körper kommt und dann an ihrem Stoffwechsel herumpfuscht oder an den Fettzellen oder was auch immer, und dadurch Fettansammlungen verursacht. Aber meistens spielen sich diese Dinge nicht wirklich so ab. Fetteinlagerungen, die in Folge von Medikamenteneinnahme, hormonellen Veränderungen (dazu gehören auch Phänomene wie Menopause und Schwangerschaft) oder genetischer Veranlagung geschehen, werden wesentlich öfter durch *Verhaltensänderungen* bewirkt als durch irgendeine unvermeidliche biochemische Wirkung.[32] Wenn es also ein Medikament gibt, das mit Gewichtszunahme in Verbindung gebracht wird, ist die Wahrscheinlichkeit groß, dass die Chemikalien in diesem Medikament das Zunehmen nicht *direkt verursachen*. Vielmehr tritt der Effekt dadurch ein, dass Sie durch dieses Medikament hungriger oder müder werden, sodass Sie mehr essen oder weniger Sport treiben – und das sind dann in Wirklichkeit die Faktoren, die für Fettansammlungen sorgen.

Und was ist jetzt mit der Pille und der Gewichtszunahme?

Na ja, eine Reihe von Studien hat gezeigt, dass die Pille per se keine Gewichtszunahme *verursacht*. Trotzdem deuten mehrere andere Studien darauf hin, dass die zugeführten Hormone durchaus etwas damit zu tun haben, wenn Sie die Pille nehmen und tatsächlich Gewicht zulegen.

Ich sage das aus diesem Grund, weil viele Studien an Menschen wie Tieren zeigen, dass der jähe Anstieg des Östrogenspiegels, der dem Eisprung vorausgeht, eine verminderte Nahrungsaufnahme nach sich zieht. Man vermutet, dass diese Verminderung ein unbewusster Ausgleich ist, weil der gesteigerte sexuelle Antrieb der Frauen (die ganzen Späßchen, über die wir im 3. Kapitel gesprochen haben) den Antrieb für andere Dinge, wie Essen oder Verdauung, verringert.

In Übereinstimmung mit dieser Interpretation kann die Forschung belegen, dass im weiblichen Zyklus Hunger und Nahrungsaufnahme auf ihrem Tiefstpunkt sind, wenn Östrogen und sexueller Antrieb auf ihrem Höhepunkt sind. Anders herum geht die Nahrungsaufnahme hoch, wenn der Progesteronspiegel in der zweiten Zyklushälfte seinen Gipfel erreicht hat (wenn sich der Körper der Frau auf die Möglichkeit vorbereitet, dass er demnächst neun Monate lang eine lückenlose Energieversorgung für einen sich entwickelnden Fötus gewährleisten muss).

Das ist nun alles schön und gut im Verlauf eines typischen Ovulationszyklus. Wenn Frauen in der ersten Zyklushälfte weniger essen und in der zweiten Hälfte mehr, wird ihr Gewicht unterm Strich relativ konstant bleiben. Doch Frauen haben während der Pilleneinnahme keine normalen Zyklen. Sie stecken in einer künstlichen Nachahmung der Lutealphase, in der die Progestine dominieren. Und das stärkste Indiz dafür, dass es einen Zusammenhang zwischen hormonellen Verhütungsmitteln und Gewichtszunahme gibt, findet sich bei den Präparaten, die das stärkste Ungleichgewicht zwischen Progestin und Östrogen haben. Wenn man also ein hormonelles Verhütungsmittel wie die Pille nimmt, *verursacht* sie vielleicht keine Gewichtszunahme im engeren Sinne (und es gibt genug Studien, in denen sich diese Verbindung nicht nachweisen lässt). Doch es gibt guten Grund zu der Annahme, dass bei Frauen, die sich der Effekte von Hormonen auf ihr Essverhalten nicht bewusst sind (und daher auch nicht darauf achten, ob sich vielleicht ihre Ernährungsgewohnheiten verändern, wenn sie die Pille nehmen), die Pille eben schon Verhaltensänderungen verursachen könnte, die letztlich eine Gewichtszunahme bewirken. Das bedeutet, dass sich bei manchen Frauen die Pille durchaus mit Gewichtszunahme in Verbindung bringen lässt (bei denjenigen, bei denen das Essverhalten beeinflusst wird), aber bei anderen Frauen vielleicht nicht.

Die Wirkung der Pille auf Frauen und die Welt (ich rede hier jetzt vom ganz großen Bild) wird natürlich wesentlich größer sein als die individuellen Effekte der Pille auf einzelne Aspekte einer Frau (das kleine Bild). Wie Sie noch sehen werden, verändert sich das Verhalten einer Frau, sobald man ihre Hormone verändert. Und wenn sich das Verhalten einer Frau verändert, kann sich auch verändern, was andere Leute tun. Und wenn diese Veränderungen auf individuellem Level sich bei Frauen überall auf der Welt wiederholen, bedeutet das, dass sich die Welt verändern kann. Manchmal zum Besseren, manchmal aber auch zum Schlechteren.

In den nächsten Kapiteln werden wir durchgehen, auf welche Arten die Pille Frauen verändert. Wir werden darüber sprechen, wie die Hormone nachgeschaltete Auswirkungen darauf haben, wie Frauen denken, fühlen, wie sie Stress erleben, wie sie ihre

Partner aussuchen, wie zufrieden sie in ihren Partnerschaften sind, wie viel sexuelle Lust sie haben und so weiter. Danach werden wir über die (viel) weiterreichenden Implikationen dieser Dinge sprechen. Einiges davon stammt von den Seiten wissenschaftlicher Zeitschriften, einiges aus den Geschichten, die Frauen mir anvertraut haben, und einiges aus den Studien, die ich in meinem eigenen Forschungslabor angestellt habe. Obwohl dieses Forschungsgebiet noch jung ist und noch viele detaillierte Fragen offen sind, wissen wir genug, um Sie gründlich zu informieren und Ihnen auf der Basis dieses Wissens eine verantwortliche Entscheidung zu ermöglichen. Und bei dieser Entscheidung geht es eben nicht nur um Ihre Gesundheit, sondern um die Person, die Sie gerne sein wollen.

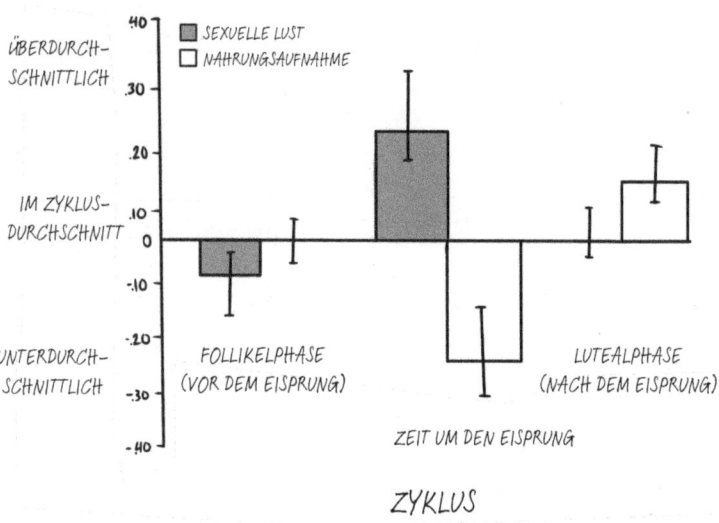

Abb. 10: Wenn eine Befruchtung möglich ist, essen Frauen weniger und wollen mehr Sex.

NAME	ÖSTRO-GEN	MENGE	PROGES-TIN	MENGE	GENERA-TION	FORM
Östrogene und Progestine in einigen gängigen hormonellen Verhütungspräparaten[33]						
Aida	Ethinyl-estradiol	0,02 mg	Drospire-non	3 mg	vierte	Pille
Angeliq	Estradiol	1 mg	Drospire-non	2 mg	vierte	Pille
Aristelle	Ethinyl-estradiol	0,03 mg	Dieno-gest	2 mg	vierte	Pille
Asumate 20	Ethinyl-estradiol	0,02 mg	Levonor-gestrel	0,1 mg	zweite	Pille
Belara	Ethinyle-stradiol	0,03 mg	Chlorma-dinon-acetat	2 mg	vierte	Pille
Bellissima	Ethinyl-estradiol	0,03 mg	Chlorma-dinon-acetat	2 mg	vierte	Pille
Cerazette	____		Desoge-strel	0,08 mg	dritte	Pille
Chariva	Ethinyl-estradiol	0,03 mg	Chlorma-dinon-acetat	3 mg	vierte	Pille
Circlet	Ethinyl-estradiol	0,02 mg/ 24 h	Etonoge-strel	0,12 mg/ 24 h	dritte	Vaginal-ring
Cliovelle	Estradiol	1 mg	Norethis-teron-acetat	0,5 mg	erste	Pille
DepoCli-novir	____		Medroxy-progeste-ronacetat	150 mg	erste	Dreimo-nats-spritze
DepoPro-vera	____		Medroxy-progeste-ronacetat	150 mg	erste	Dreimo-nats-spritze

Östrogene und Progestine in einigen gängigen hormonellen Verhütungspräparaten[33]						
NAME	ÖSTRO-GEN	MENGE	PROGES-TIN	MENGE	GENERA-TION	FORM
Desmin 20	Ethinyl-estradiol	0,02 mg	Desoge-strel	1,5 mg	dritte	Pille
Estragest	Estradiol	5 mg	Norethis-teron-acetat	15 mg	erste	Hormon-pflaster
Evaluna	Ethinyl-estradiol	0,02 mg	Levonor-gestrel	0,1 mg	zweite	Pille
Evra	Ethinyl-estradiol	0,03 mg/ 24 h	Norelge-stromin	2,03 mg/ 24 h	dritte	Hormon-pflaster
Implanon	____		Etonoge-strel	68 mg	dritte	Hormon-implantat
Jaydess	____		Levonor-gestrel	0,01 mg/ 24 h	zweite	Spirale
Jubrele	____		Desoge-strel	0,08 mg	dritte	Pille
Lamuna 20	Ethinyl-estradiol	0,02 mg	Desoge-strel	1,5 mg	dritte	Pille
Lamuna 30	Ethinyle-stradiol	0,03 mg	Desoge-strel	1,5 mg	dritte	Pille
Leios	Ethinyl-estradiol	0,02 mg	Levonor-gestrel	0,1 mg	zweite	Pille
Levosert	____		Levonor-gestrel	0,02 mg/ 24 h	zweite	Spirale
Lisvy	Ethinyl-estradiol	0,01 mg/ 24 h	Gestoden	0,06 mg/ 24 h	dritte	Hormon-pflaster
Lovelle	Ethinyl-estradiol	0,02 mg	Desoge-strel	1,5 mg	dritte	Pille
Maxim	Ethinyl-estradiol	0,03 mg	Dieno-gest	2 mg	vierte	Pille

NAME	ÖSTRO-GEN	MENGE	PROGES-TIN	MENGE	GENERA-TION	FORM
Östrogene und Progestine in einigen gängigen hormonellen Verhütungspräparaten[33]						
Mirena	____		Levonor-gestrel	0,02 mg/ 24 h	zweite	Spirale
NuvaRing	Ethinyl-estradiol	0,02 mg/ 24 h	Etonoge-strel	0,12 mg/ 24 h	dritte	Vaginal-ring
Petibelle	Ethinyl-estradiol	0,03 mg	Drospire-non	3 mg	vierte	Pille
Qlaira	Estradiol-valerat	1-3 mg	Dieno-gest	2–3	vierte	Pille
Sayana	____		Medroxy-progeste-ronacetat	150 mg	erste	Dreimo-nats-spritze
Valette	Ethinyl-estradiol	0,03 mg	Dieno-gest	2 mg	vierte	Pille
Velafee	Ethinyl-estradiol	0,03 mg	Dieno-gest	2 mg	vierte	Pille
Yasmin	Ethinyl-estradiol	0,03 mg	Drospire-non	2 mg	vierte	Pille
Yasmi-nelle	Ethinyl-estradiol	0,02 mg	Drospire-non	3 mg	vierte	Pille
YAZ	Ethinyl-estradiol	0,02 mg	Drospire-non	3 mg	vierte	Pille
Zoely	Estradiol	1,5 mg	Nomege-strolace-tat	2,5 mg	vierte	Pille

5. KAPITEL: SEXYNESS LIEGT IM AUGE DER PILLENSCHLUCKERIN

Die meisten von uns würden wahrscheinlich jederzeit zugeben, dass Anziehung, Liebe, Sex und Ehe zu den Dingen gehören, die im Leben eines Menschen einen extrem hohen Stellenwert einnehmen. Und deswegen fänden wir es nicht so schön, wenn unsere Pille an diesen Dingen herumpfuschen würde.

Aber genau das tut sie.

Vergleichen wir einmal die Erfahrungen von Olivia und Anneliese,[34] zwei Frauen, die die Pille nahmen, als sie ihren Partner aussuchten, und sie danach absetzten.

Olivia ist eine fünfunddreißigjährige Anwältin, die seit zehn Jahren verheiratet ist. Sie lernte ihren Mann im Jurastudium kennen und heiratete ihn wenige Jahre später. Als sie ihn traf, nahm sie die Pille, wie sie es seit ihrem letzten Collegejahr durchgehend getan hatte. Obwohl ihre Ehe nie übermäßig leidenschaftlich war, hatte sie auch nie das Gefühl gehabt, dass ihr deswegen etwas fehlte. Sie war sogar stolz darauf, dass sie nicht mehr so stark von Männern und Sex abgelenkt werden konnte wie in ihren frühen Collegejahren. Sie konzentrierte sich sehr auf ihre Karriere und hatte das Gefühl, dass sie sich so intensive sexuelle Beziehungen wie damals einfach nicht mehr leisten konnte. Sie hatte regelmäßig Sex mit ihrem Mann, aber im Grunde war ihr das Ganze ziemlich gleichgültig. Sie dachte nicht oft an Sex und erklärte ihren Freundinnen regelmäßig, dass es ihr auch nichts ausmachen würde, überhaupt keinen mehr zu haben. Sie hatte das Gefühl, als hätte sie die Willkürherrschaft von sexueller Anziehung und Begehren hinter sich gelassen, die ihr viel von ihrer geistigen Energie geraubt hatte, als sie noch jünger war.

Nach der Geburt ihres ersten und einzigen Kindes setzte sie die Pille ab, weil ihr Ehemann eine Vasektomie vornehmen ließ. Und obwohl sie sich zu Anfang nicht anders fühlte, fiel ihr irgendwann auf, dass sie viel öfter an Sex dachte als früher. Was sie noch mehr beunruhigte, war die Tatsache, dass sie an Sex mit Männern dachte, die nicht ihr Ehemann waren. Sie merkte, dass sie sich sexuell hingezogen fühlte zu Männern, die ihr auf dem Weg zur Arbeit begegneten oder wenn sie mit ihrem Sohn im Park war. Sie kann sich noch lebhaft erinnern, wie ihr plötzlich ganz massiv bewusst wurde, dass da etwas in ihr passierte: »Ich saß in einem Flugzeug nach L. A., wo ich einen Vortrag halten sollte. Als ich durch die erste Klasse ging, merkte ich, wie ich Augenkontakt mit einigen der attraktiven Männer im Anzug aufnahm, die dort saßen und so sexy und selbstsicher aussahen. Und in dem Moment wusste ich, dass ich wirklich ein Problem habe. Ich fühlte mich wie so eine sexhungrige Tigerin, und das hat mich total verblüfft. Ich habe mich gefragt, ob am Ende das ganze Bild, das ich in den letzten zehn Jahren von mir gehabt hatte, eine Lüge war.«

Kurz darauf begann Olivia die Beziehung zu ihrem Mann infrage zu stellen. Da sie jetzt so viele Gefühle für andere Männer hatte – Gefühle, die sie für ihren Mann so nie empfunden hatte –, fragte sie sich, ob sie vielleicht den Falschen geheiratet hatte. Lange Zeit hatte sie gedacht, dass sie dieses ganze Chaos der sexuellen Begehrlichkeiten vollkommen hinter sich gelassen hatte, aber dann dämmerte ihr, dass diese Gefühle einfach nur unter der Pille begraben gewesen waren. Die Lust auf ihren Partner blieb mau, und sie löste die Situation wenig später, indem sie eine sexuelle Beziehung mit einem attraktiven Richter einging, den sie auf einer Party kennengelernt hatte. Sie hat den Verdacht, dass das Absetzen der Pille eine Rolle bei ihrem sexuellen Erwachen gespielt haben könnte, und deswegen spielt sie ständig mit dem Gedanken, sie wieder zu nehmen, um ihr Leben wieder aufs richtige Gleis zu setzen. Doch sie zögert. »Ich will mich nicht mehr fühlen, als würde ich schlafen«, sagt sie. Beide Beziehungen laufen weiter, sie ist hin- und hergerissen und weiß sich keinen Rat.

Oder nehmen wir die 23-jährige Anneliese. Wie viele Frauen ihres Alters hatte Anneliese mit 17 angefangen, die Pille zu nehmen, um ihre unregelmäßige Menstruation zu regulieren. Während ihres dritten Collegejahres begann sie eine Beziehung mit einem Typen, den sie auf einer Studienreise ins Ausland kennengelernt hatte. Er war zwar auch Amerikaner, wohnte aber drei Staaten entfernt. Als sie wieder zu Hause waren, führten sie eine Weile eine Fernbeziehung, bis er irgendwann zu ihr zog.

Diese Beziehung war in ihrem dritten Jahr, als sie die Pille absetzte. Bevor sie anfing, sie zu nehmen, hatte sie gern Sport getrieben, war shoppen gegangen und hatte viel Zeit darauf verwendet, coole Outfits aus Secondhandläden zusammenzustellen und sich zu stylen. Ihr Interesse an dieser Art von Aktivitäten hatte abgenommen, als sie ihren Highschool-Abschluss machte und aufs College ging, aber sie nahm an, diese Entwicklung sei darauf zurückzuführen, dass sie reifer geworden war und ihre Ausbildung ernster nahm. Nachdem sie die Pille abgesetzt hatte, fühlte sie sich, als wüsste sie gar nicht mehr, wer sie ist. Erstens merkte sie, dass sie extreme Empfindlichkeiten entwickelte: Sie fand Gerüche und Anblicke, die ihr früher gar nicht aufgefallen wären, auf einmal richtig ekelhaft. Dazu gehörte auch der Geruch der Hunde ihres Freundes und (was noch viel schlimmer war!) der Geruch ihres Freundes selbst. Sie stellte auch fest, dass sie sich auf einmal wieder für Shoppen und Sport interessierte. Sie nahm zwei Kilo ab. Dann ließ sie sich operativ die Brüste vergrößern und trennte sich von ihrem Freund (und seinen Hunden). Sie fühlt sich wieder wie sie selbst.

Bevor ich ans Eingemachte gehe und erkläre, was die Wissenschaft dazu zu sagen hat, möchte ich Sie noch einmal daran erinnern, dass die Antibabypille aus künstlichen Sexualhormonen besteht und dass Sexualhormone Milliarden von Schaltern in Zellen in Ihrem ganzen Körper an- und ausknipsen und so die Version Ihrer Persönlichkeit beeinflussen. Das bedeutet, dass die Pille – *selbstverständlich* – Ihre kompletten Schaltkreise zum

Thema Liebe und Sex manipuliert. Alles andere wäre unmöglich. Und wenn Ihnen das völlig logisch vorkommt, dann sind Sie schon zwei Schritte weiter, als ich es war, als ich zum ersten Mal davon hörte. Trotz 20 Jahren Forschung, in denen ich die biologischen Einflüsse auf die weibliche Beziehungspsychologie untersucht hatte, hatte ich Scheuklappen auf und nahm nichts von den Studien wahr, die ich Ihnen in den folgenden Kapiteln näherbringen werde. Diese Forschung – die freilich noch in den Kinderschuhen steckt – legt die Vermutung nahe, dass die Pille das Potenzial hat, Einfluss zu nehmen auf die Art Mann, zu der Sie sich hingezogen fühlen, auf Ihre Beziehungsdynamik, die Qualität Ihres Sexlebens, wie Sie auf das Gesicht Ihres Partners reagieren, wie sexy Sie auf andere wirken und wie wahrscheinlich es ist, dass Sie sich scheiden lassen. Mit anderen Worten: Die Pille beeinflusst so ziemlich alles, was wichtig ist in Sachen Liebe und Sex. Und das ist eine ganz schön provokative Aussage, denn Hand in Hand damit geht die These, dass die Pille die Beziehungen der modernen Frauen verändert.

Vielleicht auch Ihre.

Fangen wir mal beim Thema Anziehungskraft an. Wir haben schon einiges darüber gehört, wie die weiblichen Hormone auf verschiedene Art verändern, zu welchem Mann sich eine Frau am stärksten hingezogen fühlt. Wie wir schon in vorangegangenen Kapiteln besprochen haben, hat man nach jahrzehntelanger Forschung herausgefunden, dass der sexuelle Antrieb zunimmt und die Antennen für die Signale auf qualitativ hochwertige Gene im Mann sehr feinfühlig werden, wenn der Östrogenspiegel im Laufe des Zyklus ansteigt. Insbesondere hat man festgestellt, dass Frauen in der Zyklusphase mit dem höchsten Östrogenspiegel – normalerweise in der Mitte des Zyklus – eine starke Vorliebe für Männer haben, deren Gesichter, Stimmen und Verhalten Testosteronsignale aufweisen (als da wären kantiges Kinn, tiefe Stimmen und selbstbewusster Gang). Sie wissen schon: Östrogen liebt Testosteron. Die Forschung hat ebenfalls herausgefunden, dass Östrogen die weibliche Vorliebe für den Geruch von Männern mit Testosteronmarkern steigert, deren Gesichter und Körper symmetrisch sind und/oder deren fürs Immunsystem relevanten Gene anders sind als die eigenen. Letzteres hilft Inzucht zu vermeiden (als würden wir *dagegen* tatsächlich zusätzliche Absicherungen brauchen ... igitt!) und ist der Gesundheit eventueller Kinder förderlich, indem dadurch die Zahl der Pathogene erhöht wird, die ihr Körper erkennen und ausmerzen kann, wodurch das Risiko von Infektionen und Krankheiten sinkt.[35]

Aber was passiert mit den Vorlieben der Frauen, wenn sie die Pille nehmen? Da a) hormonell verhütende Frauen keinen Eisprung haben und b) die künstlichen Hormone in der Pille das Gehirn an der Nase herumführen und ihm vorgaukeln, dass es in der progesterondominierten Lutealphase des Zyklus ist (oder zumindest etwas, was sich so ähnlich anfühlt), steigt damit die Wahrscheinlichkeit, dass Antibabypillen Einfluss darauf nehmen könnten, was für einen Typ Männer sich Frauen als Partner suchen.

Ach du Sch...!

Wissenschaftler schenken diesem Umstand erst seit Kurzem ihre Aufmerksamkeit. Und obwohl die Forschung noch jung ist und die Erkenntnisse uneinheitlich, beginnt sich doch ein faszinierendes Bild herauszukristallisieren. Wie es aussieht, könnte die Pille alles beeinflussen, von Ihrer Partnerwahl bis hin zur Wahrscheinlichkeit, dass Sie sich scheiden lassen.

So sieht Ihr Partner aus, wenn Sie die Pille nehmen

Angesichts der Wirkung der künstlichen Hormone in der Pille (die jeden Tag hormonell gleich aussehen lassen) ist es wahrscheinlich nicht allzu überraschend, dass Frauen, die die Pille nehmen, in der Partnerwahl nicht von ihren Zyklusphasen beeinflusst werden. Statt in der fruchtbarsten Zyklusphase eine gesteigerte Vorliebe für sexy Männer zu verspüren, wie Frauen mit einem natürlichen Zyklus, zeigen hormonell verhütende Frauen eine unerschütterliche Vorliebe für Männer mit *weniger* maskulinen Gesichtern und Stimmen, wie sie Frauen mit natürlichem Zyklus in der zweiten Zyklushälfte favorisieren, wenn ihr Progesteronspiegel hoch ist.

In einer Studie brachten die Forscher zum Beispiel zwei Gruppen von Frauen während ihrer Follikelphase in ein Forschungslabor und setzten sie vor ein Computerprogramm, mit dem sie die Gesichter von Männern und Frauen auf Fotos verändern konnten. Durch einen Klick konnten sie den Prototyp eines Gesichts maskuliner oder femininer aussehen lassen, indem sie Charakteristika wie Kieferhöhe, Gesichtsbreite und Hervortreten der Wangenknochen um bis zu zehn Nuancen verstellten. Die Teilnehmerinnen dieser Studie wussten nicht, dass dies die Gesichtsmerkmale sind, deren Wahrnehmung sich in Abhängigkeit vom Hormonspiegel der Betrachterin ändern. Die Forscher baten die Frauen, das männliche Gesicht dahingehend zu manipulieren, dass es aussah wie das Gesicht ihres idealen kurzfristigen bzw. langfristigen Partners. Man bat sie auch, das weibliche Gesicht so lange zu verändern, bis es aussah wie das Gesicht einer maximal attraktiven Frau. Nach der ersten Laborsitzung begann die Hälfte der Frauen hormonelle Verhütungsmittel zu nehmen (die Versuchsgruppe), die andere Hälfte nicht (das war die Kontrollgruppe). Drei Monate später kamen beide

Gruppen wieder ins Labor und bekamen die Aufgabe ein zweites Mal gestellt.

Als die Forscher die zwei Bilderserien verglichen, die von den Frauen mit natürlichem Zyklus erstellt worden waren, konnten sie keine Unterschiede zwischen den Gesichtern der ersten und der zweiten Sitzung feststellen. Doch bei den Frauen, die angefangen hatten, die Pille zu nehmen, stellten sie fest, dass ihr männliches Idealgesicht jetzt wesentlich weniger maskulin ausgefallen war. Sobald diese Frauen die Pille nahmen, wurden die Gesichter, die sie erstellten, femininer als die, die sie noch drei Monate zuvor gestaltet hatten: Sie hatten jetzt schmalere Kiefer und rundere Silhouetten bekommen. Und das bei beiden Varianten, sowohl dem idealen langfristigen als auch dem idealen kurzfristigen Partner. Was dabei ganz wichtig ist: Bei den idealen Frauengesichtern, die diese Frauen geschaffen hatten, war kein solcher Effekt zu beobachten. Die blieben in allen Versuchssitzungen gleich, was die Vermutung nahelegt, dass die Pille sich auf den bevorzugten Typ *Mann* auswirkt und nicht die Kriterien für Männlichkeit/Weiblichkeit allgemein beeinflusst.

In einer zweiten Studie wollten die Forscher testen, ob Frauen, die hormonell verhüten, tatsächlich einen weniger maskulinen Mann als Partner für eine Beziehung wählen als ihre Geschlechtsgenossinnen, die das nicht tun. Also im echten Leben. Zu diesem Zweck suchten sie sich eine große Gruppe von Männern, die in Beziehungen mit Frauen waren. Die Hälfte der Testgruppe bestand aus Männern, die ihre Partnerin kennengelernt hatten, während diese die Pille nahm. Die andere Hälfte der Gruppe waren Männer, deren Partnerinnen zur Zeit ihres Kennenlernens nicht die Pille genommen hatten. Die Wissenschaftler analysierten dann anhand von Fotos dieser Teilnehmer die durchschnittliche Männlichkeit ihrer Gesichtszüge und verglichen die Männer, die von den hormonell verhütenden Frauen ausgesucht worden waren, mit denen, die von den anderen ausgesucht worden waren. Sie maßen die subjektive Männlichkeit dieser Männer (also wie männlich ihre Gesichter von Außenstehenden einge-stuft wurden) und ihre objektive Männlichkeit (die berechnet wird, indem man misst, wie markant die Wangenknochen her-vortreten, wie das Verhältnis von Kieferhöhe zur Höhe der unte-ren Gesichtshälfte ist und das Verhältnis von Länge und Breite des Gesichts).

Ahnen Sie schon, was dabei rausgekommen ist?

Die Männer der hormonell verhütenden Frauen hatten wesentlich weniger maskuline Züge als die Männer der anderen Gruppe.

Aber auch wenn Sie das jetzt schon vorhersagen konnten – Sie müssen zugeben, das ist schon ganz schön faszinierend. Die Vorstellung, dass Frauen andere Partner wählen, wenn sie hor-monell verhüten, lässt doch die Schlussfolgerung zu, dass die Pille ziemlich weitreichende Auswirkungen auf Qualität und Dynamik unserer Langzeitbeziehungen haben könnte. Viel-leicht sogar auf die Gefahr von Seitensprüngen und Scheidun-gen. Außerdem drängt sich eine ganze Reihe von provokativen Fragen auf, die zu stellen den Forschern bis jetzt noch nicht in den Sinn gekommen ist. Zum Beispiel: Wenn Frauen, die die Pille nehmen, gar nicht so auf Sexyness schauen, wonach genau suchen sie *dann*? Und wenn die Pille dafür sorgt, dass sich Frauen bei der Partnerwahl auf bestimmte Eigenschaften kon-zentrieren, stellt sich die (potenziell viel ernstere) Frage, was das für unsere Beziehungen bedeuten könnte, wenn die eine hor-monelle Konstellation den Partner aussucht (die Hormone bei Pilleneinnahme zum Beispiel), aber eine andere Konstellation dann in dieser Beziehung hängt (nämlich die Version von Ihnen, die ihrem natürlichen Zyklus folgt).

Um die erste Frage zu klären, haben Forscher eine Studie zur Beziehungsqualität mit einer Gruppe von über 2000 Frauen durchgeführt, von denen jede mindestens ein Kind hatte. Die Hälfte der Frauen in dieser Gruppe nahm die Pille, als sie ihren Partner kennenlernten, die andere Hälfte nicht. Die Studie stellte den Frauen Fragen zur Qualität ihrer Beziehung mit dem Mann, mit dem sie ihr erstes Kind bekommen hatten, egal ob sie noch mit diesem Mann zusammen waren.

Thema	Wer ist zufriedener?
Versorgerqualitäten des Partners	mit Pille > ohne Pille
Intelligenz des Partners	mit Pille > ohne Pille
Sexuelle Erregung	mit Pille < ohne Pille
Sexuelle Abenteuerlust	mit Pille < ohne Pille
Werbungsverhalten	mit Pille < ohne Pille
Sexuelle Anziehungskraft	mit Pille < ohne Pille
Unterstützung durch den Partner	mit Pille < ohne Pille
Körperliche Attraktivität des Partners	mit Pille < ohne Pille
Orgasmus mit dem Partner	mit Pille = ohne Pille
Loyalität des Partners	mit Pille = ohne Pille
Ehrgeiz des Partners	mit Pille = ohne Pille
Zurückweisung durch den Partner	mit Pille = ohne Pille
Für beide zufriedenstellender Sex	mit Pille = ohne Pille
Attraktivität seines Gesichts	mit Pille = ohne Pille

Wie zufrieden waren Frauen mit verschiedenen Aspekten ihrer Beziehung – je nachdem ob sie ihren Partner ausgesucht hatten, als sie die Pille nahmen bzw. nicht nahmen?

Die Ergebnisse dieser Untersuchung können Sie in der obigen Tabelle ablesen. Die weiß unterlegten Felder sind die Bereiche einer Beziehung, in denen die hormonell verhütenden Frauen zufriedener waren. Die hellgrauen Felder sind die Aspekte, bei denen die Frauen zufriedener waren, die nicht die Pille nahmen. Die dunkelgrauen Felder zeigen die Bereiche, in denen es zwischen den beiden Frauengruppen keine Unterschiede gab.

Frauen mit natürlichem Zyklus – die sich sowieso schon die sexyer aussehenden Männer aussuchten – scheinen sexuell mehr auf ihre Kosten zu kommen im Vergleich zu den Frauen, die sich ihren Partner ausgesucht hatten, als sie die Pille nahmen. Das ist durchaus schlüssig, wenn wir uns die ganzen Studien ansehen, die zeigen, dass Frauen mit natürlichem Zyklus – zumindest in der Zyklusphase, in der das Östrogen dominiert – besonders auf Sexyness anspringen. Und es ist auch absolut schlüssig, dass eine Frau mit sexy Partner eher geneigt ist, Sex mit ihm zu haben, als eine Frau mit einem weniger sexy Partner. Denn der ist eben so unheimlich sexy, verdammt noch mal! So macht man das halt. Wenn man sich seinen Partner aussucht, während man die Pille nimmt, scheint das geradezu ein Garant dafür zu sein, dass die Anziehungskraft weniger langfristig wirkt und man sexuell nicht so zufrieden ist wie in einer Beziehung, die Ihre Version ohne Pille eingegangen wäre.

An dieser Stelle bitte enttäuschte Trompetentöne einfügen.

Na ja, die gute Nachricht lautet: Überall im Leben muss man Kompromisse machen. Und das heißt, dass es auch einen Vorteil hat, wenn man sich seinen Partner ausgesucht hat, während man hormonell verhütete. Und wie sich herausstellt, ist dieser Vorteil einer, der vielen Frauen ganz schön wichtig ist.

Wie man der Tabelle entnehmen kann, sind Frauen, die sich ihren Partner ausgesucht haben, als sie noch die Pille nahmen, zufriedener mit dessen Versorgerqualitäten und mit seiner Intelligenz.[36] Dieses Ergebnis schreibt man dem (künstlichen) progesteronlastigen Hormonprofil der hormonell verhütenden Frauen zu, das ja den Effekt hat, dass ihre Gehirne das Hauptaugenmerk auf Eigenschaften lenken, die ihnen geholfen hätten, sich sicher und beschützt zu fühlen, wenn sie sich auf eine Schwangerschaft vorbereiten würden. So eine Interpretation wird von den Ergebnissen bildgebender Verfahren gestützt. Wenn man sie mit Frauen mit natürlichem Zyklus vergleicht, weisen die Frauen, die hormonell verhüten, beim Betrachten männlicher Gesichter weniger Aktivität im Belohnungszentrum des Gehirns auf, aber mehr Aktivität im Belohnungszentrum, wenn sie Geld anschauen. Das ist keine Kleinigkeit, weil Geld und finanzielle Sicherheit durchaus auch wichtig sind. Wenn sie die Pille nehmen, suchen sich die Frauen wahrscheinlich keine besseren oder schlechteren Partner aus. Sie legen nur auf andere Gesichtspunkte wert. Und diese kleine Verschiebung der Prioritäten bringt sicher einige Vorteile mit sich, wenn es an die Scheidungsrate geht.

Denn trotz der allgemeinen Mein-Sexleben-ist-so-lala-und-ich-find-meinen-Partner-jetzt-nicht-so-superattraktiv-Lage ließ sich in dieser Studie auch noch ein anderes Muster beobachten: Frauen, die sich ihren Partner unter dem Einfluss der Pille ausgesucht hatten, hatten ein wesentlich geringeres Scheidungsrisiko als Frauen, die ihren Partner wählten, als sie sie nicht nahmen (!!!). Vielleicht liegt der Schlüssel zu langfristiger ehelicher Zufriedenheit (oder zumindest zu einem langfristigen ehelichen Zustand) darin, dass man sich seinen Partner eher nach Intelligenz und Versorgerqualitäten aussucht als nach Sexyness. Oder vielleicht sorgt die Pille dafür, dass sich die Frauen auf irgendeine andere, bis jetzt noch nicht erfassbare Eigenschaft einschießen, die der Schlüssel zu einer lang dauernden Ehe ist. Ungeachtet der Gründe ist das Muster schon faszinierend. Und ebenfalls faszinierend war der Umstand, dass die Frauen, die die Pille nahmen, im Fall einer Scheidung öfter diejenigen waren, die sie selbst einreichten. Zu 84,5 Prozent ging die Initiative von ihnen aus, während es bei denen, die sich ihren Partner mit natürlichem Zyklus gesucht hatten, nur 73,6 Prozent waren. Obwohl es also vielleicht zu stabileren Ehen führt, wenn man großes Augenmerk auf finanzielle Sicherheit (auf Kosten der Sexyness) legt, ist eine der größten Bedrohungen für diese Ehen die, dass die Frau selbst nicht mehr zufrieden ist. Und die Studie legt die Vermutung nahe, dass der Sündenbock hier ein Mangel an Anziehungskraft und sexueller Zufriedenheit ist.

!!!! ...!

Die Vorstellung, dass die Qualität und Langlebigkeit der langfristigen Partnerschaften einer Frau im Guten wie im Schlechten von ihrer Verhütungsmethode beeinflusst werden könnte, ist einfach ... ein *Riesending*. Es ist fast unglaublich. Aber bevor wir uns zu sehr von unserer Begeisterung mitreißen lassen, sollte noch angemerkt werden, dass die Ergebnisse dieser Studien verschiedene Interpretationen zulassen. Die Wissenschaftlerin in mir fühlt sich verpflichtet, darauf hinzuweisen, auch angesichts höchst aufregender Resultate.

Zum Beispiel wäre es möglich, dass die Ergebnisse schon zuvor bestehende Unterschiede in der Sorte Mann widerspiegeln, die diese zwei Gruppen von Frauen vorziehen. Oder es könnte sein, dass Frauen, die die Pille nehmen, auch wenn sie gerade nicht in einer Beziehung sind (vergessen wir nicht, dass die Frauen in unserer Studie bereits die Pille nahmen, als sie ihre Partner kennenlernten), sich ihren Liebespartner vielleicht eher nach rationalen Gesichtspunkten aussuchen (*Ist er ein guter Versorger und höchstwahrscheinlich treu?*) statt nach Gesichtspunkten des Herzens (*Ist er so appetitlich, dass ich ihn fressen könnte und am liebsten den ganzen Tag auf seinem Schoß sitzen möchte?*). Wir können also nicht mit Sicherheit sagen, ob die Pille für die Unterschiede zwischen diesen zwei Frauengruppen verantwortlich ist. Es ist auch schwierig festzulegen, ob die Unterschiede das Ergebnis des Umstands sind, dass sie die Pille *nahmen,* dass sie *anfingen,* sie zu nehmen, oder dass sie die Pille *absetzten,* denn die Forscher berücksichtigten ja nicht, wie die Frauen die Pille im Laufe ihrer Beziehung nahmen.

Um diese Fragen zu beantworten, nahm eine andere Gruppe von Wissenschaftlern Daten unter die Lupe, die sie von zwei Gruppen von Ehepaaren gesammelt hatten, welche sie über einen Zeitraum von ein bis vier Jahren beobachtet hatten. Die Forscher besaßen Informationen darüber, ob die Frauen in den Gruppen hormonell verhütet hatten oder nicht, als sie sich ihren

Partner aussuchten, ob sie die Pille anschließend absetzten oder weiternahmen, und ob sie im Zuge dieser Veränderung selbst irgendwelche Veränderungen in ihrer sexuellen und ehelichen Zufriedenheit feststellen konnten.

Als Erstes fanden die Forscher heraus, dass die Frauen, die nicht hormonell verhüteten, wenn sie sich ihren Partner aussuchten, dann aber damit *anfingen,* infolgedessen eine Verminderung ihrer sexuellen Zufriedenheit zu Protokoll gaben. Wir werden im nächsten Kapitel noch einmal detaillierter darauf zurückkommen, aber im Grunde entspricht das schon so ziemlich dem, was man erwarten würde, nachdem man weiß, was die künstlichen Hormone in der Pille mit der weiblichen Libido machen. Diese Frauen berichteten von keinen Veränderungen in der ehelichen Zufriedenheit, nachdem sie angefangen hatten, die Pille zu nehmen, was vermuten lässt, dass diese zwar die Qualität ihres Sexlebens beeinträchtigt, sie aber nicht anders für ihre Partner oder die Beziehung selbst empfinden. Das mit dem Sex ist zwar wirklich ärgerlich, aber im großen Zusammenhang gesehen legen diese Ergebnisse den Schluss nahe, dass es, wenn die Frau nach Beginn einer Beziehung anfängt, hormonell zu verhüten, nicht zu nennenswerten Erdbeben kommt, die das Fundament der Beziehung nachhaltig beschädigen würden.

Erkenntnis (Teil 1). Keine Pille –> Pille: Die sexuelle Zufriedenheit kann sinken, aber das lässt sich immer irgendwie managen, solange man alles andere mag, was einem die Pille gibt.

Und was ist mit den Frauen, die die Pille erst *nahmen* und sie dann *absetzten*?

Wenn wir diese Frage aus einer streng biochemischen Perspektive betrachten, sollten wir erwarten, dass ihre Zufriedenheit mit den sexuellen Aspekten ihrer Beziehung *wächst.* Wie ich schon einmal angedeutet habe, können die Hormone in der Pille ganz schön Sand ins Getriebe streuen, wenn es um sexuelles Begehren und Bindung geht. Also müssten Frauen, die ihre

Partner kennengelernt hatten, als sie die Pille nahmen und sie dann absetzten – während gleichzeitig alle anderen Faktoren unverändert blieben – sexuell zufriedener sein.

Aber in dieser Studie stellte sich heraus, dass dem nicht so ist. In der Tat berichteten die Frauen von einem *Abnehmen* ihrer sexuellen Zufriedenheit, was auf den ersten Blick gar nicht logisch wirkt. Warum zum Teufel sollte die sexuelle Zufriedenheit der Frauen mit Absetzen der Pille sinken?

Wir können das zwar nicht mit Sicherheit sagen, aber die Daten legen doch den Verdacht nahe, dass dieser Effekt etwas mit dem Umstand zu tun haben könnte, dass die Pillen-Version einer Frau und ihre Nicht-Pillen-Version vielleicht einfach mit verschiedenen Männertypen Sex haben wollen. Vergessen Sie nicht: Frauen, die die Pille nehmen, zeigen nicht diese Vorliebe für maskuline Züge, die sich bei Frauen mit natürlichem Zyklus beobachten lässt. Wenn das der Typ Mann ist, den sich eine Frau als Partner aussucht, wenn sie die Pille nimmt, ist es wahrscheinlich, dass die Nicht-Pillen-Version derselben Frau ihn überhaupt nicht anziehend finden wird. Diese Interpretation mag zwar beunruhigend sein, aber sie spiegelt sich tatsächlich im Muster der Veränderungen in der ehelichen Zufriedenheit, die man bei vielen Frauen feststellen konnte, wenn sie die Pille absetzten. Hier stellten die Forscher fest, dass das Absetzen der Pille zu Veränderungen in der ehelichen Zufriedenheit der Frauen führte, aber ob diese Veränderungen positiv oder negativ ausfielen, hing ganz davon ab – Trommelwirbel, bitte! –, wie attraktiv ihre Männer waren!

Da Frauen mit Pille weniger auf sexy Signale zu achten schienen als Frauen in ihrem natürlichen Zyklus, kam den Forschern der Verdacht, dass die Attraktivität der Männer einen Einfluss darauf haben könnte, wie sich die eheliche Zufriedenheit bei den Frauen entwickeln würde, die die Pille nach der Heirat absetzten. Also ließen sie Fotos von den Gesichtern sämtlicher Männer nach Attraktivität bewerten, um zu prüfen, ob das einen Einfluss darauf hatte, wie die Frauen ihre Beziehung nach Absetzen der Pille sahen. Wie sich herausstellte, berichteten Frauen mit attraktiveren Männern von einer *Steigerung* der ehelichen Zufriedenheit. Frauen mit weniger attraktiven Männern erlebten hingegen ein *Abnehmen*

Das verrät uns: Frauen, die die Pille nehmen, aber trotzdem irgendwie in einer Beziehung mit einem attraktiven Mann landen (obwohl sie auf diese Eigenschaft nicht ihr größtes Augenmerk gelegt haben), sind glücklicher mit ihrer Ehe, sobald sie die Pille abgesetzt haben. Und ich nehme mal an, so würden wir uns alle fühlen, wenn wir auf einmal merken, dass unser Partner eine positive Eigenschaft besitzt, von der wir nie wussten, dass wir sie uns wünschen. Frauen, die nicht so viel Glück hatten – die also nicht durch großen Zufall in eine Beziehung mit einem heißen Typen gestolpert sind, ohne es auch nur darauf anzulegen –, waren *weniger* zufrieden mit ihrem Partner, nachdem sie die Pille abgesetzt hatten und Sexyness auf einmal doch wichtig wurde.

Interessanterweise ist es der Forschung in der Zeit, in der ich am Entwurf für dieses Buch arbeitete, nicht gelungen, weitere Nachweise dafür zu erbringen, dass es – je nach Verhütung – Unterschiede in den Vorlieben der Frauen für bestimmte Männergesichter oder in der Zufriedenheit mit der Beziehung gibt. Aber so läuft das in der Wissenschaft eben: Wenn man die Funktionsweise der Welt auf wissenschaftlichem Wege ergründet, ist das eine lange Serie aus kleinen Schrittchen nach vorn, gefolgt von kleinen Schrittchen zurück, auf die dann wieder mehrere Schrittchen nach vorn folgen ... Doch das bedeutet nun nicht, dass Sie alles vergessen können, was ich Ihnen dargelegt habe. Es bedeutet vielmehr, dass wir noch in der Frühphase der Erforschung stecken, deswegen sollten Sie diese Erkenntnisse als vorläufig betrachten. Wahrscheinlich wird es noch Jahre dauern, bis wir ganz gesicherte Antworten darauf geben können, wie die Pille die Vorlieben der Frauen bei der Partnerwahl und ihre

Zufriedenheit in ihren Beziehungen beeinflusst. Und noch länger wird es dauern, bis wir wissen, ob diese Effekte unterschiedlich ausfallen, je nach der hormonellen Zusammensetzung des Verhütungsmittels, das die Frauen benutzen (was, wie ich vermute, ebenfalls eine enorme Rolle dabei spielen wird, die teilweise widersprüchlichen Erkenntnisse zu erklären). Bis dahin können Sie diese Information dafür nutzen, zu erkennen, was Sie sich für Ihre eigenen Beziehungen wünschen.

Geruchssinn oder Sinnlichkeit?

Wenn Frauen die Pille nehmen, kann das also Einfluss darauf haben, auf welche Eigenschaften sie bei der Partnerwahl ihr größtes Augenmerk legen. Denn hormonell verhütende Frauen haben keinen Eisprung und erleben daher auch nicht den Anstieg des Östrogenspiegels kurz vor dem Eisprung (den präovulatorischen Östrogenanstieg), der ihre Aufmerksamkeit normalerweise vermehrt auf Kennzeichen genetischer Qualität beim Mann lenken würde. Daher wird es die Wichtigkeit, die Frauen dem Sexappeal ihres Partners beimessen, wahrscheinlich verringern, wenn sie die Pille nehmen. Und es liegt auch nahe, dass dieser Wandel geschieht, weil Frauen sich dann bewusst entscheiden, Sexyness nicht als wichtigstes Kriterium zu betrachten, die Partnerwahl mit Köpfchen angehen und nicht nur nach dem äußeren Schein urteilen. In diesem Szenario spielen sie die Wichtigkeit der Sexyness herunter, weil sie sich entschieden haben, das Augenmerk auf Eigenschaften wie Fürsorglichkeit zu legen, womit sie auf das progesterondominierte Hormonprofil reagieren, das die Pille künstlich in ihrem Körper erzeugt.

Doch neurowissenschaftliche und psychophysische Forschung scheint zu belegen, dass die fehlende Vorliebe der hormonell verhütenden Frauen für Sexiness in Wirklichkeit viel tiefer geht als ein Quid-pro-quo-Tausch, eine Kosten-Nutzen-Abwägung, bei der man Äußerlichkeiten hinter den Inhalt zurücktreten lässt. Wahrscheinlich bemerken die hormonell verhütenden Frauen diese Unterschiede gar nicht, deswegen kommt es erst gar nicht so weit, dass sie sie bewusst ignorieren könnten. Die Pille könnte tatsächlich die Wahrnehmungsfähig-keit der Frauen auf eine Art herabsetzen, die es ihnen *unmöglich* macht, die Unterschiede zwischen Männern mit Anzeichen für hohe genetische Qualität und den anderen zu bemerken.

In einer Studie zum Beispiel maßen die Forscher die Emp-findlichkeit von Frauen auf sechs verschiedene Gerüche. Drei von diesen Gerüchen – Pfefferminz, Rose und Zitrone – hatten gar nicht allzu viel mit Sex oder Partnerwahl zu tun (wenn Sie nicht gerade ein Faible für Zuckerstangen haben). Die ande-ren drei waren Gerüche, von denen man glaubt, dass sie eine Schlüsselrolle dabei spielen, der Frau die Unterscheidung zwi-schen Partnern mit hoher und geringer Genqualität zu ermögli-chen. Das waren einmal ein Moschusduft (der dem natürlichen Körpergeruch eines Mannes ähnelt) und zwei Testosteronme-taboliten, Androstenon und Androsteron. Forscher maßen die Wahrnehmungsfähigkeit der Frauen in drei Gruppen: Frauen, die die Pille nehmen, Frauen mit natürlichem Zyklus in ihrer periovulatorischen (östrogendominierten) Zyklusphase und Frauen mit natürlichem Zyklus in der (progesterondominier-ten) Lutealphase.

Bei den Düften, die nichts mit Sex zu tun hatten, waren keine Unterschiede zwischen den Frauengruppen zu beobach-ten. Doch bei den sexuellen Duftstoffen zeichneten sich Unter-schiede zwischen den hormonell verhütenden Frauen und denen, die ihren natürlichen Zyklus hatten, ab. Letztere reagier-ten deutlich stärker auf den Moschusgeruch und die zwei Tes-tosteronmetaboliten als die hormonell verhütenden Frauen. Die Frauen, die hormonell verhüteten, nahmen diese Gerüche überhaupt erst auf, wenn man sie ihnen fast schon ins Gesicht rieb. In nachfolgenden Analysen fand man heraus, dass die Unterschiede am stärksten ausgeprägt waren, wenn man diejenigen, die die Pille nahmen, mit denjenigen verglich, die sich in der periovulatorischen Zyklusphase befanden (also, wenn die Wahrscheinlichkeit einer Befruchtung hoch ist). Über die Lutealphase ihres Zyklus wurden die Frauen immer unempfindlicher gegenüber diesen Gerüchen, und ihre Wahrnehmungsschwelle näherte sich mehr an die der hormonell verhütenden Frauen an (obwohl sie nie denselben Tiefstwert erreichte).

Es wirkt vielleicht ein bisschen überraschend, dass der Geruchssinn durch Sexualhormone beeinflusst wird (ihre eigenen oder denen in der Pille), aber wenn wir überlegen, wozu unsere Sinneswahrnehmung dient, ist es durchaus logisch. Eine der Hauptaufgaben dieser Systeme (zu denen nicht nur Geruchs-, sondern auch Gehör-, Seh- und Tastsinn gehören) besteht darin, Dinge in der Umgebung zu bemerken und einzuordnen, sodass Sie die Welt in sinnvolle Kategorien einteilen können, wie gut/schlecht, heiß/nicht heiß und annähern/meiden. Je schärfer Ihre Sinne sind, umso besser können Sie die Dinge unterscheiden, die in dieselbe Kategorie von Sinnesreizen fallen.[37] Wenn Sie zum Beispiel einen empfindlichen Gaumen haben, können Sie den Geschmack eines Cabernet Sauvignon besser von dem eines Cabernet Franc unterscheiden. Wenn Sie ein gutes Gehör haben, können Sie den Unterschied zwischen den Tönen C und D hören (und den Unterschied zwischen A und As).

Angesichts der Aufgaben, die unsere Sinnesorgane erfüllen, ist es nur naheliegend, dass diese Systeme auf Sexualhormone ansprechen. Da der relativ hohe Östrogenspiegel dem Körper ansagt, dass er jetzt die »Empfängnis wäre möglich«-Software nutzen muss, ist es naheliegend, dass das Gehirn sich anstrengt, die Fähigkeiten unserer Sinneswahrnehmung zu erhöhen, damit wir besser zwischen Männern mit qualitativ hochwertigem oder weniger hochwertigem Genmaterial unterscheiden können. Denken Sie daran: Der Prozess der Evolution durch Selektion – der Prozess also, der Sie und all Ihre tollen Eigenschaften hervorgebracht hat – funktioniert auf der Grundlage des Prinzips, dass man vor allem die Züge erbt, die der *Fortpflanzung* zuträglich sind. Deswegen ist die Fähigkeit, zwischen verschiedenen Partnern (und der Qualität ihrer Gene) zu unterscheiden, eine der wertvollsten, die Ihr Gehirn überhaupt haben kann. *Ganz besonders* in dem Moment, in dem eine Befruchtung möglich ist. Wir reden hier von Entscheidungen, die Einfluss darauf nehmen, welche Gene sich mit Ihren eigenen mischen und letztlich Ihr evolutionäres Schicksal bestimmen. Das ist nicht die Art von Entscheidung, bei der die natürliche Selektion irgendwelche Kinkerlitzchen zulassen würde.[38]

Aus der Perspektive der Evolution ist es für Ihr Gehirn absolut sinnvoll, alle verfügbaren Ressourcen zu mobilisieren, um seine Fähigkeit zu maximieren, zwischen Partnern mit hochwertigen und solchen mit weniger hochwertigen Genen zu unterscheiden, während der Östrogenspiegel hoch und eine Empfängnis möglich ist. Frauen, die in ihrer fruchtbarsten Zyklusphase besonders empfindlich auf olfaktorische Signale reagierten, hatten also einen deutlichen Vorteil bei der Partnerwahl, weil sie nämlich die Spreu vom Weizen trennen konnten. Und angesichts der Forschungsergebnisse, die die zyklusabhängigen Vorlieben der Frauen für maskulinere Stimmen und Gesichter belegen, werden wir höchstwahrscheinlich auch bald herausfinden, dass die weiblichen Sexualhormone Ihre Empfindlichkeit für Seheindrücke und Geräusche ebenfalls steigern. Ihr Gehirn muss zu dem Zeitpunkt, zu dem eine Empfängnis möglich ist, so klug und sensibel wie möglich sein.

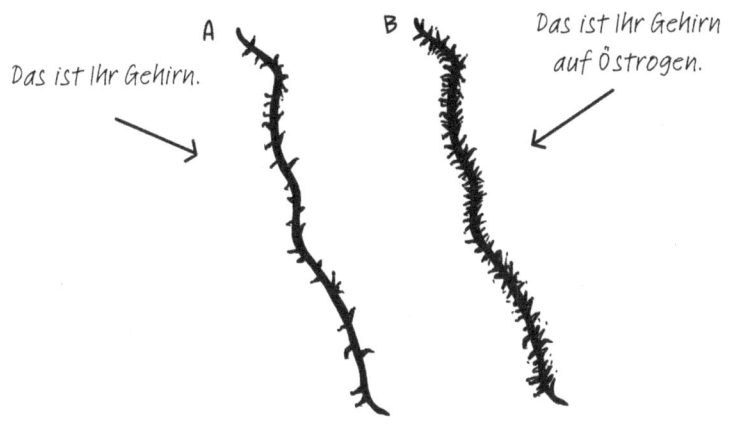

Das ist Ihr Gehirn.

A   B

Das ist Ihr Gehirn
auf Östrogen.

Abb. 11: Eine Visualisierung der Unterschiede in der Zahl der Dendriten an den weiblichen Gehirnzellen, wenn der Östrogenspiegel höher (bzw. niedriger) ist.

Die Vorstellung, dass weibliche Gehirne in der fruchtbarsten Phase Vollgas geben, wird von neurowissenschaftlicher Forschung belegt, die zeigt, dass Östrogen wie Dünger auf diverse Regionen des weiblichen Gehirns wirkt. Wir stellen uns das Gehirn zwar meistens als stabile Einheit vor, die sich im Laufe von Wochen oder Monaten nicht nennenswert verändert, doch in Wirklichkeit ist es ein sehr dynamisches System, das sich beständig wandelt. Und einer der entscheidenden Faktoren in dieser Dynamik ist das Östrogen. Für viele Schlüsselstellen – einschließlich derer, die mit Riechen, Lernen und Gedächtnis zu tun haben – wirkt Östrogen wie ein Dünger, der die Gehirnzellen anregt, neue Verbindungen wachsen zu lassen (siehe Abbildung 11), und sie erregbarer und empfänglicher für Umweltreize macht. Für das Gehirn läutet das Östrogen den Frühling ein, in dem alles in schönster Form aufblüht – es beschert ihm wachsende Empfänglichkeit für die Umgebung in den fruchtbarsten Zyklusphasen. Und wenn der Östrogenspiegel fällt, ziehen sich diese Verbindungen in ein Ruhestadium zurück und läuten Ihren hormonellen Winter ein.[39]

Natürlich ist es möglich, dass Frauen, die die Pille nehmen, sich einfach weniger um die Indizien für hochwertige Gene scheren als Frauen mit natürlichem Zyklus (und stattdessen vermehrt auf Versorgerpotenzial, Fürsorglichkeit oder geistreiche Gespräche achten), aber es ist genauso gut möglich, dass sie den Unterschied zwischen Männern mit diesen Indizien für gute Gene und den anderen einfach nicht erkennen (natürlich könnten auch beide Varianten zutreffen). Und weil sie sie nicht bemerken, können sie keine Vorliebe für sie an den Tag legen. Da das Gehirn hormonell verhütender Frauen in einem durchgängigen Hormonwinter lebt, ist ihre Wahrnehmungsfähigkeit vielleicht einfach nicht so auf genetische Qualität und Kompatibilität ausgerichtet wie die Gehirne von Frauen mit natürlichem Zyklus.

Ungeachtet der Gründe können diese Unterschiede potenziell ungute Folgen für die Frauen haben, wenn sie sich ihren Partner aussuchen, während sie die Pille nehmen und sie dann absetzen. Probleme, wie sie die Olivias und Annelieses dieser Welt erleben, sind nur eine Seite der Medaille. Wenn wir aber die Forschung zu den zyklusbedingten Partnervorlieben der Frauen ernst nehmen wollen, bedeutet das auch, dass der Eisprung unsere Vorlieben in eine Richtung lenkt, die bei der Weitergabe unserer Gene von Vorteil ist. Die Vorstellung, dass eine angeborene Weisheit in unseren Vorlieben liegt, führt uns zu einer weiteren Überlegung: Wenn wir unsere Partner ausgesucht haben, während wir die Pille genommen haben, kann es Probleme verursachen, wenn es dann wirklich an die Fortpflanzung geht.

*   *   *

Warnung: Der folgende Abschnitt ist höchst spekulativ

*   *   *

Wenn wir von Natur aus Männer bevorzugen, deren Gene sich gut für eine Mischung mit unseren eignen, könnte es für Frauen, die ihre Partner kennengelernt haben, während sie die Pille genommen haben, schwieriger sein, schwanger zu werden. Der Körper der Frau überprüft Embryos ja auf ihre Gesundheit, bevor er eine Einnistung zulässt (diese ganzen grässlichen Sachen, die wir im 1. Kapitel besprochen haben). Wenn bei hormonell verhütenden Frauen ein größeres Risiko besteht, sich genetisch inkompatible Partner auszusuchen, ist die Annahme nicht ganz abwegig, dass diese Frauen eventuell größere Schwierigkeiten haben könnten, schwanger zu werden, als die Frauen, die sich ihre Partner in ihrem natürlichen Zyklus ausgesucht haben. Wir werden im 9. Kapitel noch viel ausführlicher über diese Möglichkeit sprechen, aber vorerst soll es einfach ein bisschen Stoff zum Nachdenken sein, wenn Sie überlegen, was diese ganze Forschung für Frauen bedeuten könnte.

Eine zweite Schlussfolgerung, die sich aufdrängt, wenn wir die These von der »Weisheit unserer Vorfahren« bei den Vorlieben in der Partnerwahl akzeptieren, ist die, dass die Kinder von Frauen, die ihren Partner ausgesucht haben, während sie die Pille nahmen, weniger gesund sind als die der anderen Frauen. Obwohl zu diesem Thema erst wenig Forschung angestellt wurde, legt eine jüngere Studie diese Vermutung nahe. Die Forscher führten eine Untersuchung unter 192 Müttern durch, die jede ein Kind zwischen ein und acht Jahren hatte. Man gab ihnen einen Fragebogen mit 23 Punkten zur Gesundheit ihrer Kinder und fragte sie, ob sie den Vater kennengelernt hatten, während sie hormonell verhüteten. Obwohl die meisten Frauen in der Studie angaben, dass sie ihre Beziehung zum Vater des Kindes begannen, als sie die Pille nicht nahmen, gab immerhin ein Drittel von ihnen an, dass sie damals hormonell verhütet hatten. Verglich man nun die Gesundheit der Kinder, so stellte man fest, dass die Kinder der Pillen-Paare insgesamt eine schlechtere Gesundheit hatten. Sie waren anfälliger für Infektionen, wirkten weniger gesund als ihre Altersgenossen, waren in den letzten drei Monaten und im letzten Jahr öfter beim Arzt gewesen und waren insgesamt öfter krank als die Kinder der Paare, die sich unbeeinflusst von der Pille gefunden hatten.

Bei der Erforschung der Frage, ob es Unterschiede im Fortpflanzungserfolg gibt, die auf die Pille zurückzuführen sind, hat man mit dieser Studie natürlich überhaupt erst mal den kleinen Zeh ins Wasser gestreckt, aber wir sollten doch vorsichtig sein. Die Unterschiede zwischen diesen zwei Kindergruppen könnten auf eine Million verschiedener Faktoren zurückzuführen sein, einschließlich zuvor bestehender Unterschiede zwischen den Arten von Frauen, die die Pille langfristig nehmen beziehungsweise nicht. Vielleicht hatten die Frauen ja die Pille verschrieben bekommen, um ihren unregelmäßigen Zyklus in Ordnung zu bringen – ein Zustand, der an sich schon für eine etwas schlechtere Gesundheit spricht. Oder vielleicht waren sie älter, weil Frauen oft die Pille nehmen, um ihre Karriere aufzubauen, bevor sie Babys bekommen. Es ist auch denkbar, dass manche der Frauen, die dauerhaft die Pille nahmen, einfach mehr über Gesundheitsfragen nachdenken und deswegen ihre Kinder als kränker wahrnahmen. Derzeit gibt es keine Möglichkeit, sichere Aussagen dazu zu treffen, weil die notwendige Forschung dazu noch nicht angestellt wurde.

Müssen Sie sich Sorgen wegen der Gesundheit Ihrer (zukünftigen) Kinder machen, wenn Sie Ihren Partner kennengelernt haben, während Sie die Pille genommen haben?

Die kurze Antwort lautet: Nein. Wir wissen noch nicht, ob die Partnerwahl einer hormonell verhütenden Frau das Risiko von Unfruchtbarkeit oder weniger gesunden Kindern erhöht. Und selbst wenn Untersuchungen irgendwann Beweise dafür finden würden, wäre das kein Weltuntergangsszenario. Die Forschung, die bis jetzt zur pillenbeeinflussten Partnerwahl durchgeführt wurde, legt die Vermutung nahe, dass die Pille das *Risiko* der Frauen erhöhen kann, sich einen Partner mit weniger kompatiblen Genen auszusuchen. So wie es Ihr Risiko von Diabetes

Typ 2 *erhöht*, wenn Sie industriell bearbeitete Lebensmittel essen. Es ist gut, diese Dinge zu wissen und ernst zu nehmen, aber das bedeutet nicht, dass Sie völlig geliefert sind, wenn Sie sich Ihren Partner ausgesucht haben, während Sie die Pille nahmen (genauso wie Sie nicht völlig geliefert sind, wenn Sie mehr Kekse als Karotten futtern). Es ist bloß nützlich, diese Informationen zu haben – und es sind Informationen, die Ihnen zustehen –, wenn Sie Entscheidungen über die Pille und Ihre Herangehensweise an die Auswahl Ihres langfristigen Partners treffen.

Und das bringt mich zu Erkenntnis Nummer 2:

Erkenntnis (Teil 2): Pille -> keine Pille – es gibt keinen Grund zur Beunruhigung, aber Sie sollten vielleicht vorsichtig sein, bevor Sie die Dinge mit Ihrem Partner auf das nächste Level heben. Die Jury beratschlagt zwar immer noch in der Frage, wie die Pille die Partnerwahl beeinflusst. Nur, bevor Sie sich dauerhaft festlegen, kann es wahrscheinlich trotzdem nicht schaden,[40] wenn Sie mal ausprobieren, wie Sie Ihren Partner so finden, wenn Sie die Pille absetzen. Wenn Sie Ihren Partner in beiden hormonellen Zuständen erlebt haben, reduziert das sicherlich die Wahrscheinlichkeit unangenehmer Überraschungen, nachdem Sie gesagt haben »Ja, ich will«.

Wenn Sie das alles bestürzend oder deprimierend finden

Keine Sorge, ich verstehe Sie schon. Die Vorstellung, dass Ihre Antibabypille die Wahl Ihres langfristigen Partners so sehr beeinflussen könnte, dass Sie späteren Schwierigkeiten den Boden bereiten, ist beängstigend. Aber Beziehungen sind immer beängstigend. Diese Erkenntnis fügt dem Cocktail nur eine weitere Zutat hinzu. Ob Sie sich Ihren Partner nun aussuchen, während Sie die Pille nehmen oder nicht – Sie tauschen immer eine Liste von Pros und Kontras gegen eine andere ein. Wenn Sie sich Ihren derzeitigen Partner gewählt haben, als sie die Pille nahmen, bedeutet das nun nicht, dass Ihre Beziehung zerbrechen wird, wenn Sie die Pille absetzen, oder dass Ihr Partner und Sie genetisch inkompatibel sind. Es bedeutet auch nicht unbedingt, dass Sie Schwierigkeiten haben werden, schwanger zu werden, oder dass Ihre Kinder nicht gesund sein werden, wenn Sie welche bekommen. Die meisten Frauen, die sich ihren Partner unter dem Einfluss der Pille suchen, bekommen später keine größeren Probleme. Es ist nur erwähnenswert, dass es einigen von ihnen passiert. Obwohl die Forschung die Vermutung nahelegt, dass die Pille einen Einfluss darauf haben könnte, welche Kosten-Nutzen-Abwägung Frauen treffen müssen, wenn sie sich ihren Partner aussuchen, sind das eben doch Kompromisse, die die Frauen seit Anbeginn aller Zeiten machen müssen – in der Vergangenheit waren sie eben bloß nicht ganz so unbewusst.

Bemerkenswert ist auch, dass auf jede Olivia und Anneliese viele Frauen kommen, die sich ihre Partner gesucht haben, als sie hormonell verhüteten, und für die das Ergebnis ein anderes war. Bei vielen Frauen lautet ihre Pillengeschichte: »Ich habe meinen Partner ausgesucht, als ich die Pille nahm, dann habe ich sie abgesetzt, und jetzt ist mein Leben so ziemlich dasselbe wie vorher.« Und bei manchen Frauen, die ihre Partner kennenlernten, während sie hormonell verhüteten, wurde die Zufriedenheit mit ihrer Beziehung sogar *größer.*

Obwohl es Ihr Risiko für bestimmte Arten von Beziehungsproblemen erhöht, wenn Sie sich Ihren Partner während der Pilleneinnahme aussuchen, wird das Risiko für andere Probleme dramatisch verringert. So senkt es das Risiko der Frauen, aus finanziellen Zwängen oder wegen einer unerwarteten Schwangerschaft heiraten zu *müssen.* Es gibt zwar noch keine Studien,

die die Zufriedenheit von Frauen mit ihrer Beziehung untersuchen und dabei Frauen vergleichen, die sich ihren Partner
gewählt haben, während sie die Pille nahmen, und Frauen, die
ihren Partner aus finanziellen Zwängen oder aufgrund einer
ungeplanten Schwangerschaft heiraten mussten. Ich würde aber
jederzeit darauf wetten, dass Erstere glücklicher sind als Letztere. Frauen, die die Pille nehmen, haben zumindest die Chance,
sich in aller Ruhe den richtigen Partner zu suchen, können ihre
beruflichen Ziele erreichen und sind finanziell weniger abhängig von den Männern. Beides erhöht die Wahrscheinlichkeit,
Beziehungen zu finden, in denen sie zufrieden sind. Und beides versetzt Frauen in die Lage, dass sie Beziehungen verlassen
können, die nicht ihren Bedürfnissen entsprechen. Im Großen
und Ganzen hat die Pille den Frauen zweifellos mehr Gutes im
Hinblick auf die Qualität ihrer Beziehungen und ihre eheliche
Zufriedenheit beschert.

Wenn Sie wissen, was die Pille bei der Partnerwahl bewirken
kann, wissen Sie auch, dass Sie selbst entscheiden können, wer
Sie sein wollen und was Ihnen an Ihrem Partner am wichtigsten
ist. Und das ist auch ein Machtfaktor. Ob Sie die Pille nun nehmen oder nicht nehmen – *Sie* entscheiden, was passiert.

6. KAPITEL: SEX MIT PILLE

Wenn Sie die Pille nehmen, ist die Wahrscheinlichkeit groß, dass Sie sexuell aktiv sind (oder es zumindest anstreben). Immerhin heißen die Dinger ja Antibabypillen, und Hauptaufgabe genannter Pille ist es ja zu verhindern, dass Sie schwanger werden von dem ganzen Sex, den Sie so haben ... oder zu haben hoffen. Angesichts der Tatsache, dass die Antibabypille den Sex in ganz hohem Maße erleichtern soll, könnte es der Treppenwitz unserer Epoche werden, dass sie den Frauen manchmal jede Lust am Sex nimmt. Und vielleicht nimmt sie auch Einfluss darauf, wie sexy Ihr Partner Sie findet.

Hören Sie sich mal an, was Katie passiert ist, die mit 22 anfing die Pille zu nehmen, als sie nach sechs Monaten eine ernsthafte Beziehung mit ihrem damaligen Freund begann. Sie hasste Sex mit Kondomen (ihr Freund war auch nicht der größte Fan), und ihr Freund und sie waren mehrfach in Situationen, in denen sie Sex haben wollten, aber nicht konnten, weil sie kein Kondom zur Hand hatten. Das führte dann meistens zu Sex, Reue und einer Fahrt zum Arzt, um sich die Pille danach zu besorgen. Katie hasste die Pille danach. Sie war teuer, ihr wurde schlecht davon, und es war ihr zuwider, zum Arzt zu gehen, um sie sich verschreiben zu lassen. Obwohl sie sich nicht schämte, Sex mit ihrem Freund zu haben, fühlte sie sich immer, als würde ihr Arzt sie verurteilen (er war mindestens 107 Jahre alt und dachte wahrscheinlich, dass Katie in die Hölle kommen würde). Nach der soundsovielten grässlichen Erfahrung begann sie die Pille zu nehmen (die sie sich dann von einem anderen Arzt verschreiben ließ, danke sehr).

Doch es dauerte nicht lange, bis Katie merkte, dass sie sich nicht mehr besonders für Sex interessierte. Es passierte Schritt für Schritt, aber irgendwann war sie an einem Punkt, an dem sie. Einfach. Nicht. Wollte. Und als sie sich so fühlte, fiel es ihr richtig schwer, sich zum Sex zu überreden, obwohl sie ihn gerne wollen wollte. Sie konnte nicht verstehen, warum sie alle *anderen* Dinge tun konnte, auf die sie keine Lust hatte (zum Beispiel ihre blöden Buchhaltungshausaufgaben), sich aber nicht zum Sex mit ihrem Freund aufraffen konnte, den sie doch liebte. Sie hasste sich, weil sie es nicht fertigbrachte, einfach mitzugehen, und sie fand sich mit der Vorstellung ab, dass ihr Freund sie wahrscheinlich betrügen oder sogar verlassen würde. Sie hatte einfach kein Interesse an Sex, und sie hatte das Gefühl, dass die Welt ein besserer Ort wäre, wenn man von den Leuten nicht erwarten würde, Sex zu haben.

Katie sprach mit ihrem Arzt über ihre abnehmende Lust, weil sie wissen wollte, ob es etwas gab, was sie tun könnte, um die Lage zu verbessern. Er erklärte, die Pille könne Teil des Problems sein, aber es sei auch normal, dass die sexuelle Aktivität bei Paaren in langfristigen Beziehungen nach einer Weile einfach nachlasse. Er erklärte ihr, sie müsse lernen, diesen Mangel an sexuellem Interesse normal zu finden, wenn sie in einer langfristigen Beziehung leben wolle. Katie dachte, dass ihr Arzt wahrscheinlich recht hatte. Es war die längste Beziehung, die sie je gehabt hatte, und vielleicht war das ja das wahre Problem. Ansonsten hatte sich schließlich nichts verändert, seit sie begonnen hatte, die Pille zu nehmen. Katie verließ die Arztpraxis in der Annahme, dass ihr Problem wahrscheinlich einfach typisch für eine Langzeitbeziehung sei.

Kurz nach ihrem Arztbesuch trennten sich Katie und ihr Freund. Damals hatte sie gerade eine neue Stelle angetreten und wollte sich nicht mit Dating ablenken, also setzte sie die Pille ab und konzentrierte sich auf ihre Arbeit. Der einzige Unterschied, der ihr auffiel, war die Tatsache, dass der Zeitpunkt ihrer Blutung schwieriger vorherzusagen war.

Doch das alles änderte sich, als sie – wenige Monate nach Absetzen der Pille – im Café auf dem Weg zur Arbeit ihrem Ex-Freund in die Arme lief.

Als ich ihn sah, war mir, als hätte mich der Blitz getroffen. Er war einfach so heiß! Als ich neben ihm stand, fühlte sich mein ganzer Körper an wie unter Starkstrom. Ich konnte nicht fassen, dass ich jemals KEINEN Sex mit diesem schönen Mann gewollt hatte. Wir begannen zu reden und uns Nachrichten zu schicken, und dann dauerte es nicht lang, bis wir wieder zusammen waren. Das war vor zwei Jahren, und seitdem ist alles nur toll. Unsere Beziehung ist nicht perfekt, aber es ist schon abgefahren, wie viel es ausmacht, wenn man in einer Beziehung Sex haben will. Seit ich meine Kupferspirale habe, ist es so viel einfacher. Ich kann nicht glauben, dass ich meinen Mangel an Lust für normal hielt. Mein Arzt hat mit mir geredet, als wäre ich eine Frau jenseits der Menopause, die seit fünfzig Jahren verheiratet ist. Wie konnte ich nur so dumm sein?

Obwohl nicht jede, die die Pille absetzt, eine Katie wird, geht es doch einer ganzen Reihe von Frauen so.[41] Und das kann in ihren Beziehungen ganz schön wichtig werden, denn geringe sexuelle Lust kann sich ziemlich schnell in einen allumfassenden sexuellen Sperrmodus verwandeln. Die »Ich hab keine Lust«-Reaktion der Frauen im Bett ist wesentlich entschiedener als ihre »Ich hab keine Lust«-Reaktion, wenn sie die Spülmaschine ausräumen oder Wäsche zusammenlegen müssen. Die Entscheidungen, die Frauen über Sex treffen, sind durch natürliche Selektion so programmiert, dass sie ein radikales Element haben, das anderen Themen, auf die wir auch mal »keine Lust haben«, abgeht.

Wenn wir die Spülmaschine einräumen, auch wenn wir keine Lust haben, machen wir uns schlimmstenfalls die Hände ein bisschen schmutzig. Das ist eine Prognose, die unser Leben nicht groß beeinträchtigen wird und sich mit ein bisschen Wasser und Seife aus der Welt schaffen lässt. Doch Sex zu haben, obwohl Sie gerade keinen wollen, könnte bedeuten, dass Sie mindestens neun Monate in ein Kind investieren müssen, für das Sie gar nicht bereit sind, und dann noch einen potenziellen Tod im Kindbett in Kauf nehmen müssen. Das ist schon eine ganz andere Geschichte als ein bisschen schmutzige Hände. Deswegen hat die Evolution durch Selektion in unserer Sexualpsychologie ein sehr drastisch wirkendes Bremspedal eingebaut, das es Frauen sehr schwer macht, sich selbst zum Sex zu überreden, wenn sie nicht wollen. Nicht mal, wenn sie wünschten, dass sie Lust hätten. Für das Gehirn einer Frau klingt ein *Ich hab keine Lust abzuwaschen* wie *Ich hab keine Lust abzuwaschen,* aber *Ich hab keine Lust auf Sex* kann so klingen wie **ICH. ~~HAB. KEINE. LUST. AUF.~~ WERDE. KEINEN. SEX. HABEN.**

Dieses Bremspedal ist in der Sexualpsychologie moderner Frauen – auch wenn wir die Pille nehmen und eine Schwangerschaft gar nicht möglich ist – immer noch fest verankert. Das gehört alles zur ererbten Weisheit unserer Vorfahrinnen. Ein energisches »Nein« half ihnen, Schwangerschaften zu vermeiden, für die sie nicht bereit waren, und sich vor sexueller Aggression zu schützen (was leider Gottes ein Phänomen ist, mit dem Frauen sich seit Anbeginn aller Zeiten auseinandersetzen müssen). Und die Männer sind gekränkt, weil sie nicht verstehen, warum ihre Partnerin lieber den Abwasch macht oder Wäsche zusammenlegt, als Sex mit ihnen zu haben.

Das ist zweifellos der Grund, warum manche Frauen, so wie Katie, das Gefühl bekommen, dass ihre Ärzte ihre Sorgen wegen der abnehmenden Lust bei Pilleneinnahme nicht besonders ernst nehmen. Früher waren die Frauenärzte meistens Männer. Und viele Männer da draußen – sogar diejenigen, die keine Neandertaler sind und Frauen wirklich zuhören – verstehen nicht ganz, was es bei einer Frau bedeutet, keinen Sex zu wollen. Das liegt daran, dass Männer ein völlig anderes sexuelles Bremspedal haben als wir.[42] Aus der Perspektive der Evolution haben Männer fast nichts zu verlieren und alles zu gewinnen, wenn sie Sex haben. Da ihr Minimalinvestment bei der Fortpflanzung so gering ist, hat sogar schlechter Sex mit jemand, den sie gar nicht wirklich mögen, immer noch das Potenzial, ein evolutionäres Gewinnerlos zu werden. Deswegen ist es bei Männern weniger wahrscheinlich als bei Frauen, dass sie ihre Lust komplett verlieren, wenn sie sexuell auf die Bremse treten.

Einige Studien haben festgestellt, dass Frauen, die mit Pille verhüten, weniger sexuelle Lust verspüren, als man bei Frauen mit natürlichem Zyklus beobachten kann. Sie haben auch weniger häufig Sex und mit größerer Wahrscheinlichkeit Probleme mit Schmerzen oder unangenehmen Empfindungen beim Sex als Frauen, die die Pille nicht nehmen. Dieses Muster lässt sich beobachten, wenn man Vergleiche zwischen Gruppen von Frauen anstellt, die die Pille entweder nehmen oder nicht (so etwas nennt sich »between-subjects research design«), und auch wenn man die Veränderungen im individuellen Sexualleben der Frauen (»within-subjects design«) beobachtet, nachdem sie angefangen haben, hormonell zu verhüten. Die Summe dieser Forschungsergebnisse deutet darauf hin, dass die Pille bei manchen Frauen gewaltige Anti-Sex-Nebenwirkungen haben kann – dabei wird sie doch so oft gerade genommen, damit unbeschwerter Sex möglich wird!

Und sie kann den Frauen nicht nur einreden, dass sie keinen Sex mehr haben wollen. Sie beeinflusst auch den Grad, in dem unser Gehirn überhaupt sexuelle Gedanken zulässt, die in uns eindringen.[43] Schauen wir uns doch mal die Ergebnisse einer Studie an, in der die Forscher einer Gruppe von Frauen mit natürlichem Zyklus und einer hormonell verhütenden Gruppe an die 100 sexuell explizite Fotos vorlegten, die sie durch ein Gerät betrachten mussten, das die Augenbewegungen aufzeichnet. Sie wollten feststellen, ob die Pille Auswirkungen auf das weibliche Interesse an Sex hat, auch schon auf einer bewussten

Ebene. Also zeigten sie den Frauen Bilder von Paaren, die Sex in diversen Variationen hatten, und zeichneten auf, wohin die Blicke der Teilnehmerinnen wanderten.

Und was stellten sie fest?

Na ja, als Erstes stellten sie fest, dass *alle* Frauen der Studie fast die ganze Zeit direkt auf die Genitalien schauten.[44] Dieses Ergebnis überraschte alle, weil nicht mal Männer so versaut sind, wenn sie derart explizite Bilder anschauen. Männer – die ja eigentlich im Ruf sexueller Verderbtheit stehen – schauen bei der Betrachtung erotischer Bilder die meiste Zeit auf die *Gesichter* der Frauen. Niemand hatte damit gerechnet, dass Frauen die Männer an Perversität übertrumpfen würden, wenn es bei den Fotos ans Eingemachte ging.

Haben sie aber.

Was für uns als Geschlecht schon ein großer Moment ist.

Abgesehen von der Entdeckung dieses kleinen Small-Talk-Schmankerls beobachteten die Wissenschaftler auch merkliche Unterschiede zwischen dem Verhalten der Frauen, die die Pille nahmen, und dem der Frauen, die ihren natürlichen Zyklus hatten. Obwohl bei beiden Gruppen die Augen zuerst zu den Genitalien wanderten (ich muss doch sehr bitten, meine Damen ...), verloren die hormonell verhütenden Frauen schneller das Interesse und schauten anderswo hin. Und statt die Gesichter oder Körper der Beteiligten zu betrachten, wanderten ihre Augen am ehesten zu Aspekten der Fotos, die absolut nichts mit Sex zu tun hatten. Ihre Aufmerksamkeit wurde von Dingen wie der Kleidung der Models gefesselt, oder von den Gegenständen im Hintergrund. Das deutet darauf hin, dass das Gehirn bei Frauen, die die Pille nehmen – schon auf einer vor-bewussten Ebene –, weniger von Dingen gefesselt wird, die mit Sex zu tun haben, und sich schneller banaleren Fragen zuwendet (... *bückt sie sich da über eine viktorianische Chaiselongue? O Mann, die würde toll aussehen in meinem Wohnzimmer* ...) als ihre Geschlechtsgenossinnen mit natürlichem Zyklus.[45]

Die Pille kann also bewirken, dass Ihr Gehirn sich weniger für Sex interessiert. Und das ist kein Vergnügen. Im Gegenteil, das kann unheimlich stressig sein. Und wenn Sie einmal in so einer Situation stecken sollten, denken Sie daran, nett zu sich zu sein. Es ist schon schwierig genug, eine Frau zu sein, aber noch schwieriger ist es, eine Frau ohne jede sexuelle Lust zu sein. Sie sind nicht verrückt, und Sie sind auch nicht kaputt. Haben Sie Geduld mit sich (und Ihrem Partner), und arbeiten Sie zusammen, während Sie verschiedene Verhütungsmodelle durchprobieren. Es ist zwar beängstigend, aber denken Sie immer daran, dass Sie nicht die Einzige sind. Die Lösung kann ganz einfach sein – einen neuen Arzt suchen, eine neue Pille oder eine neue Art von Verhütungsmittel.

Aber es steckt noch mehr dahinter.

Wissen Sie, Sex ist mehr als einfach bloß Sex. Sex ist auch Shopping und Make-up, Sport und Kreativität und noch eine ganze Reihe von anderen Sachen, an die Sie bis jetzt wahrscheinlich noch gar nicht gedacht hatten. Denn Sex steckt letztlich im Kern so vieler Dinge, die wir machen (dafür können Sie sich auch bei der Evolution bedanken), dass die Pille möglicherweise mehr verändern kann als nur ihre Aktivitäten im Schlafzimmer.

Schauen wir uns diese Idee mal genauer an.

Sex ist mehr als Sex

Obwohl es so aussehen könnte, als wäre es eine sehr reduzierte Art, die Welt zu betrachten, steckt der sexuelle Antrieb letztlich im Herzen vieler Dinge, die wir tun.[46] Das gehört zu den lästigen Nebenwirkungen der Tatsache, dass wir in einem Prozess feingeschliffen wurden, der die Weitergabe von Genen belohnt. Und viele von unseren Eigenschaften – vor allem diejenigen, die genau in der Zeit in unserem Leben aufblühen, wenn die Fruchtbarkeit auf ihrem Zenit ist – werden als Teil der menschlichen Natur beibehalten, weil sie einem unserer Vorfahren geholfen haben, sich fortzupflanzen. Das bedeutet, dass der sexuelle Antrieb – ein psychologisches Programm, das von unseren Sexualhormonen koordiniert wird – mit einer ganzen Reihe von anderen Dingen in Verbindung steht, die für uns gar nicht so aussehen, als hätten sie irgendwas mit Sex zu tun.

Einige Dinge, die wir tun, um einen Partner anzuziehen, sind ziemlich augenfällig. Etwa, dass wir uns zurechtmachen. Das ist etwas, was Frauen aus diversen Gründen tun, aber einer dieser Gründe ist der, dass es ihre Attraktivität für die Männer steigert. Und das sage ich nicht, weil ich so furchtbar sexistisch wäre – das hat die Forschung einfach gezeigt. Wenn Frauen sich bemühen, die Aufmerksamkeit eines Mannes auf sich zu ziehen oder einen Partner anzuregen, den sie bereits haben, ist es eine ihrer ersten (und wirkungsvollsten) Strategien, ein bisschen mehr Mühe in ihre äußere Erscheinung zu stecken. So hat die Forschung zum Beispiel herausgefunden, dass die Partnersuche der Frauen im Kern von Verhaltensweisen wie der Wahl des Outfits und Benutzung von Make-up steht, ebenso wie von Diäten, Sport und Besuchen auf der Sonnenbank. Die Paarungsbemühungen bewirken Verschönerungsbemühungen,[47] deswegen ist es gut möglich, dass die Bemühungen einer Frau, ihre Erscheinung zu optimieren, auch ein wenig zurückgehen, wenn sie die Pille nimmt.

Aber wahrscheinlich geht es noch viel tiefer. Weil Sex nämlich auch im Kern von Verhaltensweisen steckt, die vielleicht nicht ganz so naheliegend sind.[48]

Nehmen wir zum Beispiel die Musik.

Musik ist interessant, weil sie zu den Dingen gehört, die von allen Kulturen hervorgebracht werden, ohne dass sie einen augenfälligen Überlebensvorteil bringen (man kann sich bestimmt nicht mit einem Waldhorn aus einer wild gewordenen Gnuherde heraustuten). Es ist nämlich normalerweise Kennzeichen einer Verhaltensweise, die man ausübt, um einen Partner zu umwerben.

Fast alle Organismen, die komplexe akustische Signale ausstoßen, tun das, um einen Partner anzulocken. Deswegen singen die Vögel, brüllen die Brüllaffen und röhren die Rothirsche. Akustische Signale bieten ein prima Medium, um zwischen potenziellen Partnern zu unterscheiden, denn sie liefern alle möglichen Informationen, die für die Weibchen nützlich sind (meistens sind sie es, die am Ende auswählen), um zu entscheiden, ob ein Männchen von hoher Qualität ist oder nicht. Rhythmus ist ja ein Produkt des Nervensystems, und Nervensysteme, die gut konstruiert sind, können koordiniertere, komplexere Rhythmen hervorbringen als Nervensysteme, die nicht so gut konstruiert sind. Deswegen benutzen so viele Spezies rhythmische Äußerungen wie Gesang und Tanz als Mittel, einen Partner für sich zu interessieren. Sie verraten uns etwas über die motorische Kontrolle des Individuums, ebenso über sein Selbstvertrauen und seine Kreativität – alles Merkmale, die ebenfalls von qualitativ hochwertigen Genen zeugen.

Es gibt keinen Grund zu der Annahme, dass Menschen eine Ausnahme von dieser Regel bilden. Rhythmische Muster, die von Walen, Zaunkönigen, Fröschen, Fliegen, Honigbienen und Menschen erzeugt werden, demonstrieren potenziellen Partnern, wie gut das jeweilige Nervensystem funktioniert. Und die Weibchen schauen hin. Der Keith-Richards-Effekt – die Tatsache, dass ein irgendwie ganz schön abgeschrabbelter Typ mit bemerkenswerten musikalischen Fähigkeiten eine fast schon beängstigende Zahl von Sexualpartnerinnen anziehen kann – ist kein Witz. Deswegen versuchen ja auch fast alle heranwachsenden Männer irgendwann mal, Gitarre zu lernen. Eine gut ausgeführte rhythmische Darbietung zieht Partner an. Wenn Sie mir nicht glauben, fragen Sie Keith.

Da jede Vorstellung eines werbenden Männchens auch ein Publikum haben sollte, das in der Lage ist, die ganzen brillanten rhythmischen Nuancen herauszuhören, müssten wir auch nachweisen können, dass die feine Antenne für rhythmische Darbietungen ebenfalls eng an die Partnerwahl geknüpft ist. Obwohl das eine relativ neue Idee ist (in der Tat beschäftigen wir uns in meinem Forschungslabor gerade mit dieser Frage), gibt es guten Grund zu der Annahme, dass Fruchtbarkeit die weibliche Wahrnehmungsfähigkeit für rhythmische Darbietungen steigert. Die Fähigkeit der Frauen, zwischen hochwertigen und minderwertigen Darbietungen zu unterscheiden, müsste in der fruchtbaren Zyklusphase stärker ausgeprägt sein, weil in diesem Moment eine Empfängnis möglich wäre, in anderen Zyklusphasen weniger.

Was bedeutet das alles nun für Frauen, die die Pille nehmen? Na ja, zu diesem Thema muss noch sehr viel mehr geforscht werden, bevor wir sichere Aussagen treffen können. Aber ich halte es für ziemlich wahrscheinlich, dass die Pille Einfluss nehmen kann auf die Bemühungen der Frauen, einen Partner anzulocken (Aufbrezeln und Ähnliches), und ebenfalls auf ihre Antenne für Signale im Werbungsverhalten der Männchen, zum Beispiel für Musik.

Das sage ich aus mehreren Gründen.

Erstens wird diese Annahme von der Theorie gestützt: Sexualhormone sind der Motor der Partnersuche. Die Partnersuche ist der Motor des Paarungsverhaltens und der Grund für die erhöhte Empfänglichkeit für Signale im Werbungsverhalten. Es braucht nun keinen großen Gedankensprung, um zu der Vermutung zu gelangen, dass es die Auswirkungen auf die entsprechenden Verhaltensmuster dämpft, wenn man den Hormonanstieg verhindert (und damit sowohl den Eisprung wie auch die sexuelle Lust generell), der die Partnersuche auslöst.

Zweitens müssen wir zwar noch mehr Fakten sammeln, aber dieses Thema ist öfter aufgekommen, als ich zählen könnte, wenn ich mich mit Frauen darüber unterhalten habe, wie sie sich mit und ohne Pille fühlten. Viele Frauen, die ich interviewte, haben mir erzählt, dass sie merkten, wie ihr neu erwachendes Interesse an ihrer äußeren Erscheinung mit der Wiederkehr ihrer sexuellen Lust zusammenfiel. Für einige hieß das, dass sie anfingen, sich wieder hübsche Sachen zu kaufen und ihr Haar wachsen zu lassen, nachdem sie es jahrelang kurz getragen hatten, während sie die Pille nahmen. Bei anderen bedeutete es, dass ihr Interesse an gesunder Ernährung und Bewegung wiedererwachte. Bei wieder anderen bedeutete es kosmetische Operationen und Zahn-Bleaching. Ich kann natürlich nicht mit Sicherheit sagen, ob die Pille per se dafür verantwortlich zu machen ist. Momentan dienen uns nur einzelne Geschichten als Beweise. Und ich will ja auch nicht sagen, dass es etwas Schlechtes wäre, wenn Sie sich weniger Gedanken darüber machen, wie Sie möglichst begehrenswert aussehen – den meisten von uns würde eine gesunde Dosis »Mir doch sch...egal, wie ich gerade aussehe« wahrscheinlich eher guttun. Es ist nur etwas, was ich erwähnen wollte, bevor Sie über Ihre Erfahrungen und weiteren Optionen nachdenken.

Für mich war das mit der Musik das deutlichste Signal. Und mir ist seitdem von mehreren anderen Frauen dasselbe berichtet worden.

Um Ihnen den Zusammenhang zu erläutern: Ich habe in der Highschool und in meinen frühen Jahren am College schrecklich gern Musik gehört, und dann hat das einfach ... aufgehört. Ich habe nie überlegt, warum das passiert ist. Ich hab es nicht mal gemerkt. Ich habe einfach aufgehört, und wenn ich flog oder Auto fuhr, hörte ich lieber Podcasts oder Radio. Obwohl ich das alles nicht akkurat dokumentiert habe, entspricht diese Veränderung meiner Hörgewohnheiten dem Zeitpunkt, zu dem ich anfing, die Pille zu nehmen.

Wenn wir jetzt ungefähr zehn Jahre vorspulen (ein paar Monate nach Absetzen der Pille), da lud ich auf einmal neue Playlists herunter, die ich mir im Auto anhören wollte – zum ersten Mal seit einer Ewigkeit. Ich hab mir ein Abo bei Spotify zugelegt. Ich hab mir endlich mal Pandora heruntergeladen. Erst als eine Freundin eine Bemerkung zu meinem wiedererwachten Interesse an Musik machte, schenkte ich dem Phänomen wirklich meine Aufmerksamkeit. Ich dachte mir, meine erneuerte Liebe zur Musik sei wahrscheinlich nur ein Nebeneffekt des Umstands, dass ich mehr Musik zum Anhören brauchte, weil ich viel mehr Sport trieb als zuvor (ja, das ist mir auch passiert). Und obwohl ich nicht zu 100 Prozent sicher sein kann, dass die Pille irgendwas damit zu tun hat (Sie können drauf wetten, dass wir dazu jetzt auch Daten sammeln), wäre ich überrascht, wenn dem nicht so wäre. Partnersuche und die Empfänglichkeit für Signale im Werbungsverhalten werden von Sexualhormonen gesteuert. Es gibt gute Gründe zu glauben, dass sich diese Dinge – zumindest bei manchen Frauen – ändern könnten, wenn sie die Pille nehmen.

Also, Sex ist mehr als Sex. Und weniger Lust auf Sex (ich meine wirklich Sex) zu haben könnte ein Warnhinweis sein für sehr viel tiefer gehende Veränderungen. Viele von diesen Überlegungen stecken noch absolut in den Kinderschuhen, aber trotzdem ist es einen Gedanken wert, ob diese Effekte vielleicht auch für Sie Gewicht haben könnten.

Ein Rezept für sexuelles Gegengift

Warum treibt die Pille Schindluder mit dem sexuellen Antrieb der Frauen?

Wenn Frauen die Pille nehmen, gibt es mindestens drei Faktoren, die Sand ins Getriebe werfen können. Das Erste ist genau das, was dafür verantwortlich ist, dass die Pille Schwangerschaften so effektiv verhindern kann.

Wie Sie sich vielleicht erinnern, entfaltet die Pille ihre wundersame Wirkung, indem sie die Hormonkaskade verhindert, die am Ende den Eisprung auslöst. Also diese ganze »keine Eizelle – keine Schwangerschaft«-Geschichte. Leider – wie Sie sich aus dem 3. Kapitel vielleicht auch noch erinnern – ist der Anstieg des Östrogenspiegels vor dem Eisprung, der eine Schlüsselrolle bei diesen ganzen Hormonausschüttungen spielt, auch dafür bekannt, dass er die Lust auf Sex befeuert. Mögliche Empfängnis und sexueller Antrieb gehen Hand in Hand, weil (sagen wir es doch, wie es ist) die Evolution durch natürliche Selektion das einfach so bestimmt hat. Obwohl das Unterdrücken dieses Östrogenspiegelanstiegs ein ziemlich wasserdichter Plan ist, wenn man einen Eisprung verhindern will, kann es eben auch der Anfang vom Ende für Ihren Sexdrive sein. Beides wird von Östrogen betrieben. Der Östrogenspiegel von Frauen, die die Pille nehmen, bleibt konstant relativ niedrig im Verlauf eines Zyklus, was bedeutet, dass sie nicht in den Genuss eines natürlichen Libido-Boosts kommen.

Der erste Grund, warum die Pille Ihre Libido über die Klinge springen lässt, ist also die Unterdrückung des natürlichen Anstiegs Ihres Östrogenspiegels und damit des Eisprungs. Das ist zwar super, wenn man eine Schwangerschaft verhindern will, kann aber schlecht fürs Sexualleben sein.

Die Biologie kann schon ganz schön grausam und ignorant sein.

Doch die Pille kann Ihre Libido auch negativ beeinflussen, indem sie am Testosteronspiegel (T) dreht. Obwohl wir uns T eher als Männerhormon vorstellen, haben Frauen es durchaus auch. Und genauso wie bei den Männern spielt Testosteron auch bei Frauen eine wichtige Rolle im Sexualsystem. Es sorgt für sexuelle Erregung und sexuelle Ansprechbarkeit, und es ist nötig für die körpereigene Herstellung von Östrogen, das ja ein weiterer Motor für den sexuellen Trieb der Frau ist. Außerdem haben bereits mehrere Studien gezeigt, dass die Pille den Spiegel von freiem Testosteron (das ist das Testosteron, auf das der Körper tatsächlich zugreifen kann) stark senken kann. Wie stark, fragen Sie? Na ja, in den meisten Studien ließ sich beobachten, dass das freie T ganze 61 Prozent niedriger liegt als bei Frauen mit natürlichem Zyklus.

Ich würde mal sagen, das ist ganz schön happig.

Das passiert hormonell verhütenden Frauen aus einer Reihe von Gründen. Erstens bewirkt die Pille, dass Ihre Eierstöcke und die Nebennierenrinde weniger T produzieren. Da die ganze Herstellung der Sexualhormone von denselben Hypophysen-hormonen koordiniert wird, kann man mit ziemlicher Sicherheit davon ausgehen, dass die T-Produktion mit verändert wird, wenn man die Hormone so manipuliert, dass sie den Eisprung verhindern (und das tut die Pille ja). Das ist der erste Streich für die hormonell verhütenden Frauen. Es wird weniger T produziert, was bedeutet, dass auch weniger T im Umlauf ist.

Das andere Problem, das den Spiegel an freiem T abstürzen lässt, ist das Ansteigen von SHBG, dem Sexualhormonbindenden Globulin.[49] Dieses entzückende Molekül bindet sich an T und macht es damit inaktiv. Also ist das T zwar noch da, kann aber überhaupt nichts machen. Wie die Queen von England. Oder alkoholfreies Bier. Und so macht die Pille durch Anhebung des SHBG-Spiegels noch mehr T biologisch unbenutzbar.

Und nicht nur der Testosteronspiegel scheint von der Pille beeinflusst zu werden – auch die *Reaktion* des Testosterons auf sexuelle Situationen scheint unter der hormonellen Verhütung zu leiden. In einer Studie haben die Forscher Frauen eine Liebesszene aus *Wie ein einziger Tag* ansehen lassen oder eines von drei Kontrollvideos, die nichts mit Liebe oder Sex zu tun hatten. Sie maßen die Stärke der Testosteronreaktion auf jeden der Clips. Bei den meisten Frauen bewirkte die Liebesszene einen Anstieg von T. Wie das bei Gehirnen so ist, reagierten sie auf die Tatsache, dass da ein bisschen Sex in der Luft lag, indem sie eine T-Ausschüttung anordneten, um den Körper auf die Möglichkeit vorzubereiten, dass er auch gleich drankommt. Doch bei den Frauen, die die Pille nahmen und deren Testosteronspiegel deswegen sowieso schon wesentlich niedriger lag, war die T-Reaktion auf das Video gedämpft. Andere Studien zu diesem Thema haben nachgewiesen, dass das T bei Frauen, die die Pille nehmen, in Reaktion auf sexuelle Szenarien sogar *sinkt.*

Das ist zwar nicht lebensbedrohlich oder so, aber Ihr T ist schon wichtig. Ein Mangel an verfügbarem T im Körper kann zur Folge haben, dass Ihre Libido absackt und Ihre Erregungskurve flacher wird. Nicht genug, dass ein geringerer Testosteronspiegel Ihre Lust auf Sex dämpft, er wird auch mit verringerter vaginaler Lubrikation (Feuchtigkeit) in Zusammenhang gebracht und daher mit einem vermehrten Risiko von Schmerzen beim Geschlechtsverkehr. Und solche Malaisen sind nicht unbedingt hilfreich, wenn man den Frauen Lust auf Sex machen will.[50] Was an dieser ganzen Sache wirklich beängstigend ist (okay, nicht im Sinne von »o mein Gott, das muss uns jetzt panische Angst einjagen«, aber schon im Sinne von »wir sollten das doch ernst nehmen«), ist die Erkenntnis einiger Studien, dass der SHBG-Spiegel bei den Frauen eventuell noch erhöht bleibt, nachdem sie die Pille bereits *abgesetzt* haben.

Die Pille kann also bewirken, dass Ihr Testosteronspiegel ziemlich dramatisch abfällt, und das ist nicht gut für Sex. Das ist Nummer zwei der Gründe, warum die Pille Ihrem Sexleben schaden kann – vielleicht sogar noch, nachdem Sie sie schon abgesetzt haben.

Die nächste Art, wie die Pille eventuell bewirkt, dass Ihre Libido gestört wird, ist erst in jüngster Vergangenheit überhaupt untersucht worden, weil es nämlich provokante neue Forschung zu den Oxytocin-Signalwegen bei hormonell verhütenden Frauen versus Frauen mit natürlichem Zyklus gibt.

Oxytocin ist ein Hormon, das eine absolut unerlässliche Rolle bei der Regulierung von Sex, Bindungen und sozialen Interaktionen spielt. Wenn Oxytocin ausgeschüttet wird, teilt das Ihrem Gehirn mit, dass die Person, mit der Sie zusammen sind – sei es nun Ihr neugeborenes Baby, Ihre beste Freundin oder Ihr Partner – jemand Besonderes ist, den Sie lieben und wertschätzen und dessen Wohlergehen Ihnen am Herzen liegt. Deswegen spielt es eine Schlüsselrolle bei Ihrer Fähigkeit, Bindungen zu anderen aufzubauen, Ihren Partner eingeschlossen. Oxytocin lässt die Belohnungszentren in Ihrem Gehirn aufleuchten wie einen Weihnachtsbaum, wenn Sie Ihrem Partner ins Gesicht schauen, und bestärkt Ihr Gehirn damit in seinem Glauben, dass das Ihre Nummer 1 ist (Bussibussi und die ganz große Liebe). Es hebt Ihren Partner von jedem anderen Mann auf dieser Welt ab und kennzeichnet ihn ausdrücklich als jemanden, der anders ist, besonders und ihrer ewigen Hingabe würdig.

Da Oxytocin die Bindung zwischen Paaren begünstigt, stuft man seinen Partner als attraktiver ein als andere Leute, wenn man eine Dosis Oxytocin in die Nase gesprüht bekommt, wie Forscher getestet haben. Das ist Teil dieses »den Partner als jemand Besonderes kennzeichnen«-Prozesses. Außerdem werden die Belohnungszentren des Gehirns – einschließlich des Nucleus Accumbens, der ein ganz großer Zampano im Belohnungszentrum ist – in Reaktion auf den Anblick des Partners aktiviert.

Es sei denn, Sie nehmen die Pille.

Wenn man hormonell verhütenden Frauen eine Dosis intranasales Oxytocin verabreicht, sehen sie ihre Partner nicht anders als ohne Oxytocineinwirkung. Sie erleben auch keine erhöhte Aktivität in den Belohnungszentren des Gehirns, wenn sie Bilder ihres Partners ansehen – sie könnten genauso gut einen Fremden betrachten. Die normalen biologischen Prozesse, die sich in Reaktion auf Oxytocin abspielen, um ihren Partner als besonders zu kennzeichnen und ihn als Verstärker zu sehen (wie Essen, Sex oder Morphin), spielen sich in hormonell verhütenden Frauen gar nicht ab.[51] Abgesehen davon, dass das den Frauen in ihren Beziehungen Sand ins Getriebe streut, indem es die Signalwege verändert, die die Partnerbindung begünstigen und vertiefen würden,[52] gibt es guten Grund zu der Annahme, dass es auch Auswirkungen aufs Sexleben hat. Gefühle von emotionaler Nähe und Verbundenheit können die Rädchen der sexuellen Reaktion schon beträchtlich schmieren, gerade bei Frauen. Damit wäre eine Störung des Oxytocinhaushalts ein weiterer potenzieller Sündenbock für eine gedämpfte Libido.

Zu guter Letzt haben Untersuchungen an Tieren gezeigt, dass die Pille eventuell auch zu verringerten Konzentrationen von Allopregnanolon im Gehirn führen könnte. Das ist ein neuroaktives Hormon, das Stimmung und Gedächtnis beeinflusst, aber auch beim Antrieb zu sexuellem Verhalten seine Finger im Spiel hat. Wir werden später noch einmal detaillierter darauf zurückkommen, wenn wir über Stimmungen sprechen. An dieser Stelle soll nur angemerkt werden, dass eine Verminderung des Allopregnanolonspiegels in Reaktion auf die Pille ebenfalls negative Auswirkungen auf Ihre sexuelle Lust haben könnte.

Und wissen Sie was? Wahrscheinlich gibt es noch ein Dutzend weitere Arten, wie die Pille Ihre Lust manipulieren könnte.

Wenn man sich vorstellt, dass die Hormone in der Pille Milliarden von Schaltern im ganzen Körper an- und ausknipsen, dann ist das, was wir über die Wirkung der Pille auf die sexuellen Funktionen der Frau wissen, überhaupt nichts im Vergleich zu dem, was wir noch nicht wissen. Aber obwohl wir immer noch eine Menge zu lernen haben, können Sie unser momentanes Wissen dazu nutzen, eine Entscheidung darüber zu treffen, ob die Pille das Richtige für Sie ist. Falls Sie an sexuellen Nebenwirkungen leiden, aber alles andere richtig gut finden, dann versuchen Sie, die Probleme eines nach dem anderen zu eliminieren. Die Lösung könnte etwa schon ganz einfach sein, Ihr Vorspiel so zu variieren, dass es Ihrer sexuellen Erregung auf die Sprünge hilft.[53] Oder vielleicht müssen Sie auch mit Ihrem Arzt darüber sprechen, dass Sie es mit einer anderen Pille probieren möchten. In manchen Studien hat sich gezeigt, dass Pillen der vierten Generation (mit entweder 20 oder 30 mg Ethinylestradiol) eine ganz gute Wahl sein könnten für Frauen, die bei hormoneller

Verhütung sexuelle Nebenwirkungen erleben. Diese Studien haben auch erwiesen, dass die Pillen der vierten Generation das sexuelle Erleben der Frauen steigern können und nicht nur für größere Zufriedenheit sorgen, sondern auch Symptome wie Schmerzen beim Sex lindern. Ein Zaubermittel sind sie wahrscheinlich auch nicht, aber es ist immerhin gut zu wissen, dass es noch andere Optionen gibt. Und ich hoffe, dass es schon wieder neue Möglichkeiten gibt, wenn Sie dieses Buch in Händen halten. Sprechen Sie Ihren Arzt auf die neuesten Forschungsentwicklungen auf diesem Gebiet an (die Forschung bewegt sich rascher, als man die entsprechenden Bücher verlegen kann), um herauszufinden, ob es noch andere Optionen gibt, die Sie vielleicht ausprobieren könnten. Schutz vor Schwangerschaft und erfülltes Sexleben sollten sich nicht gegenseitig ausschließen.

Unfuckable me

Wir haben jetzt darüber gesprochen, wie die Pille *Ihre* Lust am Sex verringern kann, doch Untersuchungen legen den Verdacht nahe, dass die Auswirkungen in beide Richtungen gehen könnten, sodass die *Männer* potenziell weniger interessiert sind an Sex mit *Ihnen*.

Was die meisten Frauen nicht so toll finden.

Aus den Studien, über die wir im 3. Kapitel gesprochen haben, wissen wir, dass Frauen in der periovulatorischen Zyklusphase (dem östrogendominierten Zeitfenster vor der Ovulation) sich nicht nur besonders sexy fühlen, sondern auch besonders sexy aussehen. Männer finden weibliche Gesichter, Stimmen und Körpergerüche zum Zeitpunkt der maximalen Fruchtbarkeit am attraktivsten. Und die Frauen wiederum ziehen sich sexyer an und flirten um diese Zeit auch mehr.[54] Das liegt daran, dass der Anstieg des Östrogenspiegels vor dem Eisprung dem Körper signalisiert, dass er alle Register ziehen soll, damit die Frau so sexy und attraktiv wirkt, wie sie nur kann.

So eine Eizelle befruchtet sich schließlich nicht von selbst.

Und da hormonell verhütende Frauen keinen Eisprung haben, verpassen sie diesen komplett natürlichen, kostenlosen (zertifiziert bio und fair gehandelten) Sexyness-Boost in der Zyklusmitte. Das empfindet vielleicht nicht jeder als großes Drama, aber Sie ja vielleicht. Die meisten von uns hätten gerne jeden Sexyness-Boost, den sie kriegen können. Und mit Pille bekommen Frauen eben keinen allmonatlichen Sexyness-Gipfel durch ihre Sexualhormone.

Die Pille könnte Sie also ein kleines bisschen von Ihrem Sexappeal kosten, weil der Anstieg des Östrogenspiegels bei Ihnen nicht stattfindet. Es ist gar nicht so einfach, Untersuchungen dazu anzustellen, wie sich das alles auf die sexuelle Dynamik zwischen Männern und Frauen auswirkt, denn es gestaltet sich relativ schwierig, menschliches Sexualverhalten sozusagen »in freier Wildbahn« zu studieren. Gott sei Dank ist ein schlauer Forscher auf die Idee gekommen, dass das die Art von Forschungsthema ist, die man gut an Primaten studieren kann, denen man dieselbe Pille gibt wie uns Menschen.

Ganz recht: Affen kriegen die Pille.

Abgesehen davon, dass man bei in Gefangenschaft lebenden Primaten unerwünschte Schwangerschaften verhindern kann (der Grund, warum man ihnen überhaupt die Pille gibt), hat man dadurch auch die Möglichkeit, interessante Studien dazu anzustellen, wie die männlichen Primaten sexuell auf die Weibchen reagieren, die die Pille nehmen. Natürlich ist das nicht hundertprozentig analog zu dem, was sich in uns Menschen abspielt, aber indem wir die sexuellen Ausschweifungen unserer nächsten lebenden Verwandten beobachten, können wir schon das eine oder andere darüber lernen, wie Männer vielleicht auf Frauen reagieren, die hormonell verhüten oder eben nicht.

Die Ergebnisse dieser Studie zeigen ziemlich deutlich, dass die Wahrscheinlichkeit, als Partnerin ausgesucht zu werden, durch hormonelle Verhütung[55] sinkt. Bei Schimpansen- bzw. Rhesusaffenweibchen hat man zum Beispiel eine verringerte Wahrscheinlichkeit festgestellt, dass sich ihnen Männchen in sexueller Absicht nähern, ebenso sinkt die Zahl der spontanen Besteigungen. Obwohl Sie und ich Letzteres als üblen Bruch der Datingetikette auffassen würden (vor allem wenn es ohne Vorwarnung oder Vorstellen geschieht), ist das ein großes Kompliment für Weibchen dieser Spezies – für sie ist so ein spontaner Besteigungsversuch der Gipfel der Romantik. Ein noch krasseres Schwinden des sexuellen Interesses wurde beim Männchen des Javaneraffen (*Macaca fascicularis*) beobachtet. Obwohl diese Männchen gleichermaßen Sex mit Weibchen mit natürlichem Zyklus haben als auch mit solchen, die die Pille bekommen, ejakulieren sie beim Sex mit Letzteren nicht. Die Mühe machen sie sich erst gar nicht. Fast so, als wäre ihnen irgendwie bewusst, dass dieses Weibchen fortpflanzungstechnisch eine Sackgasse ist, und als würden sie die Energie, die es kosten würde, ihr sexuelles Verhalten mit einem Keimzellenerguss zu krönen, lieber für andere Dinge aufsparen. Zum Beispiel was Leckeres zu essen suchen oder eine Partnerin anlocken, die vielleicht ovuliert.

Interessanterweise legen Studien an Menschen den Verdacht nahe, dass menschliche Männchen (die etwas weniger haarigen Affen, die wir Männer nennen) ihr Partnerverhalten ebenfalls daran anpassen, ob ihre Partnerinnen fortpflanzungstechnische Sackgassen sind.

Sehen wir uns eine Studie an, die mit einer Gruppe frisch verheirateter Paare angestellt wurde, um den Zusammenhang zwischen dem Level an Verbindlichkeit bei den Frauen und der Partner-Bewachung durch die Männer zu erforschen. *Partner-Bewachung* beschreibt die ganze Bandbreite von Taktiken, die Leute in Beziehungen anwenden, um ihren Partner vom Fremdgehen abzuhalten. Wenn Ihr Partner Ihnen zum Beispiel eine

Nachricht schreibt, um Sie zu fragen, mit wem Sie gerade unterwegs sind, ist das Partner-Bewachung. Partner-Bewachung ist es auch, wenn Sie merken, dass Sie Ihren Freund bei der Hand nehmen, wenn attraktive Frauen in der Nähe sind. Wir bewachen den Partner, um unsere Beziehung in einer Welt voll sexueller Gelegenheiten und Partnerwilderern zu erhalten.

Normalerweise besteht ein Zusammenhang zwischen geringer Verbindlichkeit des einen Partners und der Partner-Bewachung durch den anderen. Ist ja auch logisch. Unverbindlichere Partner geraten leichter auf sexuelle Abwege als verbindliche, also ist es eine gute Idee, die Partner-Bewachung ein bisschen engmaschiger zu betreiben, wenn Ihr Partner die Beziehung nicht ganz so verbindlich handhabt. Daher sollte es uns nicht allzu sehr wundern, dass man genau dieses Muster auch bei vielen frisch verheirateten Paaren in dieser Studie nachvollziehen konnte. Geringe Verbindlichkeit vonseiten der Frauen löste gesteigerte Partner-Bewachung bei ihren Ehemännern aus.

Es sei denn, die Männer waren mit Frauen verheiratet, die die Pille nahmen.

Bei diesen Männern gab es zwar einen kurzen Anstieg der Eifersucht in Reaktion auf die geringe Verbindlichkeit ihrer Partnerinnen (wie Sie sicher erwartet haben, ließ dieser sich auch bei den anderen Paaren beobachten), aber die Partner-Bewachung wurde nicht intensiviert. Obwohl diese Männer eifersüchtiger waren als Männer mit verbindlicher agierenden Partnerinnen, unternahmen sie letztlich doch weniger, um sie von anderen Männern fernzuhalten. Als wäre es ihnen die Mühe nicht wert, weil es sowieso sinnlos wäre, eine leere Gebärmutter vor anderen Männchen abzuschirmen. Genauso wie die nicht ejakulierenden Javaneraffen scheinen Männer ihr Verhalten gegenüber der Partnerin zu verändern, wenn eine Befruchtung nicht möglich ist. Es wäre gut möglich, dass sie ihr Partner-Bewachungsverhalten herunterfahren, weil das Risiko, dass ihre Partnerin mit dem Kind eines anderen Mannes schwanger wird, ebenso gesunken ist.[56] Das könnte in mancher Hinsicht natürlich ganz angenehm sein (es bleibt Ihnen erspart, sich ständig mit Ihrem aufdringlichen Partner befassen zu müssen, und gerade hier gibt es ja auch einen Zusammenhang mit Gewalt und Missbrauch), aber in anderer Hinsicht könnte es unschön sein. Partner-Bewachung kann großartige romantische Aktionen bewirken, mit denen die Männer erreichen wollen, dass die Frauen glücklich und zufrieden bleiben.

Die Erkenntnis, die wir hieraus ziehen, ist die, dass Sie in Sachen Sexyness im Nachteil sind, weil Sie den natürlich auftretenden Boost unterdrücken, der im Fahrwasser des periovulatorischen Östrogenspiegelanstiegs geschieht. Dieser kleine Sexyness-Boost könnte vielleicht das Quäntchen sein, mit dem Sie die Aufmerksamkeit eines attraktiven Fremden erregen, der Sie mal eben nach Paris mitnimmt, wo Sie das wundervollste Wochenende Ihres Lebens verbringen. Andererseits wollen Sie so was vielleicht vermeiden, weil Sie sich über dringendere Angelegenheiten den Kopf zerbrechen müssen und nicht von unerwünschten Avancen, Partner-Bewachungsverhalten oder (wenn wir die Schimpansen-Forschung ernst nehmen) spontanen Besteigungsversuchen gestört werden wollen. Es ist außerdem möglich, dass es Sie nicht nennenswert beeindruckt, ob Sie nun Ihren zyklusabhängigen Beauty-Boost haben oder nicht. Trotzdem sind das alles Informationen, die Sie über die Pille haben sollten.

Eines noch, bevor wir den Sex hinter uns lassen

Mir als Wissenschaftlerin kommen immer mal wieder Studien unter, von denen ich den Leuten einfach erzählen muss. Und diese Studie gehört dazu. Sie handelt davon, was einer Gruppe von Katta-Weibchen passiert ist, als sie eine hormonelle Verhütungsspritze mit einem Progestin der ersten Generation bekam (Medroxyprogesteronacetat, oder MPA).

Ich werde Sie jetzt nicht mit einer Flut von Details über Kattas langweilen, um die Sie gar nicht gebeten haben, aber es muss festgehalten werden, dass a) wir Primaten sind b) Kattas Primaten sind und c) wir wegen a) und b) eine Menge gemeinsam haben. Wir sind beide höchst soziale Wesen, wir sind gerne in Gesellschaft und sitzen mit unseren Freunden in der Sonne, und wir reagieren sehr sensibel auf Gerüche. Sowohl bei Menschen als auch bei Lemuren liefern Gerüche den anderen Informationen über unsere Identität, genetische Qualität und Fruchtbarkeitsstatus. Damit ist der Katta ein gutes tierisches Modell, um die Wirkung hormoneller Verhütungsmittel auf die olfaktorischen Signale von Weibchen zu untersuchen.

Die Forscher in der Katta-Studie interessierten sich dafür, ob hormonelle Verhütungsmittel vielleicht die natürlichen Gerüche manipulieren und stören könnten, mit denen sich die Affen identifizieren und nach denen sie sich bei der Partnerwahl richten. Wie bei den Menschen gehört auch bei den Kattas die Genitalregion zu den Körperregionen, die am meisten von diesen einzigartigen und informativen Gerüchen abgeben. Da ja auch bei den Menschen die Gerüche entscheidenden Einfluss darauf nehmen können, ob man einen Partner anzieht, ist die Frage durchaus interessant, ob sich die Zusammensetzung der Moleküle in den Vaginalsekreten der Kattas in Reaktion auf die künstlich zugeführten Hormone verändert.

Um festzustellen, ob hormonelle Verhütungsmittel den Geruch der Weibchen verändern, untersuchten die Forscher das chemische Profil der abgesonderten Vaginalsekrete, wenn die Weibchen das hormonelle Verhütungsmittel bekommen bzw. nicht bekommen hatten. Indem sie dieselbe Gruppe von Weibchen einmal mit und einmal ohne hormonelle Verhütung untersuchten, konnten die Forscher die Veränderungen beobachten, die bei jedem Weibchen geschahen. Sie maßen den chemischen »Reichtum« in den Vaginalsekreten und die Bandbreite an chemischen Substanzen sowie die relative Menge der verschiedenen Arten von Substanzen in den Sekreten.

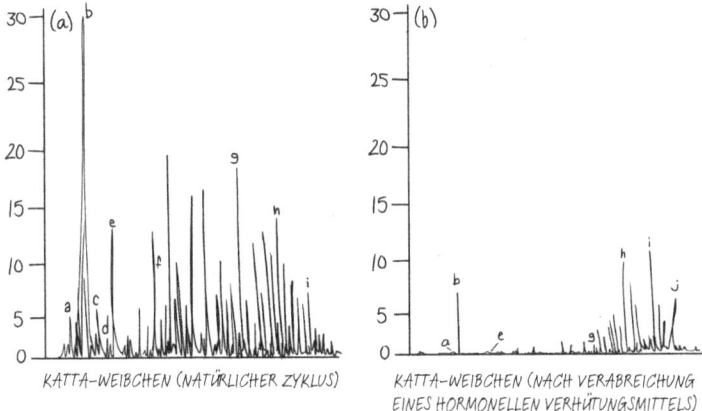

KATTA-WEIBCHEN (NATÜRLICHER ZYKLUS)

KATTA-WEIBCHEN (NACH VERABREICHUNG EINES HORMONELLEN VERHÜTUNGSMITTELS)

Abb. 12: Die Zahl der verschiedenen chemischen Bestandteile (und ihre jeweiligen Mengen) im Vaginalsekret von Katta-Weibchen, abhängig von der Gabe eines hormonellen Verhütungsmittels. Jeder Buchstabe entspricht einem einzigartigen chemischen Stoff. Es fällt auf, dass einige chemische Bestandteile nur bei Weibchen mit hormonellem Verhütungsmittel vorkommen, während andere nur bei Weibchen mit natürlichem Zyklus festzustellen sind.

In Abbildung 12 können Sie sich die Unterschiede im chemischen Profil eines der untersuchten Weibchen ansehen. Jeder Buchstabe im Histogramm entspricht einem chemischen Bestandteil, der in den Sekreten gefunden wurde. Auf der linken Seite (Histogramm a) ist die Vielfalt und die Menge der verschiedenen chemischen Bestandteile des Vaginalsekrets zu sehen, wenn das Weibchen kein Verhütungsmittel bekam. Auf der rechten Seite

(Histogramm b) kann man sich anschauen, wie es aussah, nachdem sie die Injektion bekommen hatte.

Wie Sie sehen, verminderte das hormonelle Verhütungsmittel die Zahl der chemischen Bestandteile im olfaktorischen Profil des Katta-Weibchens. Außerdem schmälerte es die »Dichte« der verschiedenen chemischen Bestandteile, aus denen sich ihr Geruch zusammensetzte. Und es gab einen Stoff (hier gekennzeichnet mit dem Buchstaben *j*), der nur bei Weibchen nachzuweisen war, die das Verhütungsmittel bekommen hatten. So löschte das hormonelle Verhütungsmittel also die einzigartige chemische Duftsignatur des Weibchens aus und ersetzte sie durch einen allgemeinen Duft der Marke »irgendein Weibchen X, das ein hormonelles Verhütungsmittel bekommen hat«. Interessanterweise stellte man fest, dass die allgemeine chemische Signatur der Weibchen, die das Verhütungsmittel bekommen hatten, zu keiner Zyklusphase Ähnlichkeit mit dem Duft eines Weibchens mit natürlichem Zyklus hatte. Ihr Duft ist vielmehr spezifisch für Weibchen, die ein hormonelles Verhütungsmittel bekommen haben, womit auch der ansonsten zuverlässige Zusammenhang zwischen der Komplexität der Duftmarken und der genetischen Qualität ausgelöscht war.

Diese Veränderungen blieben den Männchen natürlich nicht verborgen. Die Katta-Männchen zeigten eine ganz deutliche Vorliebe für die Geruchsmarken der Weibchen, die kein hormonelles Verhütungsmittel bekommen hatten. Und das war ganz unabhängig davon, ob die Weibchen mit natürlichem Zyklus gerade in ihrer fruchtbaren oder unfruchtbaren Phase waren.

Wir müssen natürlich Vorsicht im Umgang mit den Ergebnissen dieser Katta-Studie walten lassen. Erstens gehe ich mal davon aus, dass Sie kein Katta sind. Und wenn meine Annahme korrekt ist (und ich will Sie oder mich hier ja nicht vergackeiern), dann wissen wir also nicht mit Sicherheit, ob das beobachtete Muster auch auf Sie zutreffen würde. Zweitens müssen wir die Frage im Hinterkopf behalten, ob es bei allen Formen hormoneller Verhütungsmittel zutrifft. Diese Kattas haben alle Medroxyprogesteronacetat bekommen, und es wäre möglich, dass sich dieses Muster nur bei diesem speziellen Progestin beobachten lässt. Wir können nicht völlig ausschließen, dass diese Studie nur für diese Äffchen und nur bei Gabe von genau diesem MPA relevant ist.

Obwohl das natürlich möglich wäre, würde ich es trotzdem bezweifeln. Wir wissen, dass die Sexualhormone der Frau Einfluss auf die Zusammensetzung und den Duft ihrer Vaginalsekrete haben. Wir wissen, dass die Pille das Hormonprofil der Frau verändert. Und nun wissen wir, dass Kattas, die hormonelle Verhütungsmittel bekommen haben, Veränderungen in der chemischen Zusammensetzung ihrer Vaginalsekrete aufweisen. Es wäre nicht völlig weit hergeholt zu vermuten, dass die Pille irgendetwas mit der Einzigartigkeit und Komplexität der chemischen Signatur von uns Frauen anstellt ... sowohl in den südlichen Körperregionen als auch an anderen Stellen des Körpers, wie auf unserer Haut und in unserem Speichel. Das gehört einfach zu den Dingen, die wir noch nicht sicher wissen. Sie können selbst entscheiden, wie ernst Sie das nehmen wollen. Und Sie können selbst entscheiden, was das für Sie bedeutet. Wenn Sie sich gerne Ihre einzigartige Duftnote bewahren möchten, könnte die Pille ein Minus sein. Wenn Sie bei der Zusammensetzung Ihrer Vaginalsekrete lieber so un-einzigartig wie möglich daherkommen wollen, könnte sie ein Plus sein. Was das alles für Sie bedeutet, hängt davon ab, wer Sie sind und wer Sie gerne sein wollen.

7. KAPITEL: DER SELTSAME FALL DES FEHLENDEN CORTISOLS

Die Stressreaktion ist etwas, worüber sich die meisten Menschen nicht groß den Kopf zerbrechen. Müssen wir ja auch gar nicht. Sie gehört zu den tollen Einrichtungen unseres Körpers, die einfach tun, was sie tun sollen, ohne dass wir darüber nachdenken müssten. Es würde auch gar nicht besser werden, wenn wir wissen, wie sie funktioniert, genauso wie Atmung, Verdauung und Verlieben. In Anbetracht der Dinge, mit denen sich die meisten von uns im Leben so herumschlagen müssen, ist das alles ganz prima eingerichtet, und es käme wohl keiner auf die Idee, an diesem System herumzupfuschen.

Wie Sie schon erraten können, werde ich Ihnen an dieser Stelle erzählen, wie meiner eigenen nonchalanten Vernachlässigung der Stressreaktion durch einen gänzlich unerwarteten Anlass ein jähes Ende gesetzt wurde. Und dieser Anlass war eine methodologische Fußnote in einem Vortrag zu einem komplett anderen Thema.

Um diese Geschichte richtig verstehen zu können, müssen Sie zunächst wissen, dass die Ausschüttung des Stresshormons Cortisol ein Schlüsselwert ist, anhand dessen Wissenschaftler das Erleben von Stress definieren. Ich erkläre Ihnen gleich noch näher, was das für ein Hormon ist, aber vorläufig müssen Sie nur wissen, dass ein Anstieg des Cortisolspiegels so charakteristisch für die Stressreaktion ist, dass Wissenschaftler anhand dieses Werts einschätzen können, ob jemand von etwas gestresst worden ist. Wenn Cortisol ausgeschüttet wurde, wissen wir, dass ein Mensch Stress erlebt hat. Wenn es nicht ausgeschüttet wurde, gehen wir davon aus, dass er nicht gestresst war.

Besagter Vortrag drehte sich um die Auswirkungen von traumatischen Erlebnissen in der Kindheit auf die Cortisolausschüttung in Reaktion auf den Trier Social Stress Test (TSST), eine

Experimentanordnung, mit der man im Labor eine Stressreaktion hervorrufen kann. Und dieser Test ist enorm wirksam.
Beim TSST müssen Leute eine Stegreifrede vorbereiten, in der
sie ihre Eignung für eine Stelle begründen, und diese Rede
dann vor einer Runde aus Experten mit steinernen Mienen und
einer Videokamera halten. Dann müssen Sie ohne einen Fehler in Dreizehnerschritten von 1022 herunterzählen. Der TSST
ist der Goldstandard, wenn man im Labor eine Stressreaktion
hervorrufen will, denn diese Situation ist so ziemlich eins zu
eins den Albträumen des Durchschnittsbürgers entnommen.
Bei den meisten Leuten bewirkt sie eine Verdoppelung oder Ver-
dreifachung des im Speichel gemessenen Cortisolspiegels – die
typische Reaktion von jemand, der ganz schrecklich unter Stress
gesetzt wird.

Aber das galt nicht für alle.

Als der Forscher seine Methode der Datensammlung darlegte,
erwähnte er am Rande, dass er in seiner letzten analytischen
Gruppe nur Männer eingesetzt hatte, weil die meisten Frauen
in dieser Studie die Pille nahmen. Und Frauen, die die Pille nehmen, erklärte er weiter, gaben zwar an, dass sie sich beim TSST
gestresst *fühlten,* wiesen aber keinen Anstieg des Cortisolspiegels
auf. Da die Veränderung des Cortisolspiegels in dieser Studie ein
Schlüsselwert war, testete er seine Thesen nur an Männern, weil
er nicht genug Frauen mit natürlichem Zyklus gefunden hatte –
die in Reaktion auf Stress Cortisol ausgeschüttet hätten – die er
in seinen Analysen sinnvoll hätte unterbringen können.

...?!

Obwohl der Gedanke, dass die Pille die weibliche Cortisolausschüttung unter Stress unterbindet, gar nicht Thema des
Vortrags war (es war nur eine Nebenerscheinung in einer metho-
dologischen Studie), konnte ich den Rest des Tages an nichts
anderes mehr denken. Oberflächlich betrachtet könnte man
meinen, das sei weiter nicht bedeutsam (es könnte sich vielleicht sogar so anhören, als wäre es der beste Effekt hormoneller

Verhütungsmittel seit reiner Haut, berechenbaren Blutungen und Schwangerschaftsverhütung), aber es ist wahrscheinlich doch bedeutsam. Unsere Fähigkeit, auf Stress zu reagieren, gestattet uns die Anpassung an jede Situation, in die wir geraten. Wenn einem diese Fähigkeit abgeht, ist das nämlich nicht die »Du kommst aus dem Gefängnis frei«-Karte für Stress. Es bedeutet vielmehr, dass wir nicht mehr so gut mit ihm klarkommen, wenn wir gestresst werden. Das kann Probleme der emotionalen Regulierung mit sich bringen, mit Lernen, Gedächtnis und Funktionieren in sozialen Zusammenhängen. Obwohl Stress per se scheinbar etwas Schlechtes ist, kann ich Ihnen versichern, dass es entschieden schlimmer ist, wenn Ihnen Ihre Stressreaktion fehlt.

Mit diesen Gedanken im Hinterkopf kam ich von der Konferenz nach Hause und verbiss mich fast schon manisch in die Frage, was mit der Stressreaktion passiert, wenn Frauen die Pille nehmen. Ich konnte schier nicht darüber wegkommen, dass das a) wirklich stimmte und b) ich noch nie etwas davon gehört hatte![57] Also tat ich das, was Nerds eben tun, wenn sie sich in etwas verbeißen: Ich begann zu lesen. Massenweise. Wir werden gleich noch darüber sprechen, was ich herausgefunden habe, aber zuerst werde ich Ihnen ein wenig Hintergrundinformationen darüber geben, wie Ihre Stressreaktion funktioniert. Das ist interessanter, als Sie jetzt vielleicht denken, und es wird Ihnen helfen, Ihre eigenen Schlussfolgerungen zu ziehen.

Stress für Anfänger

Wir alle wissen, dass Stress einen schlechten Ruf hat. Und diesen schlechten Ruf hat er nicht ganz zu Unrecht. Der moderne Stress – die Art von nie nachlassendem Druck, der so typisch für zeitgenössische Menschen mit ihren zeitgenössischen Problemen ist – ist schlecht für uns. Abgesehen davon, dass man ihn mit Phänomenen wie Gewichtszunahme, Angstzuständen, Herz- und Fortpflanzungsproblemen, verringerter Immunfunktion, Schlaflosigkeit und Migräne in Verbindung bringt, kann Stress Sie auch müde und gereizt machen, sodass Sie für die Menschen in Ihrer Umgebung nur schwer zu ertragen sind. Nur wenige von uns würden nicht davon profitieren, wenn sie einen lange überfälligen Urlaub vom Stress und seinen ganzen beschissenen gesundheits- und beziehungsschädlichen Folgeerscheinungen nehmen würden.

Allerdings ist Stress ein bisschen nuancenreicher. Während zu viel Stress schädlich für uns ist, ist es zu wenig Stress auch. Wo wir uns unter zu viel Stress unleidig, gereizt und überfahren fühlen, können wir uns bei zu wenig Stress traurig, gelangweilt und durch und durch angeödet fühlen. Stress ist also nichts, was wir vollkommen vermeiden sollten (wie Squaredance, die Pest oder sich Fotos von der Katze unseres Arbeitskollegen anschauen zu müssen), wir sollten ihn vielmehr in moderaten Dosen genießen. Zu viel Stress ist wie Chicken Wings mit dem schärfsten Pfeffer der Welt. Zu wenig Stress ist wie pappiger Brei.

Eine zweite Nuance liegt darin, dass Stress nicht unbedingt synonym ist mit Riesenkatastrophen. Auch Sex, körperliche Anziehung, tolle Neuigkeiten und Heiligabend sind wirkungsvolle Stressoren. Und das, obwohl diese Beispiele dem Menschen normalerweise Freude machen. Stress bedeutet also nicht immer gleich etwas Schlechtes. Stress bedeutet nur, dass etwas biologisch bedeutsam ist. Es bedeutet, dass etwas Wichtiges passiert und dass Ihr Körper das, was er gerade tut, unterbrechen muss, um sich mit dieser Situation auseinanderzusetzen. Manchmal ist dieses wichtige Ereignis, dass Sie Sex haben oder kurz vor einer Gelegenheit zu einem tollen neuen Geschäft stehen (was echt gut ist). Manchmal besteht das wichtige Ereignis darin, dass Sie in eine wild gewordene Gnuherde geraten sind (was echt schlecht ist). Egal ob diese wichtigen Ereignisse nun gut oder schlecht sind, Ihr Körper setzt sich mit ihnen mithilfe der Aktivitäten der Stressreaktion auseinander.

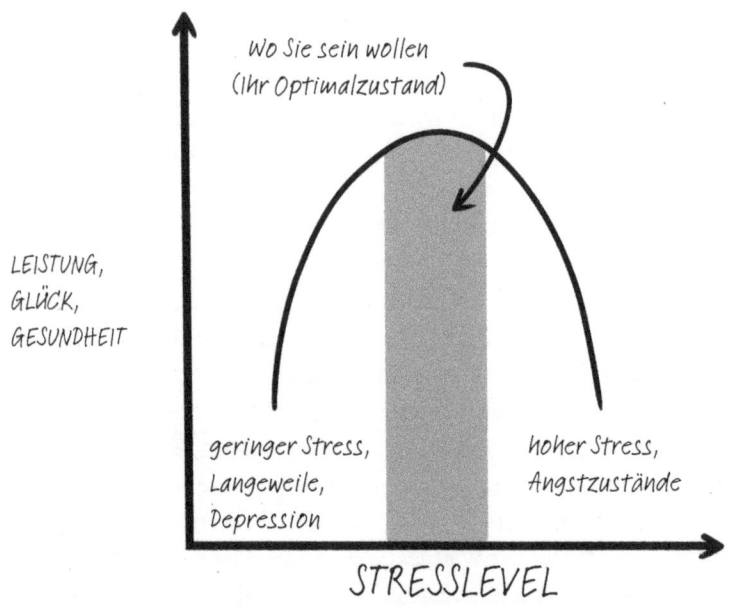

Abb. 13: Während zu viel Stress schädlich für Sie ist, ist zu wenig Stress auch schädlich.

Die Kennzeichen der Stressreaktion variieren ein wenig, je nachdem, was gerade passiert (also Sex versus wild gewordene Gnuherde), aber ein paar Faktoren sind allen Stressreaktionen gemeinsam. Als Erstes setzt Stress Ihr sympathisches Nervensystem in Aktion. Dessen Reaktion erfüllt wiederum seine Aufgabe, indem es für die Ausschüttung von Noradrenalin (Norepinephrin) und Adrenalin (Epinephrin) sorgt, und ist verantwortlich für die Fight-or-Flight-Reaktion. Charakteristisch sind Gefühle wie »mein Herz rast, ich krieg keine Luft mehr, verdammte Sch..., ich raste gleich aus hier«, die wir eben haben, wenn wir gestresst sind. Die meisten unserer Stressgefühle verdanken wir dem lieben sympathischen Nervensystem.

Wenn Sie schon mal die Pille genommen haben, wird es Sie wahrscheinlich nicht überraschen, wenn ich Ihnen sage, dass dieser Teil der Stressreaktion bei hormonell verhütenden Frauen anscheinend komplett unberührt bleibt. Frauen, die die Pille nehmen, *fühlen* sich durch Stressoren genauso gestresst wie jeder andere, und ihre Fähigkeit zum Kämpfen oder Fliehen scheint auch unverändert zu sein. Das ist doch schön zu hören. Obwohl die Fight-or-Flight-Reaktion einen wahnsinnig machen kann – sodass es zum Beispiel absolut grausam ist, wenn man im Stau festsitzt –, ist sie etwas, was die meisten von uns ganz gerne in der Hinterhand behalten möchten, damit wir sie im Falle eines echten Notfalls herausholen können.

Das zweite Schlüsselelement, das die meisten Stressreaktionen gemeinsam haben, ist die Aktivierung der Hypothalamus-Hypophysen-Nebennierenrinden-(HPA-)Achse. Diese wunderbare Einrichtung besteht aus drei Systemen, die zusammenarbeiten: Ihrem Hypothalamus (ein Teil Ihres Gehirns), Ihrer Hypophyse (kurz unterhalb des Gehirns) und Ihrer Nebennierenrinde.

Die Aktivitäten der HPA-Achse werden (genauso wie bei der HPG-Achse, ihrer für Sexualhormone zuständigen Verwandten) im Gehirn vom Hypothalamus in Gang gesetzt und durch eine ganz ähnliche Telefonkonferenz mit drei Teilnehmern ausgeführt (siehe Abbildung 14). Zuerst wird vom Gehirn Corticoliberin (CRH / Corticotropin-Releasing Hormone) ausgeschüttet, welches wiederum die Hypophyse stimuliert. Als Nächstes gibt die Hypophyse diese Information an die Nebennierenrinde weiter, indem sie ihrerseits Adrenocorticotropin ausschüttet (ACTH / Adrenocorticotropes Hormon). Zu guter Letzt stimuliert ACTH die Nebennierenrinde, woraufhin das Stresshormon Cortisol in den Blutkreislauf abgegeben wird.

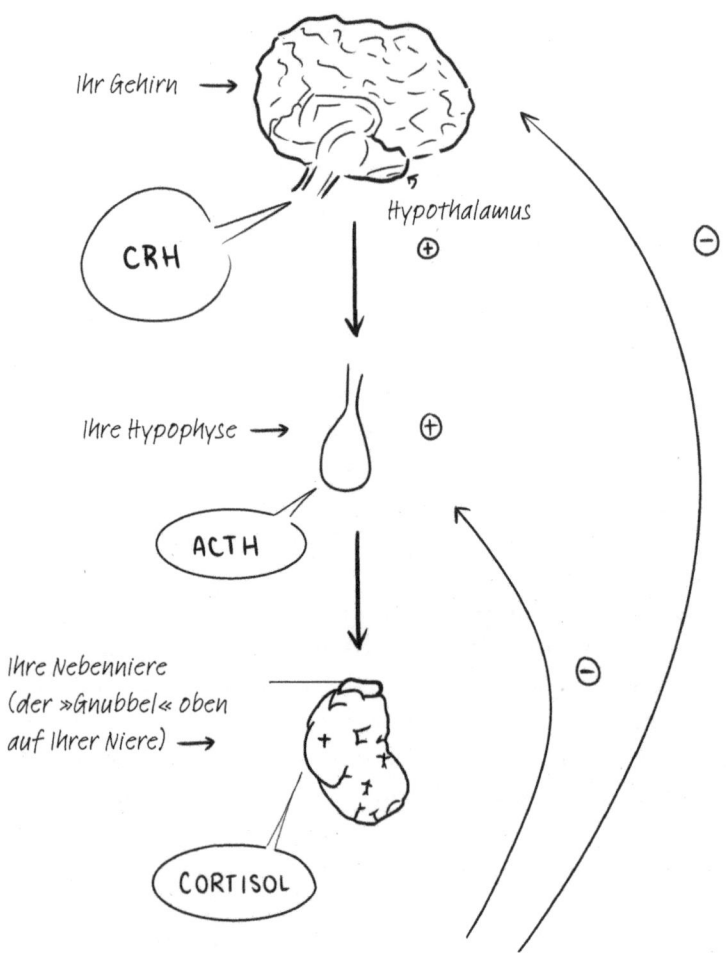

Abb. 14: Die Signalweitergabe über Ihre HPA-Achse

Da die Wahrscheinlichkeit sehr gering ist, dass sich ein Mensch diese ganzen sperrigen Abkürzungen[58] ohne ein paar Merkhilfen einprägen könnte – hier eine Tabelle, zu der Sie bei Bedarf jederzeit zurückblättern können, während wir über diese ganzen Sachen sprechen.

Die wichtigsten Hormone Ihrer HPA-Achse – und woher sie kommen		
NAME DES HORMONS	WOHER ES KOMMT	WAS ES BEWIRKT
CRH (Corticotropin-Releasing Hormone/Corticoliberin)	Hypothalamus (Gehirn)	Bewirkt die Ausschüttung von ACTH aus der Hypophyse
ACTH (Adrenocorticotropin)	Hypophyse (Hirnanhangdrüse)	Bewirkt die Ausschüttung von Cortisol in der Nebennierenrinde
Cortisol	Nebennierenrinde	Steuert das Stressprogramm des Körpers. Sorgt dafür, dass Fett und Zucker ins Blut geschleust werden, um eine schnelle Flucht zu ermöglichen, greift in die Tätigkeit des Immunsystems ein, stimuliert die Bildung neuer Gehirnzellen und hilft Ihrem Gehirn, sich Erfahrungen einzuprägen.

Das primäre biologische Profil der HPA-Stressreaktion ist ein Anstieg des Cortisolspiegels, der normalerweise drei bis fünf Minuten nach Auftreten des Stressors in Blut und Speichel nachweisbar ist. Und obwohl die Cortisolausschüttung nicht direkt mit irgendwelchen merkbaren stressähnlichen Gefühlen verbunden ist, wie die Reaktion des sympathischen Nervensystems, spielt sie eine Schlüsselrolle bei der übergreifenden Gestaltung des Geschehens der Stressreaktion. So kümmert sich Cortisol zum Beispiel um die Umverteilung der Energie, die für Wachstum und Zellreparaturen abgestellt war, und leitet sie zu den Körperteilen, die einen Energieschub brauchen, um mit dem Stressor umgehen zu können. Außerdem hat es viele wichtige Effekte auf die Aktivitäten des Gehirns. So fördert das Cortisol zum Beispiel die Wachsamkeit der Sinne und regt die neuralen

Prozesse an, die bei Lernen und Gedächtnisbildung beteiligt sind, sodass wir die stressigen Vorfälle zur späteren Verwendung in unserem Gehirn verankern oder konsolidieren können. Wenn wir biologisch relevante Vorfälle auf diese Art kennzeichnen, können wir uns nämlich besser an unsere Umwelt anpassen, weil wir in Zukunft effektiver mit ähnlichen Situationen umgehen können.

Aber die Dosis macht das Gift. Obwohl dynamische Aktivitätsausbrüche der HPA-Achse zum erfüllten Leben einer regelmäßig stimulierten Person gehören, richtet eine *chronische* Aktivierung der HPA-Achse Verwüstungen im Körper an.[59] Dann sind nämlich sämtliche körperlichen Ressourcen mit dem dreckigen Geschäft des Stressmanagements beschäftigt, was das Investment in lebenserhaltende Maßnahmen wie Verdauung, Immunsystem und Blutkreislauf dauerhaft einschränkt. Außerdem steigert es das Risiko von Infektionen, Krankheiten, Gewichtszunahme und einer Reihe anderer Sachen, die Sie wahrscheinlich nicht unbedingt wollen,[60] einschließlich verminderter Neurogenese (der Bildung neuer Gehirnzellen), Schädigung der Gehirnzellen und Zelltod sowie ein Zurückgehen des Gehirnvolumens.

Eine chronische Cortisolausschüttung ist so schädlich für die Funktionen des Körpers, dass der Körper alles tun wird, um eine chronisch aktive HPA-Achse auszuschalten. Der Hippocampus (der mehr Cortisolrezeptoren hat als jeder andere Teil des Gehirns) schreit den Hypothalamus an, dass er gefälligst endlich aufhören soll, CRH auszuschütten (den ersten Initiator der HPA-Achsen-Aktivität). Die Hypophyse und die Nebenniere beginnen langsam, aber sicher, die Signale zu ignorieren, die sie zur Ausschüttung immer weiterer Hormone auffordern. Und wenn das nicht reicht, um den Cortisolspiegel zu senken, schaltet sich die Leber ein und schüttet eine Reihe von Corticosteroid-bindenden Globulinen (CBG) aus, um einen Teil des Cortisols unschädlich zu machen und so die Heftigkeit des

Signals für den Rest der Zellen im Körper zu reduzieren. Weil der Körper in einem chronischen Ogottogott-Zustand nämlich nicht funktionieren kann. Deswegen ist es normal, dass die HPA-Achse zumacht, wenn Sie chronischen Stress oder Traumata erlebt haben. Und deswegen finde ich es eben auch so alarmierend, dass die HPA-Achse von Frauen, die die Pille nehmen, genau dasselbe tut.

Der allzu übermütige Hypothalamus

Sowie ich wieder in meinem Forschungslabor war, recherchierte ich und entdeckte, dass die methodologische Fußnote zur fehlenden Reaktion der HPA-Achse unter Stress bei hormonell verhütenden Frauen den Tatsachen entsprach! Mehrere Studien haben diesen Effekt inzwischen dokumentiert. Die Zahlen, die Sie in Abbildung 15 sehen, sind einem Aufsatz entnommen, der die Cortisolausschüttung von Frauen in Reaktion auf den TSST untersucht hat (Sie erinnern sich bestimmt noch an meine Beschreibung des Labortests mit der Stegreifrede vor Publikum und dem Kopfrechnen). Die Säule auf der linken Seite stellt die Cortisolreaktion der Frauen dar, die nicht die Pille nehmen. Die Säule rechts stellt die Cortisolreaktion der Frauen dar, die die Pille nehmen.

Sie brauchen nun keinen Doktortitel in Neuroendokrinologie, um zu begreifen, dass diese zwei Gruppen von Frauen sehr verschieden aussehen. Und dieses grundlegende Muster ist mittlerweile in mehreren Studien beobachtet worden. Dabei sahen die Forscher, dass die hormonell verhütenden Frauen manchmal eine gedämpfte Cortisolreaktion auf Stress zeigten (im Vergleich zu den Frauen mit natürlichem Zyklus), manchmal hatten sie *überhaupt keine* Cortisolreaktion auf Stress, und manchmal – wie in einer neueren Studie beobachtet wurde – *sank* der Cortisolspiegel in Reaktion auf Stress sogar, was ja völlig sinnlos ist. Und die Forschung hat nachgewiesen, dass das nicht einfach an einer ausgeglicheneren Reaktion der hormonell verhütenden Frauen unter dem Druck des TSST lag. Sie zeigten nämlich auch nicht allzu viel HPA-Achsen-Reaktion, wenn man ihnen Naltrexon verabreichte, ein Mittel, das Stress auslöst, oder wenn sie sich beim Sport richtig anstrengten – beides ruft bei den meisten gesunden Erwachsenen eine starke Reaktion der HPA-Achse hervor.

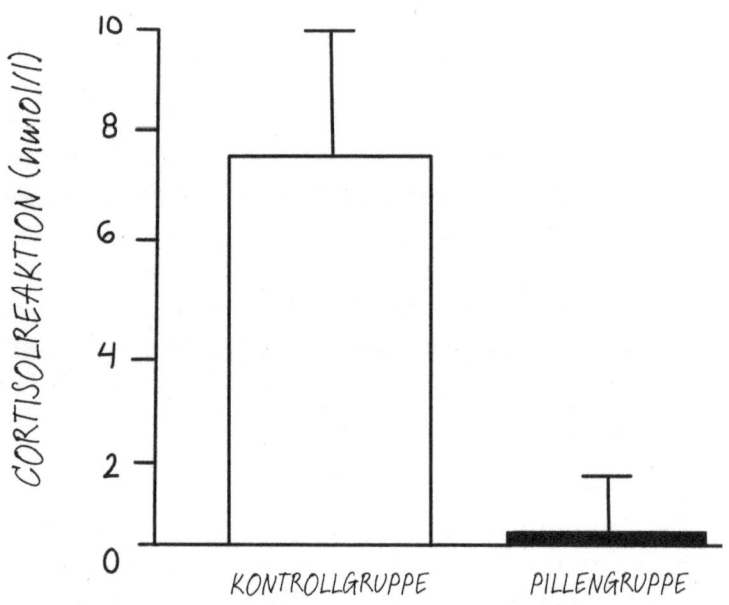

Abb. 15: Cortisolreaktion (gemessen in Nanomol pro Liter [nmol/l] im Trier Social Stress Test (TSST) bei Frauen, die die Pille nehmen, und einer Kontrollgruppe von Frauen mit natürlichem Zyklus

In einer solchen Studie ließen die Wissenschaftler eine Gruppe von hormonell verhütenden Frauen und eine Gruppe von Frauen ohne Pille bis zur völligen körperlichen Erschöpfung auf dem Ergometer strampeln. Im Anschluss maßen sie den Cortisolspiegel der Frauen, ihre Stimmung und ihren Puls. Sie fanden heraus, dass sich beide Frauengruppen nach der Anstrengung weniger nervös, traurig und wütend fühlten als vorher. Das ist typisch, weil Bewegung ein hervorragender Stimmungsaufheller ist. Beide Gruppen erlebten auch ähnliche vom sympathischen Nervensystem ausgelöste Stressreaktionen – ihr Puls und die Atemfrequenz stiegen an, wie es nach einer Runde Sport zu erwarten war. Doch die Cortisolreaktion der hormonell verhütenden Frauen war nur ein Schatten der Reaktion ihrer Geschlechtsgenossinnen mit natürlichem Zyklus. Egal wie man es dreht und wendet (oder mit welcher Testmethode Sie es messen) – bei Frauen, die die Pille nehmen, scheint die Stressreaktion der HPA-Achse schlichtweg zu fehlen.

Ihre HPA-Achsen leisten auch in anderer Hinsicht nicht, was sie sollen. Zum Beispiel hat sich in Studien herausgestellt, dass Frauen unter Einfluss der Pille einen komplett anderen Cortisolrhythmus haben als andere Menschen. Der Cortisolspiegel folgt nämlich einem zirkadianen Rhythmus, erreicht seinen täglichen Gipfelpunkt ungefähr eine halbe Stunde nach dem Aufwachen und sinkt dann gleichmäßig bis zum Abend ab. Doch wenn Frauen die Pille nehmen, liegt der morgendliche Cortisolgipfel niedriger, und die tägliche Cortisolkurve verläuft ebenfalls flacher, als es bei den meisten gesunden Erwachsenen zu beobachten ist. Hormonell verhütende Frauen sind auch nicht so gut in der Lage, im Labor verabreichtes Cortisol zu regulieren wie die Teilnehmerinnen mit natürlichem Zyklus, und sie weisen noch eine Woche lang Unterschiede in der Funktion ihrer HPA-Achse auf, wenn man ihnen eine hormonfreie Zuckerpille gibt. Letzteres Ergebnis legt den Verdacht nahe, dass das, was da mit der Pille und der HPA-Achse passiert, vielleicht noch weitergeht, nachdem eine Frau aufgehört hat, das Präparat zu nehmen. Es könnte also sein, dass die Pille nicht einfach nur die Stressreaktion dämpft (wie es mir auf dieser schicksalhaften Konferenz zum ersten Mal zu Ohren kam), sondern die Funktion der weiblichen HPA-Achse komplett neu definiert.

Wo bist du, Cortisol?

Während ich dies schreibe, wissen wir noch nicht besonders viel darüber, warum die HPA-Achsen hormonell verhütender Frauen so völlig aus der Bahn geworfen werden. Obwohl den Wissenschaftlern dieses Muster seit über 20 Jahren bekannt ist, wussten nur wenige Nicht-Akademiker davon, und noch weniger haben versucht, eine umfassende Antwort auf die Frage zu finden, warum das so ist. Derzeit befindet sich die Forschung an einem Punkt, an dem wir ausschnitthaft wissen, *was* passiert – etwa wie Peptid X oder Protein Y sich bei hormoneller Verhütung verändern und dadurch zur Fehlfunktion der HPA-Achse beiträgt –, aber wir wissen nur sehr wenig über das *Warum*.

Es hat zum Beispiel einige Studien dazu gegeben, welche Rolle das CBG (Corticosteroid-bindendes Globulin) bei der Dämpfung der Cortisolreaktion auf Stress spielt – CBG ist das Protein, das sich an Cortisol bindet und es damit biologisch inaktiv macht. Wenn hormonell verhütende Frauen mehr CBG haben, könnte das erklären, warum die Cortisolreaktion auf Stress gedämpft wird. Mehr CBG = weniger biologisch aktives Cortisol = gedämpfte Cortisolreaktion auf Stress.

Können Sie mir so weit folgen?

Und es stimmt. Mit der Pille haben Frauen wirklich einen höheren CBG-Spiegel als mit natürlichem Zyklus. Mal eben um die 170 Prozent mehr. Und das ist sch...viel CBG. Auf jeden Fall genug, um mit gutem Grund davon auszugehen, dass CBG eine Rolle bei der Dämpfung der Stressreaktion hormonell verhütender Frauen spielt. Wie auch nicht, wenn der Hormonspiegel mehr als doppelt so hoch liegt wie bei den Frauen, die die Pille nicht nehmen?

Aber es steckt noch viel mehr dahinter. Hormonell verhütende Frauen weisen nicht nur einen höheren CBG-Spiegel auf als ihre Geschlechtsgenossinnen mit natürlichem Zyklus. Ihre HPA-Achsen weisen Fehlfunktionen an allen Ecken und Enden auf. Das deutet darauf hin, dass mit der Pille und der HPA-Achse noch etwas wesentlich Größeres im Busch sein muss, und im Moment haben wir noch keine Vorstellung davon, was das sein könnte. Ich habe Ihnen hier mal ein paar von den großen Unterschieden aufgelistet, die wir bei den HPA-Achsen hormonell verhütender Frauen beobachten können, wenn wir sie mit denen von Frauen mit natürlichem Zyklus vergleichen.

- Bei Frauen, die die Pille nehmen, ist die Cortisolreaktion auf Stress gedämpft, wenn man sie mit der von Frauen mit natürlichem Zyklus oder auch von Männern vergleicht. Ihr täglicher Cortisolrhythmus ist ebenfalls gedämpft, bei ihnen sieht die Kurve im Tagesverlauf eher wie ein Plateau als wie ein Berg aus.
- Obwohl die Cortisolreaktion auf Stress niedriger ausfällt, lag der Gesamtwert des Cortisols (zu dem sowohl das freie, biologisch aktive Cortisol zählt als auch das, was durch CBG gebunden und inaktiv gemacht wurde) *höher.*
- Der CBG-Spiegel (das Globulin, das Cortisol bindet und damit inaktiv macht) liegt wesentlich höher als bei Frauen mit natürlichem Zyklus.
- Wenn man hormonell verhütenden Frauen eine Dosis CRH verabreicht (ein Peptid, das vom Gehirn ausgeschüttet wird und bei der Hypophyse die Ausschüttung von ACTH auslöst), schütten sie weniger ACTH aus als Frauen mit natürlichem

Zyklus oder Männer in Reaktion auf dieselbe Dosis. Mit anderen Worten: Ihre ACTH-Reaktion ist ebenfalls gedämpft.

- Wenn man hormonell verhütenden Frauen eine Dosis ACTH verabreicht, liegt ihr anschließend gemessener Cortisolspiegel niedriger als bei Frauen mit natürlichem Zyklus, die dieselbe Dosis bekommen haben.

- Wenn Sie einer Frau, die die Pille nimmt, eine Dosis Cortisol verabreichen (mit einer Hydrocortisontablette) und dann ihr freies Cortisol messen, liegt der Spiegel höher als bei Frauen mit natürlichem Zyklus, die dieselbe Dosis bekommen haben, was den Schluss nahelegt, dass ihre Fähigkeit, mit überschüssigem Cortisol fertigzuwerden, bereits komplett ausgeschöpft ist.

Wenn Sie diese ganzen Dinge betrachten, springt Ihnen zweierlei ins Auge: Erstens, dass die HPA-Achsen hormonell verhütender Frauen ein ganz eigenes Süppchen kochen. Ob man sich jetzt die Kommunikation von Gehirn und Hypophyse ansieht (CRH), die Kommunikation von Hypophyse und Nebenniere (ACTH) oder die Cortisolausschüttung selbst – kein Element der Stressreaktion sieht aus wie bei Frauen mit natürlichem Zyklus. Sie sind durch und durch verschieden.

Zweitens ist offensichtlich, dass anscheinend jedes Glied in der Kommunikationskette der HPA-Achse versucht, das Stresssignal zu unterdrücken. Die Nebennierenrinde schüttet weniger Cortisol aus, als sie bei einer bestimmten Dosis ACTH sollte. Die Hypophyse schüttet weniger ACTH aus, als sie bei einer bestimmten Dosis CRH sollte. Und die Leber schüttet tonnenweise CBG aus, um das Cortisol zu blockieren, das bereits ausgeschüttet worden ist.

Wenn man das alles zusammenfasst, kann man folgern, dass die gedämpfte Stressreaktion vielleicht gar nicht darauf zurückzuführen ist, dass die Pille selbst die Tätigkeit der HPA-Achse stört. Vielmehr hat das Muster, nach dem die HPA-Achse dieser

Frauen funktioniert, verdächtige Ähnlichkeit mit dem Muster von jemandem, der chronischem Stress ausgesetzt war. Vielleicht bewirkt die Pille einfach, dass die HPA-Achse konstant auf Hochtouren läuft, bis sie irgendwann geeignete Maßnahmen ergreifen muss, um sich selbst zu dämpfen.

Um diese Idee zu überprüfen, haben Forscher vor Kurzem untersucht, ob hormonell verhütende Frauen vier wohlbekannte Anzeichen von chronischem Stress zeigen. Dazu gehören 1) eine vermehrte Expression von Genen, die mit Cortisolausschüttungen zu tun haben (Trauma bewirkt, dass eine größere Zahl von cortisolgetriggerten Genen aktiviert wird), 2) höhere Blutfettwerte (Cortisol schleust Fett und Zucker in den Blutkreislauf, sodass diese Werte bei Menschen mit chronischem Stress höher ausfallen), 3) verringertes Volumen des Hippocampus (bei chronischem Stress schrumpft der Hippocampus, denn dieser Teil des Gehirns ist höchst anfällig für Zelltod und verminderte Neurogenese, beides Folgen von chronischem Stress) und 4) die versuchte Deaktivierung von Genen, die von Cortisol aktiviert werden, bei Patienten mit einem genetischen Risiko für Depressionen (ein Muster, das beobachtet werden kann, wenn die HPA-Achse sich nur schwer abschalten lässt). Diese Symptome finden sich meistens nur bei Leuten, die ernsthaften chronischen Stress erlebt haben.

Die Ergebnisse dieser Studien zeigten, dass Frauen, die die Pille nehmen, nicht nur einen oder zwei von diesen biologischen Markern für chronischen Stress aufwiesen. Sie hatten *alle vier*. Obwohl die Forschung noch jung ist und wir noch ein gutes Stück Weg zurückzulegen haben, bis wir das komplett verstehen, kristallisiert sich das Bild heraus, dass die Pille den Körper mit derart heftigen Cortisolausschüttungen überhäuft, dass die HPA-Achse sich selbst abschalten muss.

Trotz der Tatsache, dass zu hohe Cortisolausschüttungen eine Abnahme des Gehirnvolumens, ernste Depressionen und bestimmte Gesundheitsprobleme nach sich ziehen können (ich erzähle gleich noch mehr darüber), weiß niemand so richtig, warum das passiert, wie es sich abspielt oder ob es umkehrbar ist. Die Wissenschaftler haben gerade erst angefangen anzuerkennen, dass das alles überhaupt passiert. Die Forschung für die nächste Generation von Antibabypillen muss den Grund identifizieren, warum die Pille die HPA-Achse so überdreht und wie wir das stoppen können. Außerdem brauchen wir unbedingt Studien, die uns zeigen, ob diese Effekte davon abhängen, welche Arten von Progestin benutzt werden und ob sie weiter bestehen, wenn man aufgehört hat, die Pille zu nehmen.

Obwohl die Forschung noch jung ist und es viele unbeantwortete Fragen gibt, was das alles für Frauen bedeutet, ist es nie zu früh, die Dinge, die man bereits weiß, klug zu nutzen. Eine Fehlfunktion der HPA-Achse kann in Ihrem Gehirn, Ihrem Gemüt und Ihrem Immunsystem Verwüstungen anrichten und Ihnen die ganze Freude am Leben nehmen. Und da die Beteiligung des sympathischen Nervensystems bei der Stressreaktion unverändert bleibt von hormonellen Verhütungsmitteln, hat man diese ganzen Probleme, ohne dass man sich dabei weniger gestresst *fühlen* würde. Es kann also hilfreich sein, wenn Sie wissen, dass die Pille Veränderungen in diesem wichtigen Regulationszentrum körperlicher Aktivitäten bewirkt, weil Sie genauer hinschauen können, wenn sich Probleme abzeichnen. Wir werden als Nächstes darüber reden, worauf Sie schauen können.

Was das für Sie bedeuten könnte

Wie viele Hormone hat auch Cortisol in erster Linie eine regulierende Wirkung auf Körper und Gehirn. Das bedeutet, dass das Cortisol nicht nur für ein oder zwei große, unübersehbare Phänomene zuständig ist (dass Sie gehen können oder dass Ihnen

Brüste wachsen), sondern dass es eine ganze Reihe von subtileren Dingen in mehreren verschiedenen Systemen des Körpers bewirkt. Deswegen sind die Auswirkungen eines Cortisolmangels oder -überschusses nichts, was Sie sofort bemerken würden – so wie Sie es merken würden, wenn Ihre Brüste plötzlich verschwinden würden oder Ihnen ein Schwanz wüchse. Es ist eher so wie ein Verbluten aus tausend kleinen Wunden.

Reden wir zunächst mal darüber, was mit dem Gehirn passiert, wenn es zu viele Cortisolausschüttungen im Körper gibt. Denn das ist wahrscheinlich der Ausgangspunkt bei hormonell verhütenden Frauen, bevor ihre HPA-Achse total zumacht.

Zu viel Cortisol ist schlecht fürs Gehirn. Es kann strukturelle und funktionale Veränderungen in Gehirnbereichen wie dem Hippocampus verursachen, was sich sehr nachteilig auf die kognitive und emotionale Gesundheit der Frauen auswirkt. Der Hippocampus spielt eine wahnsinnig wichtige Rolle für unsere Lernfähigkeit und Gedächtnisfunktion, und unzählige Studien an Menschen wie Tieren haben Schäden am Hippocampus mit Lern- und Gedächtnisproblemen in Zusammenhang gebracht. Da der Hippocampus hormonell verhütender Frauen ein geringeres Volumen hat als der von Frauen mit natürlichem Zyklus, könnte das Ungutes bedeuten.

Ein Kennzeichen der Alzheimer'schen Krankheit zum Beispiel – eine entsetzliche neurologische Störung, die durch ihre vernichtenden Effekte aufs Gedächtnis gekennzeichnet ist – ist ein Schrumpfen des Hippocampus. Eine beträchtliche Menge an Nachweisen gibt es dafür, dass das Schrumpfen des Hippocampus mit alltäglicheren kognitiven und emotionalen Problemen in Zusammenhang steht, etwa mit sozialer Angst und Gedächtnisproblemen. Obwohl wir nicht wissen, ob die Pille einen Einfluss auf die Wahrscheinlichkeit hat, dass die Frau eine dieser Folgen erleben wird, braucht es nicht allzu viel Fantasie, um sich auszumalen, dass das so sein könnte. Es könnte die Fähigkeit der Frauen, Dinge zu lernen und zu behalten, auch auf subtilere Art beeinflussen.

Eine meiner Doktorandinnen, Hannah Bradshaw, hat Studien dazu angestellt, und ihre vorläufigen Erkenntnisse belegen, dass genau das der Fall ist. In zwei Studien hatte sie herausgefunden, dass hormonell verhütende Frauen bei einer schwierigen Prüfung schlechtere Leistungen brachten als Frauen mit natürlichem Zyklus und bei unlösbaren Silbenrätseln auch schneller aufgaben. Es ist zwar immer noch unklar, ob diese Wirkungen auf die Veränderungen in der Stressreaktion, im Hippocampus etc. der hormonell verhütenden Frauen zurückgehen, aber die Resultate untermauern die Idee, dass die Pille koordiniertes Lernen deutlich beeinträchtigt, was es diesen Frauen erschweren könnte, ihre Ziele in Ausbildung und Beruf zu erreichen. Strukturelle Veränderungen im Hippocampus (und in anderen Teilen des Gehirns, die von der Pille beeinflusst werden) könnten auch Auswirkungen auf Gefühle von Verwirrtheit oder Brain Fog (»Gehirnnebel«) haben, von dem manche Frauen berichten, während sie die Pille nehmen, oder auch auf das Ausbrechen von Symptomen einer Depression (worauf wir im nächsten Kapitel noch detaillierter eingehen werden). All diese Möglichkeiten sind derzeit noch Hypothesen, keine erwiesenen Wahrheiten, aber es deutet doch genug darauf hin, dass Sie sie bei Ihren Erfahrungen mit der Pille im Hinterkopf behalten sollten.

Eine Hyperaktivierung der HPA-Achse könnte auch beträchtliche Auswirkungen auf die Blutzucker- und Blutfettwerte der Frauen haben und damit auch auf die Tendenz zur Gewichtszunahme, vor allem am Bauch. Cortisol erhöht die Fett- und Zuckerwerte im Blut – weil es den Körper ja darauf vorbereiten muss, in einer akuten Stresssituation blitzschnell zu reagieren. Wenn man schneller sein will als eine wild gewordene Gnuherde, sollte schon deutlich mehr Energie zur Verfügung stehen. Doch auf die Dauer (wie zum Beispiel bei chronischer Cortisolausschüttung) ist das alles nicht so toll für den Körper. Pausenlos überdurchschnittliche Blutfett- und Blutzuckerwerte können das Risiko einer Glukoseintoleranz (Prä-Diabetes), Gewichtszunahme (insbesondere Bauchfett) und Erkrankungen der Herzkranzgefäße erhöhen. Die Forschung ist zwar noch nicht so weit, dass wir mit Sicherheit sagen können, ob man sich um diese Dinge Sorgen machen muss, wenn man die Pille nimmt (obwohl es Belege dafür gibt, dass hormonell verhütende Frauen stressbedingte Veränderungen in ihren Blutfettwerten zeigen), aber Sie sollten sich das auf jeden Fall zu Herzen nehmen, wenn Sie persönlich mit Glukoseintoleranz oder erhöhtem Cholesterinspiegel zu tun haben. Dann wäre es nicht schlecht, wenn Sie die entsprechenden Werte von Ihrem Arzt genau beobachten ließen, wenn Sie mit dem Verhüten beginnen oder auf eine andere Form umsteigen.

Aber das ist erst die Hälfte der Geschichte. Denn wenn die HPA-Achse nur noch heiß läuft, schaltet sie sich irgendwann selbst ab – und wie Sie sich erinnern werden, scheint die HPA-Achse hormonell verhütender Frauen genau das zu tun. Dadurch wird zwar vermieden, dass die Frauen an einer Überforderung der HPA-Achse sterben (wie es den Lachsen nach ihrer schicksalhaften Wanderung stromaufwärts widerfährt), aber es bringt eine Reihe anderer Probleme mit sich. Unsere HPA-Achse spielt eine entscheidende Rolle bei der Fähigkeit des Körpers, adäquat auf Bedrohungen und Chancen in unserer Umgebung zu reagieren. Wenn die Frauen keine dynamischen Veränderungen in der Cortisolausschüttung mehr erleben, sinkt ihre Fähigkeit zu lernen, mit Situationen zurechtzukommen und sich anzupassen.

In einer Studie ließen Wissenschaftler Frauen, die die Pille nahmen, und solche, die einen natürlichen Zyklus hatten, eine kurze Geschichte anhören. Die Hälfte der Frauen in jeder Gruppe bekam eine Geschichte zu hören, die voll emotionaler Elemente war, die andere Hälfte hörte eine langweilige Geschichte ohne jede Pointe. Gleich danach setzte man bei beiden Gruppen die eine Hälfte der Frauen einem Stressor aus, die andere Hälfte nicht. Anschließend maß man das Cortisol, und dann gingen alle nach Hause und kamen eine Woche später wieder ins Labor.

Als die Frauen zur zweiten Sitzung antraten, überraschte man sie mit einem unangekündigten Test, bei dem sie die Details der Geschichte wiedergeben sollten, die sie die Woche zuvor gehört hatten. Die Forscher erwarteten, dass die Frauen, die dem Stressor ausgesetzt worden waren, sich besser an die emotionale (nicht aber an die langweilige) Geschichte erinnern würden. Das ist ja die Wirkung von Stress, denn eine der Aufgaben des Cortisols besteht darin, emotional aufgeladene Ereignisse vom Kurzzeit- ins Langzeitgedächtnis zu befördern.

Diese Annahme bestätigte sich auch. Bloß nicht bei allen. Während die Frauen mit natürlichem Zyklus besser in der Lage waren, sich nach dem Stressor an Details der emotionalen Geschichte zu erinnern, fehlte dieser Effekt bei den hormonell verhütenden Frauen völlig. Diese Frauen erinnerten sich an so wenige Details der emotionalen Geschichte wie beide Gruppen an Details der langweiligen Geschichte. Und welches Geheimmittel sorgte dafür, dass in diesen zwei Gruppen die Erinnerungsfähigkeit bei der emotionalen Geschichte so unterschiedlich ausfiel? Das Cortisol. Bei den Frauen mit natürlichem Zyklus war eine Veränderung des Cortisolspiegels in Reaktion auf den Stressor geschehen, bei den Frauen, die die Pille nahmen, war sie ausgeblieben. Obwohl die hormonell verhütenden Frauen genauso gut zugehört hatten und sich genauso gestresst gefühlt hatten wie ihre Geschlechtsgenossinnen mit natürlichem Zyklus, sorgte die fehlende Cortisolausschüttung dafür, dass ihre Gehirne die Details der emotionalen Geschichte nicht so in sich aufsaugten, wie es eigentlich sein sollte.

Dieses Fehlen der Stressreaktion in einem Zusammenhang, in dem sie angebracht wäre, könnte auch die Fähigkeit der Frauen beeinträchtigen, kompatible Partner zu erkennen. Zu den Dingen, die bei gesunden Erwachsenen einen starken Anstieg des Cortisolspiegels hervorrufen, gehört nämlich die sexuelle Anziehung. Diese Cortisolreaktion sorgt dafür, dass unser Gehirn einen potenziellen Partner als jemanden kennzeichnet, der unserer Aufmerksamkeit wert ist. Aber wenn die Körper der hormonell verhütenden Frauen einfach nicht dafür sorgen, dass manche Männer mehr ins Auge stechen, könnte es diesen Frauen erschwert werden, den richtigen Partner zu wählen. Statt sich auf die biologischen Prozesse zu verlassen, die sich über Millionen von Evolutionsjahren herausgebildet haben, um uns bei der Partnerwahl zu leiten, müssen sich hormonell verhütende Frauen vielleicht mehr auf verstandesgelenkte Entscheidungen verlassen. Das könnte dazu führen, dass sie in Beziehungen landen, die »auf dem Papier gut aussehen«, denen aber letztlich keine größere sexuelle Anziehung zugrunde liegt. Wenngleich diese Möglichkeit nicht untersucht wurde, könnte das eine Rolle bei den Unterschieden in der Zufriedenheit mit der Beziehung spielen, über die wir im 5. Kapitel gesprochen haben. Das Fehlen sexueller Chemie (bei gleichzeitig größerer Zufriedenheit mit seinen Versorgerqualitäten) könnte das Symptom einer Partnerwahl sein, die ohne die Hilfe der HPA-Achse (zusätzlich zur HPG-Achse) getroffen wurde.

Wenn wir noch mal das große Ganze betrachten, könnte es sein, dass Frauen, deren Gehirn gar keine Ereignisse oder Menschen mehr als besonders bedeutungsvoll kennzeichnen kann, sich permanent leicht angeödet fühlen. Denn wenn in unserem Gehirn überhaupt nichts mehr biologisch gekennzeichnet wird, sei es nun als Gefahr oder als Chance, könnten die Gehirne der Frauen meinen, in einer Welt ohne jeden Stimulus zu leben, in der es überhaupt keine aufregenden neuen Möglichkeiten oder Herausforderungen mehr gibt.

Diese Vorstellung – obwohl noch nicht wissenschaftlich untersucht – stimmt in hohem Maße mit meinen eigenen Erfahrungen mit der Pille überein. Ich konnte es nur nie so recht festmachen, bis ich sie eines Tages abgesetzt habe.

Als ich die Pille absetzte, fühlte ich mich nämlich, als würde ich langsam aufwachen. Ich merkte, dass ich die Dinge – im Positiven wie im Negativen – stärker fühlte. Das Ergebnis war, dass ich mich auf eine Art dreidimensional fühlte, die ich ganz schwer beschreiben kann, ohne die Hilfe der Metapher einer – ausgerechnet! – Schallplatte zu nutzen.

An irgendeinem Punkt in Ihrem Leben hat Ihnen wahrscheinlich mal jemand gesagt, dass Musik auf LP besser klingt als auf digitalen Aufnahmen wie MP3. Obwohl es gut möglich ist, dass Ihr Schallplattenliebhaber das einfach nur gesagt hat, um cool zu klingen oder eine Frau zu beeindrucken (Sie vielleicht), hat diese Behauptung durchaus einen wahren Kern. Schall wird in langen, schönen Wellen übertragen. Und analoge Aufnahmen spiegeln die Wellenform des Schalls. Wenn Sie also einen Song auf Schallplatte anhören, ist das der wahre Klang des Songs. Er ist üppig, satt und voll verschiedener Texturen. Wenn Sie schon länger nichts mehr auf Vinyl gehört haben, wäre es den Versuch durchaus mal wert. Es besitzt wirklich eine Tiefe, die einem ein ganz anderes, sehr befriedigendes Hörerlebnis schenkt.

Ein digital aufgenommener Song ist ein bisschen weniger befriedigend. Und zwar, weil er in Bits, nicht in Wellen aufgenommen wurde. Dabei wird versucht, die Form des Schalls zu spiegeln, indem Tausende von digitalen Bildern des analogen Signals gemacht und hinterher wieder zusammengesetzt werden, um der tatsächlichen Schallwelle möglichst nahe zu kommen. Aber irgendwie ist es nie ganz dasselbe. Obwohl sich das Ergebnis wie der komplette Klang *anfühlt*, ist er es nicht. Und auch wenn es den meisten von uns verborgen bleibt, gibt es Teile, die beim Anhören dann tatsächlich fehlen.

Die meisten Leute, die digitale Musik hören, haben keine Ahnung, was da geschehen ist, und sie haben nicht das Gefühl, etwas zu vermissen, wenn sie ihre Lieblingssongs hören. Das ist so etwas, was ein Mensch wahrscheinlich nie merken würde, wenn er nicht denselben Song zweimal hintereinander hört, einmal von der LP, einmal digital. Selbst dann ist der Unterschied noch kaum wahrnehmbar. Die Musik auf der LP klingt aber einfach ein bisschen dreidimensionaler und befriedigender als die MP3.

Verstehen Sie, worauf ich damit hinauswill?

Als ich die Pille absetzte, hat es sich so angefühlt, als würde ich von MP3 auf Schallplatte umsteigen. Ich hatte nicht das *Gefühl*, dass etwas fehlte, während ich die Pille nahm. Meine veränderte Wahrnehmung der Welt konnte ich erst erkennen, als ich sie abgesetzt hatte. Und selbst dann waren die Unterschiede noch schwer zu beschreiben. Sind sie immer noch. Die beste Beschreibung, die ich Ihnen geben kann, ist die, dass ich nach dem Absetzen das Gefühl hatte, aus einer Buchseite herauszusteigen und ins reale Leben zu treten. Es gab mir ein Gefühl von Dimension, das ich nicht hatte, während ich hormonell verhütete. Ich fühlte die Dinge tiefer, und das Leben kam mir interessanter vor, voller Chancen und Sinn, ganz anders als vorher.

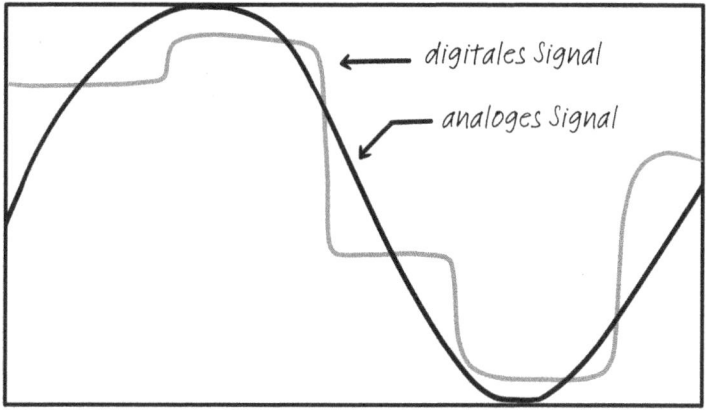

Abb. 16: Der Unterschied zwischen analogen und digitalen Signalen

Solange die Aktivität der HPA-Achse in abwechslungsreichen Kurven verläuft, weiß unser Gehirn, dass wir ein sinnvolles Leben führen, weil nämlich Dinge geschehen, die wirklich bemerkenswert sind. Diese Aktivität hilft uns, emotional komplexe Informationen zu verarbeiten und sie in unserem Langzeitgedächtnis abzuspeichern. Wenn sie nicht richtig funktioniert, können die wichtigen, emotionalen Erlebnisse in unserem Leben – sowohl die guten als auch die schlechten – nicht wirklich Teil von uns werden. Und dann war es völlig witzlos, dass wir diese Erlebnisse hatten. Unsere Erfahrungen, also die ganzen guten und schlimmen Dinge, die wir erlebt haben, werden seltsam seicht. Wenn wir die Fähigkeit unseres Gehirns beeinträchtigen, all die emotional komplexen Situationen unseres Daseins zu erfassen und sie in unserem Langzeitgedächtnis abzuspeichern, kann sich unser Leben eindimensional und flach anfühlen.

Das wäre also eine weitere Möglichkeit, wie die Pille das Erleben der Frauen beeinflusst. Und obwohl diese ganzen Veränderungen subtil sind, könnten sie weitreichende Auswirkungen auf Stimmung, Wohlbefinden und Lebensqualität der Frauen haben. Es kann sein, dass die Frauen sich viel leerer fühlen, wenn sie die Pille nehmen, weil sie sich damit der Fähigkeit berauben, sinnvolle und wichtige Wahrnehmungen aus ihrer Umgebung herauszufiltern.

Zu guter Letzt möchte ich noch einmal aus dem Gehirn herausgehen und eine letzte Auswirkung erwähnen, die eine gedämpfte Stressreaktion auf Frauen haben könnte: Sie könnte nämlich bestimmte Funktionen des Immunsystems beeinträchtigen und so das Risiko für Autoimmunerkrankungen erhöhen. Der Körper setzt sich mit Infektionen und Verletzungen durch Entzündung auseinander. Obwohl Entzündungen unerlässlich sind, um zu vermeiden, dass man krank wird, sind sie doch ein Mittel, mit dem der Körper sorgsam umgehen muss. Längerfristige entzündliche Zustände sind schlecht für den Körper. Sie leisten anderen üblen Problemen Vorschub, zum Beispiel Beschädigungen an der DNA, Zelltod, Gewebeabbau und vorzeitiger Alterung. Sie können auch Probleme wie Erschöpfung, Depressionen, chronische Schmerzen und Beeinträchtigung der Gedächtnisfunktion nach sich ziehen und das Risiko von

Krankheiten wie Krebs, Alzheimer und Autoimmunerkrankungen erhöhen. Entzündungen sind also etwas, was man sorgsam im Auge behalten muss, sonst steigt das Risiko, dass der Körper sich solche entzündungsbedingten Erkrankungen zuzieht.

Und wollen Sie mal raten, welches Signalmolekül eine ganz prominente Rolle in unserer Fähigkeit spielt, Entzündungen zu regulieren?

Obwohl Entzündungen von einer ganzen Reihe verschiedener Faktoren bestimmt werden, ist ein Schlüsselfaktor in diesem Prozess – das Cortisol. Wenn der Cortisolhaushalt außer Kontrolle gerät oder völlig ausgeschaltet wird, kann das Fehlfunktionen im Entzündungsmanagement des Körpers nach sich ziehen. Das würde das Risiko von Entzündungen und der Entwicklung von Autoimmunerkrankungen bei hormonell verhütenden Frauen erhöhen. Derzeit sind wir noch weit davon entfernt, mit Sicherheit sagen zu können, ob die Pille und ihre Auswirkungen auf die HPA-Achse zu den Kapriolen des Immunsystems beitragen, aber es gibt doch einige Belege dafür, dass genau das der Fall ist. Und die Pille ist mittlerweile mit diversen Formen von Autoimmunerkrankungen in Zusammenhang gebracht worden. Das ist eine enorm wichtige Information, denn 78 Prozent der Patienten mit Autoimmunerkrankungen sind Frauen!

Trägt die Antibabypille zu diesen hohen Zahlen bei?

Das wissen wir noch nicht.

Doch obwohl wir noch nicht vollkommen verstanden haben, was es für die Frauen bedeutet, wenn ihre HPA-Achse von der Antibabypille in die Mangel genommen wird, sollten meine Ausführungen Ihnen ein paar Anhaltspunkte gegeben haben, damit Sie die Augen offen halten können. Es ist nie zu spät, auf seine Gesundheit zu achten und entsprechend zu handeln.

Wenn Sie das Gefühl haben, von irgendeinem dieser Probleme betroffen zu sein, hören Sie auf Ihren Körper. Vielleicht wäre es an der Zeit, dass Sie eine andere Pille ausprobieren oder sich sogar eine ganz andere Form der Verhütung überlegen.

Vielleicht wäre es an der Zeit, dass Sie eine Pillenpause einlegen und Ihren Körper erst mal wieder in seinen Normalzustand zurückkehren lassen.

Lange Zeit sah die Einstellung zur Frauengesundheit im Allgemeinen so aus, dass Phänomene, die die Frauen erleben, die aber in keinem Medizinlehrbuch stehen, einfach nicht real sind. Doch manchmal tun unsere Körper Dinge, die von der Medizin noch nicht richtig verstanden werden. Nur weil Sie etwas fühlen, was von der Forschung noch nicht so richtig beschrieben wurde, bedeutet das noch lange nicht, dass es nicht real oder nicht wichtig wäre. Die Wissenschaft hat die Frauen noch nicht umfassend erklärt, und man fängt jetzt gerade erst an, zu erforschen, auf wie viele verschiedene Arten die Pille uns verändert. Das macht es doppelt nötig, dass Sie genau in sich hineinhören. Hören Sie auf Ihren Körper, vertreten Sie gegenüber dem Arzt Ihre Wahrnehmungen und vertreten Sie, wie Sie sich fühlen wollen.

Wir haben jetzt über ein paar ziemlich beängstigende Dinge gesprochen, aber im Großen und Ganzen ist die Message eine hoffnungsvolle. Ich habe einen Summa-cum-laude-Abschluss gemacht *und* promoviert, während ich die Pille genommen habe. Und es gibt viele Frauen (vielleicht sogar Sie), die noch sehr viel mehr geschafft haben. Wenn mein Hippocampus kleiner ist oder war, als er es ohne Pille gewesen wäre, hat es mir nicht spürbar geschadet.[61] Frauen bringen heute mehr Leistungen als je zuvor in der Geschichte, also kann man wohl davon ausgehen, dass es uns nicht wirklich dramatisch beeinträchtigt, was die Pille eventuell mit unseren Gehirnen anstellt. Doch Sie haben es verdient zu wissen, worauf Sie sich einlassen. Wenn Ihre HPA-Achse verändert wird, könnte das auch die Art verändern, wie Sie die Welt erleben. Und obwohl die Forschung auf diesem Gebiet noch absolut in den Kinderschuhen steckt (soll heißen: wir wissen noch so gut wie gar nichts), ist es doch eine Überlegung wert, wenn Sie die Entscheidung treffen wollen, ob die Pille das Richtige für Sie ist.

8. KAPITEL: WAS SCHLÄGT UNS SO AUFS GEMÜT?

Wenn Sie zu den Leuten gehören, die die Nachrichten schauen oder lesen, kommen Ihnen wahrscheinlich alljährlich wieder Berichte über die Pille und Beeinträchtigungen der Stimmung unter. Manchmal heißt es, dass die Pille definitiv *nichts* mit Depressionen zu tun hat. Dann wieder heißt es, dass die Pille bei manchen Leuten mit Depressionen zu tun haben könnte, bei anderen nicht. Das ist nicht nur verwirrend, man tut sich auch schwer, solche Informationen noch ernst zu nehmen. Medizinische Studien scheinen sich permanent zu widersprechen. In den letzten Jahren hat man uns zum Beispiel erzählt, dass Wein schlecht für uns ist, dann war er wieder gut für uns, dann wieder schlecht und am Ende wieder gut. Momentan ist man der Meinung, dass Wein gut für uns ist, aber nur wenn der Wein rot ist, in einer Tasse aus getrocknetem Schweineohr serviert und an Sonntag- und Dienstagnachmittagen in einer Menge von 51,62 Millilitern getrunken wird (außer in Schaltjahren, dazu liegen noch keine Erkenntnisse vor).

Bei solchen Studien weiß man kaum, worüber man sich Sorgen machen soll und worüber nicht. Und die Forschung zur Pille bildet da keine Ausnahme. Manchmal scheint es, als wüssten wir gleichzeitig viel zu viel und viel zu wenig über den Einfluss, den die Pille auf unsere Gemütsverfassung hat. In diesem Kapitel werden wir durchgehen, was die Forschung tatsächlich zu diesem Thema zu sagen hat (und was nicht), was die Pille für Ihre mentale Wettervorhersage bedeuten könnte ... und wir werden auch darüber sprechen, was Sie tun können, wenn Sie an Ihrem Himmel mehr Wolken als Sonnenschein sehen.

Die Wahrheit über die Pille und Ihre Gemütslage

Die meisten Frauen haben zumindest ein, zwei Bekannte, die bei einer Pille unschöne Nebenwirkungen zu verzeichnen hatten. Und meistens haben diese unschönen Nebenwirkungen mit Beeinträchtigungen der Gemütslage zu tun.[62] Schauen wir uns einmal Leahs Geschichte an.

Leah hat mit Anfang 20 lange versucht, eine Verhütungsmethode zu finden, die sie mochte. Bei der ersten hormonellen Verhütung, die sie ausprobierte, musste sie ständig weinen (und zwar wirklich STÄNDIG). Es war so schlimm, dass sie schon glaubte, das sei letztlich die empfängnisverhütende Funktionsweise: Frauen emotional so auf den Hund zu bringen, dass sowieso kein vernünftiger Mann mehr mit ihnen schlafen will.

Die zweite, die sie ausprobierte, war auch nicht viel besser. Obwohl ihre beste Freundin auf dieses Präparat schwor (und ihr Arzt ihr erzählte, es sei ganz niedrig dosiert), bekam sie davon Angstzustände. Zum ersten Mal in ihrem Leben verpasste sie Abgabetermine an der Uni und auf der Arbeit, weil sie vor lauter Angst, nicht perfekt zu sein, völlig gelähmt war.

Ich kann mich noch sehr lebhaft daran erinnern, wie ich am Abend vor dem Abgabetermin einer Projektarbeit in meiner Wohnung auf dem Küchenboden saß und heulte. Es war ein Gruppenprojekt, und ich hatte schreckliche Angst, dass mein Teil nicht gut genug sein könnte und die anderen Mädchen in meiner Gruppe mich hassen würden. Ich bin total ausgeflippt. Meine Mutter musste am Telefon eine Stunde auf mich einreden, um mich zu überzeugen, nicht die ganze Uni hinzuschmeißen, weil ich das Gefühl hatte, nicht gut genug zu sein. Ich hatte das Gefühl, den Ansprüchen an der Uni nicht gerecht werden zu können, weil ich den Stress einfach nicht aushielt. Das eigentlich Verrückte daran war, dass ich gar nicht merkte, wie verrückt ich eigentlich war. Ich dachte nämlich, ich wäre einfach nur überfordert mit meinem Programm. Erst meine WG-Mitbewohnerin brachte mich auf die Idee, dass irgendwas mit *mir* nicht stimmte, und dass ich nicht mehr ich selbst war [seit ich angefangen hatte, die neue Pille zu nehmen]. Zuerst hielt ich sie für verrückt, weil ich mich gar nicht anders fühlte. Ich hatte nur das Gefühl, gestresster zu sein als je zuvor in meinem Leben. Mir war noch nie in den Sinn gekommen, dass das Problem nicht meine Arbeitslast war, sondern ich selbst.

Nach über zwei Monaten dieser Art wechselte Leah wieder die Pille. Die neue Pille (die eine andere Art von Progestin enthielt als die ersten zwei, die sie ausprobiert hatte) ist viel besser für sie. Sie fühlt sich wieder mehr wie sie selbst und ist nicht mehr so gestresst. Obwohl sie sich im Grunde immer noch lieber so fühlen würde wie ganz ohne Pille, geht es ihr eigentlich relativ normal. Und die Vorteile, die es hat, nicht schwanger werden zu können, machen ihr die Entscheidung letztlich leicht.

Interessanterweise habe ich auch schon die gegenteilige Geschichte gehört. Obwohl die Geschichten der Frauen über die verschiedenen Arten, wie die Pille sie »verrückt« machte, normalerweise die sind, die wir hier ansprechen, ist die Pille für manche Frauen in Sachen Gemütsverfassung auch ein Gottesgeschenk. Wenn man sich mit diesen Frauen unterhält, erzählen sie einem, dass sie sich mit der Pille besser und stabiler fühlen und dass sie eher verrückt werden, wenn sie sie nicht nehmen. Nehmen Sie Sophies Geschichte: Sophie nahm dieselbe Pille (gleich die erste, die sie ausprobiert hatte) sieben Jahre lang und war begeistert. Nachdem eine Tante einen Schlaganfall erlitten hatte, beschloss sie jedoch, die Pille lieber abzusetzen. Ihre Tante hatte zwar nicht die Pille genommen, aber dieses neue Element in der Gesundheitsgeschichte ihrer Familie ermunterte sie, mal eine Pillenpause einzulegen. Sie hatte gerade sowieso keine Beziehung, und da die Pille die Thrombosegefahr erhöht, dachte sie sich, dass es das Risiko nicht wert sei.

Wie sich herausstellte, ging es dann aber bergab.

Als sie die Pille absetzte, fühlte sich Sophie völlig verstört. Sie hatte sich immer viel darauf eingebildet, ruhig und rational denken zu können, aber dieses Gefühl hatte sie jetzt gar nicht mehr. Alles ging ihr ganz schrecklich unter die Haut. Sie musste feststellen, dass sie bei der geringsten Kleinigkeit in Tränen ausbrach, und bei der Arbeit verspürte sie auch nicht mehr den früheren Ehrgeiz und Schwung.

Früher meinte ich immer, mir passiert so was nicht, PMS oder dass ich total von meinen Gefühlen überwältigt werde und so. Ich weiß noch, wie ich einmal meinen Kolleginnen zuhörte, wie sie sich über ihre Hormone unterhielten, die sie zu bestimmten Zeiten des Monats traurig oder launisch machten, und ich dachte mir bloß: »Erzähl. Keinen. Quatsch.« Ich konnte mich nicht entsinnen, jemals etwas in dieser Richtung erlebt zu haben. Ich schäme mich, es zuzugeben, aber ich dachte, das denken die sich doch alle bloß aus. Gott, lag ich daneben. Als ich die Pille absetzte, kam es mir vor, als wollte mein Körper versuchen, die ganze PMS aufzuholen, die ich bis dahin verpasst hatte. Ich merkte, wie ich wegen jeder Kleinigkeit weinerlich wurde, und dass ich mir dachte, wie furchtbar gern ich ein Baby hätte. Ich war erschrocken von meinen eigenen Gedanken. Da stieg ich gerade mit meinem Wirtschaftsabschluss die Karriereleiter hoch und ertappte mich dann dabei, wie ich an Babys dachte. Ich hatte das Gefühl, als würde ich mich in das Klischeebild einer Frau Ende 20 verwandeln und mit einem Schlag die Errungenschaften der Frauenbewegung sechzig Jahre zurückdrehen.

Nachdem sie zu Hause lange darüber nachgedacht hatte, beschloss sie, die Pille wieder zu nehmen.

Ich hielt es zwar für eine verrückte Vorstellung, dass die Pille für meinen Erfolg bei der Arbeit verantwortlich war, aber ich war bereit, alles zu probieren. Und ich weiß nicht, ob es nur psychisch ist, aber ich muss sagen, ich habe jetzt mit der Pille meine Konzentration und meinen Antrieb wieder zurück. Und ich hab nicht mehr solche wilden Stimmungsschwankungen. Ich hätte es nie geglaubt, wenn jemand mir erzählt hätte, dass sie mit der Pille bessere Leistungen am Arbeitsplatz erbringt, aber bei mir trifft es zu.

Bevor wir uns in die Dinge vertiefen, die die Forschung zu all dem zu sagen hat, möchte ich ganz kurz vorgreifen und auf das übermächtige Thema zu sprechen kommen, das hier im Raum steht: Wie die weiblichen Sexualhormone Ihre Stimmung manipulieren. Das tun sie nämlich. Kann sein, dass es das älteste Klischee über Frauen ist – und es geht Ihnen vielleicht wahnsinnig gegen den Strich –, aber deswegen ist es nicht weniger wahr. Die Sexualhormone der Frau beeinflussen deren Stimmung. Und die männlichen Sexualhormone beeinflussen die der Männer. Etwas anderes wäre auch gar nicht möglich. Es ist nämlich Aufgabe der Hormone, die Tätigkeiten der einzelnen Systeme in Ihrem *ganzen* Körper zu beeinflussen. Also beeinflussen sie selbstverständlich auch das Gehirn und die Stimmungen, die dieses Gehirn hervorbringt. Sammeln wir uns mal kurz und denken darüber nach, damit wir danach zum nächsten Punkt weitergehen können.[63]

...

Unsere Stimmungen werden ganz massiv von unseren Hormonen beeinflusst. Manchmal verändern sie sich zum Besseren (so wird die Pille seit Jahrzehnten erfolgreich eingesetzt, um Frauen mit schwerer PMS-Symptomatik zu helfen). Aber manchmal verändern sich die Dinge auch zum Schlechteren. Und genau an dieser Stelle steigen wir jetzt ein, denn das ist die Frage, die viele Frauen stellen: *Warum macht mich die Pille verrückt?*

Eines vorweg: Sie sind nicht verrückt.[64] Zugegeben, manchmal fühlen wir uns alle ein bisschen verrückt. Das Leben ist hart, und wenn man so viele Bälle in der Luft halten muss wie die meisten von uns, ist es kein Wunder, wenn man phasenweise Ängste durchmacht und sich überfordert fühlt. Bei manchen Frauen verstärkt die Pille diese Gefühle, was zu Angststörungen und Depressionen führt. Aber wenn Ihnen das passiert, bedeutet das noch lange nicht, dass Sie verrückt sind. Es bedeutet nur, dass Sie die falsche Pille nehmen. Denn manche Pillen lösen im Gehirn mancher Frauen Dinge aus, die glückliche Gehirne normalerweise nie auslösen würden. Und diese Dinge manifestieren sich dann meistens als Angststörungen oder Depression.

Angststörungen und Depressionen sind zwar keine so nah verwandten Phänomene wie zum Beispiel Binge-Eating-Störung und Bulimie, aber sie sind tatsächlich auf dieselbe (neurobiologische) Ursache zurückzuführen. Sie entstammen derselben Gehirnregion und denselben neurologischen Schaltwegen, sie sprechen auf dieselben Behandlungsmethoden an (selektive Serotonin-Wiederaufnahmehemmer, mit denen man Depressionen behandelt, wirken auch gegen Angststörungen) und sie scheinen in Familien gehäuft aufzutreten (in Familien, in denen einige Mitglieder an Depressionen leiden, gibt es meistens auch welche mit Angststörungen). Es sind also keine zwei unterschiedlichen Probleme, die zwei unterschiedlichen Mechanismen entspringen – im Grunde kann man sich Depressionen und Angststörungen vorstellen wie zwei Seiten einer Medaille. Sie manifestieren sich nur verschieden bei verschiedenen Leuten und in verschiedenen Situationen. Manche Leute mit empfindlichem Gemüt reagieren auf Stressoren im Leben durch Angststörungen. Bei anderen verwandelt sich die

Angst in ein Gefühl der Verzweiflung und Hilflosigkeit, das wir Depression nennen.

Wie Ihnen wahrscheinlich bewusst ist, sind Probleme wie Angststörungen und Depressionen sehr häufig bei Frauen, die die Pille nehmen. Und eine unerträgliche Nebenwirkung, die häufig bei den Gründen genannt wird, warum eine Frau die Pille abgesetzt hat, ist eine unangenehme affektive Beeinträchtigung. Manchmal wird sie wegen unerträglicher Ängste abgesetzt. Manchmal wird sie wegen unerträglicher Depressionen abgesetzt. Manchmal hat wird sie abgesetzt, weil die Frau zu den unglücklichen Geschöpfen gehört, die in der Lage sind, beides gleichzeitig zu haben. Und obwohl manche Frauenärzte immer noch erzählen, dass diese Stimmungsverdunklungen Einbildung oder nicht weiter wichtig sind, legen immer mehr Forschungsergebnisse den Verdacht nahe, dass es nicht so ist. Bei manchen Frauen kann die Pille das Risiko von Angststörungen oder Depressionen sehr wohl erhöhen. Und die Folgen können zerstörerisch sein.

Lektionen aus Dänemark

Dänemark ist ein schönes skandinavisches Land auf einer Halbinsel in der Nordsee. Abgesehen davon, dass dort Hans Christian Andersen, Lego und ungefähr ein Viertel meiner Vorfahren[65] geboren wurde, ist Dänemark auch Heimat einer Reihe landesweiter Register, in denen Daten von allen Bürgern des Landes zu diversen Gesundheits- und Sozialfragen gesammelt werden. So verzeichnet zum Beispiel ein zentrales psychiatrisches Register alle Fälle von psychiatrischen Erkrankungen in Dänemark, das nationale Rezeptverschreibungsregister verzeichnet sämtliche Rezepte, die in Dänemark ausgestellt werden, und das Todesursachenregister verzeichnet, wer wann woran stirbt. Und da alle dänischen Bürger eine einmalige persönliche Identifikationsnummer haben, können die Forscher die Daten einzelner Personen durch diese verschiedenen Register verfolgen. Das gibt Wissenschaftlern natürlich Zugriff auf eine Flut von Informationen über übergreifende gesundheitliche und soziale Muster in einer ganzen *Bevölkerung*. Bei allen. Die Möglichkeiten, die diese Register für die Wissenschaft bieten, sind schlichtweg gigantisch.

Es ist vielleicht nicht überraschend, dass wir aus diesen Gesundheitsregistern die wichtigsten und wertvollsten Lektionen zu dem massiven Effekt gelernt haben, den die Antibabypille auf die Stimmung haben kann. In der ersten Studie prüften die Wissenschaftler, wie sehr die Wahrscheinlichkeit anstieg, dass Frauen an einer Depression erkrankten, wenn sie begannen, die Pille zu nehmen. Sie betrachteten die Aufzeichnungen zur Gesundheit und zu den ausgestellten Rezepten sämtlicher gesunder, nicht-depressiver Frauen in Dänemark im Alter zwischen 15 und 34. Dann verfolgten sie die Aufzeichnungen in denselben Registern (bei über einer Millionen Frauen) über 14 Jahre hinweg, um zu sehen, ob die hormonellen Verhütungsmittel die Wahrscheinlichkeit für die Frauen erhöhten, später an Depressionen zu erkranken oder Antidepressiva verschrieben zu bekommen.

Was sie dabei herausfanden, gehört zum schlagkräftigsten Beweis für eine Verbindung zwischen hormonellen Verhütungsmitteln und Depressionsrisiko. Die Forscher stellten fest, dass hormonell verhütende Frauen ein 50 Prozent höheres Risiko hatten, sechs Monate später eine Depression diagnostiziert zu bekommen – verglichen mit den Frauen, die in dieser Zeit keine hormonellen Verhütungsmittel nahmen. Außerdem fanden sie heraus, dass es bei hormonell verhütenden Frauen um 40 Prozent wahrscheinlicher war, dass sie ein Antidepressivum verschrieben bekamen.

Einen Überblick über die Ergebnisse nach Produkttyp und Altersgruppe finden Sie in der Tabelle auf Seite 208. Die Zahlen in jeder Spalte besagen, wie stark das Depressionsrisiko bei verschiedenen Typen von hormonellen Verhütungsmitteln stieg (im Vergleich zu den Frauen mit natürlichem Zyklus). Die linke Spalte zeigt die Ergebnisse von allen Frauen der Gruppe zusammengenommen. Die rechte Spalte gibt die Ergebnisse bei den Frauen zwischen 15 und 19 an (die vom Depressionsrisiko am stärksten betroffen waren).

Die Resultate dieser Studie (und auch einiger anderer) legen die Vermutung nahe, dass die Pille bei manchen Frauen das Depressionsrisiko erhöhen kann. Und das scheint insbesondere auf die nicht-oral verabreichten Präparate (Pflaster, Vaginalring oder Hormonspirale) sowie bei jungen Frauen (zwischen 15 und 19) zuzutreffen. Diese Erkenntnisse bedeuten einen Riesenfortschritt in unseren Bemühungen, die potenzielle Verbindung zwischen hormonellen Verhütungsmitteln und affektiven Störungen zu verstehen.

Ich als Wissenschaftlerin bin vertraglich verpflichtet, Sie darauf hinzuweisen, dass wir nicht mit Sicherheit wissen, ob die Pille selbst diese Krankheit *verursacht* hat, auch wenn die Forscher einen Zusammenhang zwischen hormonellen Verhütungsmitteln und Depressionsrisiko gefunden haben. Korrelation bedeutet noch nicht Verursachung. Es wäre zum Beispiel möglich, dass die Forscher einen Zusammenhang zwischen hormoneller Verhütung und Depression gefunden haben, weil diese beiden Variablen mit einer dritten Variablen in Verbindung standen, und am Ende sah es so aus, als bestünde zwischen den ersten beiden ein Zusammenhang, der so gar nicht da ist. Das könnte zum Beispiel folgendermaßen aussehen: Frauen, die den Arzt aufsuchen, um eine Schwangerschaft zu verhüten, gehen vielleicht auch eher zum Arzt, um Hilfe bei Depressionen zu erbitten. Oder vielleicht rührt das gestiegene Depressionsrisiko der Frauen ja auch daher, dass sie eine neue sexuelle Beziehung begonnen haben (woraufhin sich ja viele die Pille verschreiben lassen). Beziehungen machen unser Leben zwar normalerweise

Zusammenhang zwischen Typ des hormonellen Verhütungsmittels und Depressionsrisiko

TYP DES HORMONELLEN VERHÜTUNGSMITTELS	ANSTIEG DER WAHRSCHEINLICHKEIT EINER DEPRESSION IN PROZENT[66]	
	FRAUEN INSGESAMT	FRAUEN ZWISCHEN 15 UND 19
KOMBINATIONSPRÄPARATE ... ... MIT ETHINYLESTRADIOL (50 MG)		
Norethisteron	30 %	20 %
Levonorgestrel	50 %[67]	120 %
... MIT ETHINYLESTRADIOL (30–40 MG)		
Norethisteron	–10 %	50 %
Levonorgestrel	0 %	70 %
Norgestimat	0 %	80 %
Desogestrel	10 %	100 %
Gestroden	0 %	80 %
Drospirenon	20 %	100 %
Cyproteronacetat	20 %	50 %
... MIT ETHINYLESTRADIOL (20 mg)		
Desogestrel	0 %	60 %
Gestoden	0 %	60 %
Drospirenon	20 %	70 %
... MIT ESTRADIOLVALERAT (30, 20, 10 MG)		
Dienogest	80 %	160 %
NICHT ORAL EINGENOMMENE PRÄPARATE		
Pflaster (Norelgestromin)	90 %	180 %
Vaginalring (Etonogestrel)	50 %	170 %
Hormonspirale (Levonorgestrel)	40 %	220 %
MONOPRÄPARATE (PILLEN, DIE NUR PROGESTIN ENTHALTEN)		
Norethisteron	0 %	30 %
Levonorgestrel	30 %	N/A
Desogestrel	20 %	130 %

glücklicher und erfüllter, aber nicht alle. Es wäre ja möglich, dass die dänischen Frauen eine Pechsträhne hatten und durchweg in miesen Beziehungen steckten, als diese Studie durchgeführt wurde.

Meines Erachtens ist es zwar unmöglich, dass *nicht* noch irgendeine dritte Variable die Ergebnisse dieser Studie beeinflusst haben sollte (da gab es bestimmt welche), aber ich fordere Sie eindringlich dazu auf, diese Erkenntnisse ernst zu nehmen. Die Forscher haben die Daten statistisch auf den Einfluss einer Reihe von dritten Variablen getestet, und bei jedem dieser Tests stellte sich wieder heraus, dass die hormonellen Verhütungsmittel mit dem Depressionsrisiko in Verbindung standen, auch nachdem man den Einfluss dieser dritten Variablen statistisch kontrolliert hatte. Außerdem ist es schwer, sich eine vernünftige Erklärung mit einer dritten Variablen auszumalen, die den Umstand erklären würde, dass das Depressionsrisiko unterschiedlich ausfiel – manchmal sogar ganz dramatisch unterschiedlich –, je nachdem, welches spezielle Präparat benutzt wurde. Es gibt zum Beispiel keinen Grund, warum die Frauen mit den nicht oral verabreichten Präparaten (die laut dieser Studie ein größeres Depressionsrisiko bedeuten) stärker dazu neigen sollten, mit ihren Depressionen einen Arzt aufzusuchen (eine denkbare dritte Variable), oder miesere Beziehungen haben sollten (eine weitere denkbare dritte Variable) als Frauen mit oral verabreichten Präparaten (die laut dieser Studie ein geringeres Depressionsrisiko bedeuten). Das legt die Vermutung nahe, dass irgendetwas im Präparat selbst das Depressionsrisiko der Frau verändert.

Obwohl das keine placebokontrollierte Doppelblindstudie war (das ist so ziemlich der Goldstandard in der Forschung und die einzige Methode, mit deren Hilfe man kühne Behauptungen zu Ursache und Wirkung aufstellen kann),[68] haben die Wissenschaftler große Sorgfalt bei Aufbau und Datenanalyse ihrer Studie walten lassen, und die Ergebnisse wurden in den besten medizinischen Fachzeitschriften der USA publiziert. Die Wissenschaftler konnten den direkten Verursacher zwar letztlich nicht identifizieren, doch es war eine durchdachte und gut durchgeführte Studie. Und die Ergebnisse legen den Verdacht nahe, dass die Pille unerwünschte Auswirkungen auf die Stimmung mancher Frauen haben könnte.

Vor Kurzem beschloss dasselbe Forscherteam, mit seinen Ergebnissen noch einen Schritt weiter zu gehen. Sie wollten untersuchen, ob hormonelle Verhütungsmittel vielleicht auch das Selbstmordrisiko bei Frauen erhöhen. Selbstmord ist eine tragische, nicht wiedergutzumachende Konsequenz, die oft von unbehandelten psychischen Problemen herrührt. In dieser Studie verfolgten die Forscher hormonelle Verhütung und Selbstmordversuche bzw. vollzogene Suizide bei sämtlichen dänischen Frauen, die zwischen 1996 und 2013 15 geworden waren.[69] Sie begleiteten diese Frauen ungefähr acht Jahre und verglichen dann, wie hoch die Wahrscheinlichkeit war, dass sie einen Suizid versucht oder vollendet hatten, einmal bei den hormonell verhütenden Frauen, einmal bei den Frauen mit natürlichem Zyklus.

Als sie die beiden Gruppen verglichen, stellten die Forscher beunruhigende Unterschiede im Suizidrisiko fest. Bei den hormonell verhütenden Frauen war die Wahrscheinlichkeit, dass sie in diesem Zeitraum einen Selbstmordversuch unternommen hatten, doppelt so hoch wie bei den Frauen mit natürlichem Zyklus. Allein das ist schon ein Augenöffner. Doch das Risiko vollzogener Suizidversuche lag in der Tat noch höher: dreimal so hoch wie bei den Frauen, die keine hormonellen Verhütungsmittel nahmen. Und – wie bereits in der Studie zum Depressionsrisiko beobachtet – die stärkste negative Wirkung der hormonellen Verhütungsmittel aufs Suizidrisiko lag bei den jungen Frauen (zwischen 15 und 19), die nicht oral verabreichte Präparate nahmen.

Das ist eine absolute Tragödie. Selbstmord ist natürlich auf eine Vielzahl von Gründen zurückzuführen, aber zu diesen Gründen gehört auch, dass wir Probleme der psychischen Gesundheit nicht ernst genug nehmen. Und es gibt keine Gruppe von Menschen auf diesem Planeten, deren psychische Probleme weniger ernst genommen wurden, als Frauen. Insbesondere, wenn diese Probleme mit den Hormonen oder der Antibabypille zu tun hatten.

Obwohl sich für die Frauen vieles verbessert hat, haben die Ärzte die psychischen Probleme von Frauen, die die Pille nehmen, lange Zeit nicht ernst genommen. Oft erklärte man den Frauen, dass sie sich diese Gefühle nur einbildeten oder dass ihre Symptome eine »Kopfgeburt« seien (als könnten sie von irgendwo anders kommen als dem Ort, an dem das Gehirn sitzt!). Noch heute, wo es schon wahrscheinlicher ist, dass Ärzte die Stimmungsveränderungen von hormonell verhütenden Frauen ernst nehmen, wird die Tragweite dieser Veränderungen oft heruntergespielt und behandelt wie eine lästige Nebenwirkung, wie Wassereinlagerungen oder Zwischenblutungen. Und in gewissem Grad haben wir auch alle unseren Beitrag dazu geleistet. Irgendwo, irgendwie sind wir alle zu der Übereinkunft gekommen, dass es schon okay ist, wenn wir und andere Frauen mit psychischen Problemen leben müssen, solange nur keine von uns unerwünscht schwanger wird. Das ist – buchstäblich – komplett wahnsinnig.

Ihre psychische Gesundheit ist eine sehr ernste und wichtige Angelegenheit. Wenn Sie den Wunsch haben, sich ausgeglichen und glücklich zu fühlen, ist das kein Charakterfehler. Jeder, der Ihnen dieses Gefühl gibt, will nicht Ihr Bestes. Sollten Sie Bedenken wegen Ihrer psychischen Gesundheit haben, weil Sie die Pille nehmen, sollten Sie unbedingt mit Ihrem Arzt sprechen. Und falls dieser Arzt Ihre Bedenken nicht ernst nimmt, wird es höchste Zeit, sich einen neuen zu suchen. Wenn Sie an Depressionen oder Angststörungen leiden, während Sie hormonell verhüten, bedeutet das nicht, dass mit Ihnen etwas nicht stimmt oder Sie psychisch labil sind. Es bedeutet nur, dass Ihr

Körper vielleicht nicht so tolerant reagiert, wenn man ihm in den Hormonhaushalt pfuscht. Sie müssen Ihre Gefühle ernst nehmen und dafür sorgen, dass Ihr Arzt dasselbe tut. Wie uns die Frauen von Dänemark gezeigt haben, kann es die tragischste Folge überhaupt haben, wenn wir unsere Stimmungen nicht ernst nehmen. Frauen sollten ihr Leben nicht für ihr Verhütungsmittel lassen.

Warum schlägt uns die Pille aufs Gemüt?

Wenn wir uns die Gründe ansehen, warum die Pille Ihre Stimmung so unschön beeinflussen kann, liegt der Großteil der Schuld bei zwei Systemen, nämlich der HPA-Achse (über die Sie mittlerweile wahrscheinlich mehr wissen, als Sie sich jemals gewünscht hätten) und einigen von unseren Neurotransmittersystemen. Die Forschung hat herausgefunden, dass insbesondere die Neurotransmitter, mit deren Hilfe unser Gehirn auch mal ein bisschen auf die Bremse steigen kann, aber auch diejenigen, die für ein Gefühl der Belohnung zuständig sind, durch die Pille beeinflusst werden könnten.

Zunächst einmal zur HPA-Achse. Wir haben bereits über sie gesprochen, deswegen werde ich jetzt nicht allzu viel Zeit darauf verwenden, zu wiederholen, was Sie bereits wissen. Es ist allerdings die Mühe wert, noch einmal zu erwähnen, dass die Art von Abstumpfung der HPA-Achse, die wir bei hormonell verhütenden Frauen beobachten, ein bekannter Faktor bei psychischen Problemen ist. Dazu gehören auch die Probleme, die charakteristisch für posttraumatische Störungen sind (*post-traumatic stress disorder*, PTSD). Stresshormone wie Cortisol helfen unserem Körper, mit Stress umzugehen. Und da ein Fehlen der biologischen Werkzeuge, die wir zum Umgang mit Stress brauchen, Ihrer Fähigkeit dazu buchstäblich schadet, könnte diese defekte Stressreaktion eine Schlüsselrolle bei der Entstehung von Angststörungen und Depressionen spielen.

Eine abgestumpfte Stressreaktion beeinflusst unsere Stimmung also unmittelbar negativ, indem sie unsere Fähigkeit einschränkt, mit Stress umzugehen, aber sie könnte sich auch auf eine weniger direkte Art negativ auf unser emotionales Wohlbefinden auswirken, indem sie nämlich unsere Fähigkeit beschneidet, emotional bedeutsame Ereignisse aus unserer Umwelt herauszufiltern. Wie Sie sich vielleicht noch aus dem letzten Kapitel erinnern, beeinträchtigt es die Fähigkeit des Gehirns, Ereignisse mit emotionalem Wert im Gedächtnis abzuspeichern, wenn der stressbedingte Anstieg des Cortisolspiegels ausbleibt. Es ist also möglich, dass die Pille die Fähigkeit der Frauen einschränkt, bedeutsame Lebensereignisse vom Kurzzeitgedächtnis ins Langzeitgedächtnis zu überführen. Im Laufe der Zeit kann das in Ihrem Gehirn den Eindruck erwecken, dass es überhaupt keinen Sinn und keine Aufregung mehr in Ihrem Leben gibt. Und es gibt wenig Dinge, die deprimierender wären als das.

Veränderungen in der HPA-Achse sind jedoch nur das erste Puzzleteilchen, was Pille und Stimmung angeht. Das zweite Puzzleteilchen – und das hat in der wissenschaftlichen Welt die größte Aufmerksamkeit erregt – ist die Rolle, die bestimmte Neurotransmittersysteme, zum Beispiel diejenigen, die am GABA[70]-Signalweg beteiligt sind, dabei spielen, dass Frauen so miserabel drauf sind, wenn sie die Pille nehmen. Doch bevor ich darauf eingehen kann, muss ich Ihnen schnell drei Dinge über Neurotransmitter näherbringen:

- Schnelle Info Nr. 1: Neurotransmitter sind chemische Substanzen, die das Gehirn benutzt, um mit sich selbst und dem Rest des Körpers zu kommunizieren.
- Schnelle Info Nr. 2: Exzitatorische Neurotransmitter fordern Ihre Gehirnzellen auf, in Habtachtstellung zu gehen, damit

sie im Fall des Falles möglichst schnell Botschaften an andere Gehirnzellen abfeuern können.

- Schnelle Info Nr. 3: Inhibitorische Neurotransmitter hingegen fordern Ihre Gehirnzellen auf, ein bisschen langsamer zu machen, damit sie nicht so schnell Botschaften an andere Gehirnzellen abfeuern. Das sind Ihre tiefenentspannten Ommmm-Neurotransmitter.

Der vorherrschende und am häufigsten eingesetzte inhibitorische Neurotransmitter ist GABA. Und als Star unter den inhibitorischen Neurotransmittern kommt er ganz massiv ins Spiel, wenn Ihr Gehirn versucht, wieder runterzukommen. So wird GABA zum Beispiel ausgeschüttet, wenn Sie im Schlafanzug vorm Kamin relaxen, aber auch, wenn Sie meditieren oder Yoga machen. Wenn die GABA-Rezeptoren stimuliert werden, hat das einen gewaltigen Anti-Angst-Effekt im Gehirn, und Sie fühlen sich gleich wie eine ruhigere, relaxtere Ommmm-Version Ihrer selbst.

Interessanterweise kann man so ein schönes, relaxtes GABA-mäßiges Erlebnis nicht nur mithilfe von GABA bekommen, sondern auch mit anderen Dingen, die die entsprechenden Rezeptoren stimulieren. So funktionieren nämlich Alkohol und Benzodiazepine. Sie entfalten ihre schwarze Magie, indem sie an Ihre GABA-Rezeptoren andocken, woraufhin das synaptische Feuer in Ihrem Gehirn verlangsamt wird und Sie sich ganz ... aaaaaaah fühlen. Deswegen kann es helfen, wenn Sie sich nach einem stressigen Tag ein Gläschen gönnen. Das verlangsamt Ihr Gehirn, und auf einen Schlag sieht der ganze blöde Sch...dreck, über den Sie sich auf dem Heimweg noch geärgert haben, viel harmloser aus, als bevor Sie die Flasche entkorkt und sich den Wein eingegossen haben.

Das Coole ist nun, dass unser Körper tatsächlich selbst eine Reihe von Stoffen produzieren kann, die wie Alkohol und Benzodiazepine wirken, aber ohne die ganzen Kalorien beziehungsweise das Suchtrisiko. Einer der wirksamsten ist ein Neurosteroid namens Allopregnanolon. Es wird gebildet, wenn Progesteron im Körper abgebaut wird, und hat den Effekt, dass es Ihre GABA-Rezeptoren so richtig kickstartet. Genauso gut wie Alkohol und Benzodiazepine! Aber aus Progesteron! Das gehört zu dem ganzen Unsexy-praktische-Jeans-Teil des Zyklus, in dem der Körper der Frauen Dinge tut, die ihn auf eine mögliche Einnistung eines Embryos vorbereiten. Man geht davon aus, das Allopregnanolon hergestellt wird, um die Gehirne der Frauen ein bisschen runterzufahren, damit sie eher Lust haben, zu Hause zu relaxen, als die Art von Aktivitäten zu verfolgen, die einen frisch eingenisteten Embryo wieder rausschmeißen könnten. Ein Vorteil der Lutealphase mit ihrem relativ hohen Progesteronspiegel ist der, dass der Körper mehr von diesem beruhigenden Neurosteroid herstellen kann.

Aber wie es aussieht, bieten die Progestine in der Pille den Frauen diesen Vorteil leider nicht. Die Forschung hat gezeigt, dass hormonell verhütende Frauen wahrscheinlich einen niedrigeren Spiegel dieser natürlichen Sedativa aufweisen als Frauen mit natürlichem Zyklus, ungeachtet der Zyklusphase. Das könnte bedeuten, dass hormonell verhütende Frauen auch weniger natürliches Ommmm erleben.

In einer besonders sorgfältig durchgeführten Studie untersuchten die Wissenschaftler die Wirkung der Pille auf das beruhigende Progesteronderivat Allopregnanolon, sowohl bei Ratten als auch bei Frauen. Beide Gruppen von Weibchen/Frauen bekamen über drei Zyklen hinweg eine Pille mit Ethinylestradiol (EE) und dem Progestin Levonorgestrel (LNG). Danach maßen die Forscher den Allopregnanolonspiegel im Blut (bei Frauen und Ratten) und im Gehirn (nur bei den Ratten).

Bei Ratten, die die Pille bekommen hatten, war der Allopregnanolonspiegel im Gehirn um verblüffende 79 Prozent gefallen, im Vergleich zu dem, was man bei den Ratten beobachtet hatte, die kein Präparat bekommen hatten. Außerdem stellte man fest, dass diejenigen, die das Hormonpräparat bekommen hatten, viel mehr GABA-Rezeptoren im Gehirn hatten als ihre unbehandelten Geschlechtsgenossinnen. Das passiert, wenn sich zu wenig GABA-erge[71] Aktivität abspielt – ein Zeichen dafür, dass das Gehirn sich verzweifelt bemüht, seine Aktivität zu bremsen und deswegen versucht, so viele GABA-Rezeptor-stimulierende Moleküle wie möglich zu erwischen, weil es Angst hat, demnächst überhaupt keine mehr abzubekommen.

Die Ergebnisse der Frauen aus dieser Studie erzählten eine ganz ähnliche Geschichte. Obwohl die Forscher den Allopregnanolonspiegel in den Gehirnen nicht direkt messen konnten, zeigte sich in den Blutproben, dass der Allopregnanolonspiegel in Reaktion auf die Pille wesentlich niedriger war als vor der Behandlung. Andere Studien haben dieses Ergebnis bestätigt. Und da das Gehirn normalerweise stärker betroffen ist als die peripheren Blutgefäße, ist die Situation in den Gehirnen der hormonell verhütenden Frauen im Hinblick auf den Allopregnanolonspiegel wahrscheinlich noch viel schlimmer.

Das alles könnte wirklich Schlimmes für die psychische Gesundheit der Frauen bedeuten. Es ist bekannt, dass GABA-Rezeptoren, wenn sie nicht richtig stimuliert werden, beim Menschen Gefühle von Angst, Hilflosigkeit und Depression auslösen. Es ist wenig überraschend, dass eine ganze Reihe von psychischen Beschwerden, unter anderem Panikstörungen, Depressionen, bipolare Störungen und die stimmungsbezogenen Symptome von PMS, durch unterdurchschnittliche GABA-erge Aktivität gekennzeichnet sind. So ein Mangel kann auch das Risiko einer Alkoholabhängigkeit vergrößern, denn Alkohol ist ein verführerisches Surrogat für so ein gehetztes Gehirn, das sich verzweifelt nach Beruhigung sehnt. Obwohl es keine publizierten Studien gibt, die die Benutzung hormoneller Verhütungsmittel mit dem Risiko einer Alkoholabhängigkeit in Zusammenhang setzen, könnte das durchaus ein Punkt sein, dem Sie Beachtung schenken sollten, wenn es in Ihrer Familiengeschichte Fälle von Alkoholismus gegeben hat. In den USA steigt die Rate der Alkoholkranken bei Frauen mit am schnellsten, und es braucht nicht viel Fantasie, um sich vorzustellen, dass ein Mangel an GABA-erger Aktivität in den Gehirnen hormonell verhütender Frauen ihre Tendenz verstärken könnte, auf diese Art eine Selbstmedikation gegen ihre Depressionen und Ängste zu versuchen.

Abgesehen von den beobachteten Veränderungen in den GABA-ergen Systemen der Frauen legt die Forschung die Vermutung nahe, dass Veränderungen im Dopamin- und Serotoninhaushalt ebenfalls eine Rolle für die Stimmungsveränderungen spielen, die sich bei hormonell verhütenden Frauen beobachten lassen. Dopamin und Serotonin gehören, ebenso wie GABA, zu den Neurotransmittern. Und diese beiden spielen eine ganz wichtige Rolle dabei, ein paar von unseren absoluten Lieblingsgefühlen zu schaffen. Das sind nämlich die chemischen Substanzen, die ganz massiv in Erscheinung treten, wenn wir Zeit mit den Menschen verbringen, die wir lieben, Bananensplit essen, uns verlieben, Sex und Orgasmen haben. Durch die Ausschüttung dieser Neurotransmitter (die dieses wonnige, durch und durch glückliche Gefühl erzeugen) belohnt sich das Gehirn selbst dafür, dass es Dinge tut, die historisch gesehen unser Überleben und die Fortpflanzung begünstigt haben. Sex haben, ein leckeres Essen verspeisen, sich gemocht und geliebt fühlen, andere mögen und lieben – all diese Dinge fühlen sich so großartig an, weil unser Gehirn so ausgelegt ist, dass es diese Glücklich-Belohnung-Vergnügen-Chemikalien   ausschüttet, wenn wir Dinge tun, die letztlich die Weitergabe unserer Gene fördern.

Gerade angesichts ihrer Rolle, der Weitergabe der eigenen Gene den Weg zu ebnen, überrascht es wenig, dass diese Neurotransmittersysteme ihre Tätigkeit verändern, wenn sich bei den Frauen im Laufe eines Zyklus auch die Sexualhormone ändern. Die Forschung hat herausgefunden, dass insbesondere unter

Einwirkung von Östrogen die lohnenden Tätigkeiten als noch lohnender empfunden werden und dass Progesteron diese Wirkung eher abschwächt. Mit Östrogen fühlt sich Sex also noch sexyer an, Schokolade schmeckt noch leckerer, und ein Schub fürs Selbstbewusstsein fühlt sich noch schubiger an. Und das ist absolut sinnvoll. Denn die natürliche Selektion wird in Sachen Vergnügen selbstverständlich den Regler hochstellen, wenn die Frau in der Zyklusphase ist, in der eine Befruchtung möglich wäre. Je besser es sich anfühlt, umso wahrscheinlicher ist es, dass wir es tun. Und die Dinge, die die Weitergabe unserer Gene beeinflussen, tun wir am besten in dem Moment, wenn unser Östrogenspiegel hoch ist. Östrogen macht das Vergnügen also noch vergnüglicher, während Progesteron den gegenteiligen Effekt hat.[72]

Da die Pille den Östrogenspiegel den ganzen Zyklus über niedrig hält (und die Progesteronrezeptoren stimuliert), wäre es denkbar, dass sie auch die Verarbeitung von Belohnungsprozessen im Gehirn dämpft. Und wenn die Welt uns anscheinend keine Belohnungen mehr schenkt, fühlen wir uns deprimiert. Es gehört zu den typischen Symptomen einer Depression, dass der Betroffene kein Vergnügen mehr an den Dingen hat, die ihm früher Vergnügen bereitet haben (Anhedonie). Es wäre also möglich, dass die Pille das Depressionsrisiko eines Menschen erhöht, indem sie ihn Vergnügen als weniger vergnüglich empfinden lässt. Entsprechend hat die Forschung festgestellt, dass bei hormonell verhütenden Frauen – im Vergleich zu ihren Geschlechtsgenossinnen mit natürlichem Zyklus – die positive emotionale Reaktion auf erfreuliche Dinge abgeschwächt wird und sie keine Aktivität in den Belohnungszentren ihres Gehirns aufweisen, wenn sie Bilder ihrer Partner ansehen (wie es bei Frauen mit natürlichem Zyklus der Fall ist). Das legt die Vermutung nahe, dass Dinge, die im Gehirn normalerweise ein Gefühl von Vergnügen auslösen, diese Reaktion bei hormonell verhütenden Frauen nicht mehr hervorrufen können. Wenngleich die genauen Gründe für diese Unterschiede noch nicht richtig erforscht sind, deutet alles darauf hin, dass die Pille unsere Neurotransmittersysteme wahrscheinlich auf eine Art verändern könnte, die der psychischen Gesundheit schadet.

Bin ich gefährdet?

Es scheint ganz klar aus der Forschung hervorzugehen, dass die Pille manchen Frauen ein paar ziemlich ernsthafte psychische Probleme bereiten kann. Es ist aber auch klar, dass nicht alle Frauen gleich gefährdet sind. So hat die Forschung zum Beispiel ergeben, dass Frauen, deren Gene einen Code für eine spezielle Art von Mineralokortikoidrezeptor tragen,[73] gegen die meisten negativen Einflüsse der Pille auf ihre psychische Verfassung gefeit sind. Und es gibt wahrscheinlich noch Hunderte von anderen Genen (die wir aber einfach noch nicht kennen), die einen Einfluss darauf haben, wie Frauen auf die Pille reagieren. Vielleicht werden wir es nie erfahren. Nur eines ist ganz klar: Ob die Pille Ihre Stimmung beeinträchtigt oder verbessert, ist individuell verschieden, und die Wissenschaft ist noch nicht auf dem Stand, dass sie zuverlässige Voraussagen dazu treffen könnte, was genau wem passieren wird, wenn er welches Präparat nimmt.

Aber es ist ja nicht alles düster. Zumindest einige Dinge gehen ja klar aus der Forschung hervor, und es ist nie zu früh für Sie, sich diese Informationen zunutze zu machen, wenn Sie Entscheidungen über Ihre Gesundheit treffen. Nach dem heutigen Stand der Forschung können Sie davon ausgehen, dass Sie ein größeres Risiko haben, negative Auswirkungen der Pille auf Ihre Gemütsverfassung zu erleben,

- wenn Sie bereits einmal an Depressionen oder psychischen Krankheiten gelitten haben (obwohl es andererseits auch Belege dafür gibt, dass die Pille die Stimmung bei manchen psychisch kranken Frauen stabilisieren kann).
- wenn Sie selbst oder Frauen in Ihrer Familie psychische Nebenwirkungen bei hormoneller Verhütung erlebt haben.
- wenn Sie eine Pille nehmen, die nur Progestine enthält (Monopräparat).
- wenn Sie ein nicht-orales Präparat nehmen (Vaginalring, Pflaster, Hormonspirale).
- wenn Sie eine Multiphasen-Pille nehmen (das sind die Pillen, bei denen die Hormondosis im Verlaufe des Zyklus steigt, statt täglich dieselbe Dosis beizubehalten).
- wenn Sie neunzehn oder jünger sind.

Diese Punkte sollen Ihnen eine Ausgangsbasis geben, um mit Ihrem Arzt ein Gespräch über psychische Beeinträchtigungen zu beginnen, die Sie im Zusammenhang mit Ihrem hormonellen Verhütungsmittel erleben. Doch diese Punkte müssen alle nicht Ihr Schicksal sein. Auch wenn Sie 18 Jahre alt sind, es in Ihrer Familie Fälle von Depressionen gab und Sie ein Hormonpflaster tragen, ist die Wahrscheinlichkeit sehr gering, dass Sie aufgrund Ihrer Verhütungsmethode auf einmal psychische Probleme entwickeln, wenn Sie bis jetzt noch keine Anzeichen einer psychischen Beeinträchtigung gespürt haben. Das gilt insbesondere, wenn Sie das Präparat schon eine Weile benutzen und es ganz gut zu vertragen scheinen. Falls es Ihnen super geht, wenn Sie die Pille nehmen, brauchen Sie über die psychischen Nebenwirkungen gar nicht mehr zu wissen. Ihre Erfahrungen sind die einzige Datenbank, auf die es ankommt, wenn Sie sich aussuchen, was für Sie am besten funktioniert.

Ich möchte auch noch mal betonen, dass manche Frauen zwar negative Stimmungsveränderungen erleben, manche aber genau die entgegengesetzte Reaktion zeigen. Sie fühlen sich nicht schlechter, sondern viel besser und psychisch gesünder, wenn sie die Pille nehmen. In einer Studie haben die Wissenschaftler zum Beispiel die Lebensqualität bei über dreitausend Frauen erhoben, die anfingen, eine Pille mit Ethinylestradiol und dem Progestin der dritten Generation, Desogestrel, zu nehmen. Man fand heraus,[74] dass die Lebensqualität der Frauen – insbesondere, was ihre Stimmung anbelangte – bei hormoneller Verhütung mit diesem Präparat deutlich höher lag als vor Beginn der Einnahme. Zu ähnlichen Ergebnissen kam man bei Pillen mit dem Progestin der vierten Generation, Drospirenon, und dem Progestin der dritten Generation, Gestoden. Bei manchen Frauen scheinen also bestimmte hormonelle Verhütungsmittel die Stimmung sogar zu verbessern und ihre Reizbarkeit zu verringern.

Die Forschung hat auch herausgefunden, dass die Pille eine enorm stimmungsstabilisierende Wirkung auf Frauen mit starken PMS-Symptomen haben kann. Das Prämenstruelle Syndrom (PMS) umfasst eine ganze Palette von Symptomen, unter denen Frauen in der späten Lutealphase des Zyklus leiden können (also ungefähr in der letzten Woche des Zyklus, bevor ihre Blutung einsetzt) – dazu gehören Stimmungsschwankungen, Wassereinlagerungen, Erschöpfung und eine Reihe von anderen unangenehmen Veränderungen, die den Frauen (und den Menschen um sie herum[75]) die Stimmung vermiesen können. Bestimmte Studien haben zwar herausgefunden, dass bei von PMS betroffenen Frauen ein höheres Risiko besteht, dass sich ihre Stimmung bei hormoneller Verhütung verschlechtert, aber es gibt auch eine ansehnliche Reihe von Studien, die zeigt, dass die Pille für diese Frauen ein Geschenk des Himmels ist und die Symptome der Prämenstruellen Dysphorie (PMDD), einer viel ernsteren und lähmenden Form von PMS, lindern kann.

Solchen Frauen kann die Pille helfen, weil PMS und PMDD wahrscheinlich auf abnormale physiologische Reaktionen auf die fluktuierenden Hormonspiegel im Verlauf des Zyklus zurückzuführen sind. Die Pille bügelt diese Hormonschwankungen glatt und hält den Hormonpegel stabil und unveränderlich. Das kann den PMS-Symptomen bei Frauen, deren Gehirne und Körper ungnädig auf das hormonelle Auf und Ab reagieren, die Spitze nehmen. Das trifft besonders zu bei Präparaten, die während des gesamten Zyklus dieselbe Hormondosis haben (monophasische Pille) oder solchen, die drei Monate lang eine gleichmäßige Hormondosis zuführen, gefolgt von einer Woche Placebopillen, die dann Ihre Pseudoperiode auslösen. Das sollten Sie auch im Hinterkopf behalten, wenn Sie Ihre verschiedenen Optionen abwägen.

Die wichtigste Information zu Pille und Stimmung kommt allerdings von Ihnen. Wie geht es *Ihnen*? Jede von uns reagiert ein bisschen anders auf alles, was wir einnehmen, deswegen ist das, was Sie empfinden, Ihre biologische Realität. Sie sind die einzige Datenmenge, die zählt, wenn es um Ihre Pille geht.

Ein kleiner ungebetener Ratschlag

Obwohl Ihnen dieses Buch mehr Wissenschaft als Selbsthilfe bieten soll, möchte ich Ihnen doch gerne einen ungebetenen Ratschlag geben: Geben Sie jedes Mal, wenn Sie anfangen, eine neue Pille zu nehmen, irgendeinem Menschen Bescheid, der Ihnen nahesteht. Bitten Sie ihn, darauf zu achten und es Ihnen mitzuteilen, ob ihm irgendwelche Veränderungen in Ihrem Verhalten auffallen, die vielleicht auf eine beginnende Depression hindeuten. Was die Wirkung von Hormonen auf unsere Stimmung ein bisschen erschreckend macht, ist der Umstand, dass wir sehr oft die Art, wie sie unsere Stimmung beeinflussen, nicht mehr von der Art trennen können, wie wir die Welt sehen. Da die Hormone in der Pille die Tätigkeit unseres Gehirns beeinflussen, ist es so gut wie unmöglich, herauszufiltern, was auf die

Hormone zurückzuführen ist und wer wir wirklich sind. Wir fühlen uns, als wäre die Version der Realität, die unser Gehirn bei hormoneller Verhütung erschafft, die echte. Also objektiv REAL. Das kann es uns erschweren, zu bemerken, wenn sich die Depression in unser Leben schleicht. Wir haben nicht das Gefühl, dass die Pille Schindluder mit unserer Psyche treibt, sondern sind der Meinung, dass unser Leben einfach immer mieser wird. Oder dass unser Job stressiger geworden ist. Wenn Sie diesem Menschen Bescheid geben, dass Sie anfangen, eine neue Pille zu nehmen, ist er oder sie vielleicht eher in der Lage, Sie auf beginnende Probleme hinzuweisen, sodass Sie sich bei Bedarf nach einer anderen Pille oder gleich einer alternativen Verhütungsmethode umschauen können.

Außerdem finde ich, Sie sollten sich überlegen, ob Sie nicht ein Tagebuch führen können. Wenn möglich, fangen Sie damit an, bevor Sie beginnen, die Pille zu nehmen, damit Sie ein schriftliches Protokoll haben, wie es Ihnen davor und danach ging. Das Gehirn spielt uns gerne Streiche, wenn wir traurig oder nervös sind, und spiegelt uns vor, dass es uns schon immer so ging. Das gehört zu seinen Aufgaben: Es soll die Illusion zu schaffen, dass wir stabil und beständig sind. Wenn Sie harte Fakten haben, die belegen, wie Ihre Stimmung vor Beginn der Pilleneinnahme war, bietet Ihnen das eine gute Chance, ein bisschen objektiver über Ihre Vergangenheit nachzudenken, und macht es Ihnen leichter, Veränderungen zu erkennen, die von der Pille ausgelöst wurden. Machen Sie sich bei jedem Eintrag eine Notiz zu Ihrer Stimmung, Ihrem Energielevel und Wohlbefinden mit irgendeiner Art von Skala, wie zum Beispiel die Symbole, die ich unten in Abbildung 17 angeführt habe. Auf diese Art können Sie im Auge behalten, wie sich die Dinge bei Ihnen verändert haben (oder auch nicht!), wenn Sie eine neue Pille ausprobieren.

Wenn Sie die Pille bereits nehmen, ist es trotzdem nicht zu spät, Aufzeichnungen darüber zu führen, wie es Ihnen geht. Sie können sich einfach Notizen zu Ihren Stimmungsmustern

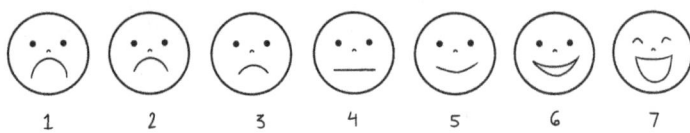

ICH BIN TRAURIG/NERVÖS   ICH BIN IN BESTLAUNE

Abb. 17: Indem Sie mit einer Skala wie dieser Ihre Stimmung festhalten, wenn Sie die Pille nehmen bzw. nicht nehmen, können Sie leichter nachvollziehen, ob die hormonelle Verhütung Ihren Blick aufs Leben verändert.

machen. Wenn Sie mehr frohe Tage als traurige haben, bedeutet das höchstwahrscheinlich, dass alles gut läuft. Niemand von uns ist permanent fröhlich, aber wenn es in unserem Leben im Großen und Ganzen gut läuft, sollten wir schon öfter fröhlich als traurig sein. Und wenn Sie weniger fröhliche Tage haben, als Sie Ihrer Meinung nach haben sollten, dann sprechen Sie mit Ihrem Arzt. Vielleicht ist es ja an der Zeit, eine neue Antibabypille auszuprobieren oder sich um ein psychisches Problem zu kümmern, das Sie schon viel zu lange mit sich herumschleppen. Wenn Sie sich nicht um sich selbst kümmern, können Sie sich auch um niemand anders kümmern. Sie müssen sich selbst und Ihre psychische Gesundheit zur Chefsache erklären, und ein Tagebuch kann dabei ein höchst wirksames Mittel sein. Es kann Ihnen zeigen, was Sie antreibt und wie Sie sich mit und ohne Pille fühlen.

3. TEIL

DAS GROSSE GANZE

9. KAPITEL: DAS GESETZ DER UNBEABSICHTIGTEN FOLGEN

Die Natur ist ein heikles Ding. Und einer der Gründe liegt darin, dass alles in der Natur miteinander verbunden ist und voneinander abhängt. Das bedeutet, dass Sie nicht einfach irgendwas ändern können, ohne alles andere mit zu ändern. Deswegen sind Zeitreisen so eine schlechte Idee. Und deswegen wird Schmetterlingen, die in Brasilien mit den Flügeln schlagen, die Schuld an Tornados in Texas gegeben. Sobald Sie ein System haben, in dem alles voneinander abhängt - und das ist in der Natur immer so[76] -, kann eine kleine Veränderung an Punkt A eine Reihe von Ereignissen nach sich ziehen, die in immer größeren, weitreichenden Veränderungen der Punkte B bis Z gipfeln.

Diese Vorstellung ist etwas, worüber wir in diesem Buch die ganze Zeit gesprochen haben, ohne sie jemals konkret auszusprechen. Alles, was die Pille bewirkt - die ganzen Veränderungen, die sie im weiblichen Körper auslöst -, geschieht deswegen, weil die Systeme des Körpers in hohem Maße voneinander abhängen und deswegen sehr anfällig für diesen »*Das* hätte ich jetzt aber echt nicht erwartet!«-Effekt sind. Die weiblichen Sexualhormone beeinflussen eine ganze Reihe von anderen Dingen, die sich in unserem Körper abspielen (und diese Dinge beeinflussen andere Dinge, welche wiederum andere Dinge beeinflussen ...), und deswegen verändert die Pille wesentlich mehr als nur unsere Neigung, allmonatlich ein Ei springen zu lassen. Sie verändert *alles*.[77] Und dazu gehören auch Dinge, die scheinbar nichts mit Sex zu tun haben. Sie verändert die Funktion unseres Verdauungssystems, die Gestalt unserer Mikrobiome, die Arbeit unseres Immunsystems, die Tätigkeit unserer anderen Drüsen, die Funktion unseres Stoffwechsels und - selbstverständlich - das, was sich in unserem Kopf abspielt. Die Wirkung der Pille hallt von Kopf bis Fuß durch den weiblichen Körper, auf eine

Art, die große Veränderungen für die Version Ihrer Persönlichkeit bedeuten kann, die Ihr Gehirn erschafft.

Doch wie sich herausgestellt hat, ist die Art, wie die Pille Frauen verändert, nur die Spitze des Eisbergs. Denn der Körper der Frau ist nicht der Endpunkt. Jede Frau ist der Anfangspunkt in einer ineinander verwobenen Kette von Menschen, zu der ihre Freunde, Familie, Partner, Kollegen und alle anderen gehören, mit denen sie jemals in Kontakt tritt oder die sie beeinflusst. Das bedeutet, wenn Frauen anfangen die Pille zu nehmen – woraufhin sich auch ändert, wer sie sind und was sie tun –, kann das auch andere Leute beeinflussen und verändern, wer sie sind und was sie tun. Die Pille hat das Potenzial, durch die Veränderung der Frauen eine Kettenreaktion auszulösen, die alle und alles betrifft, was mit einer Frau in Berührung kommt. Und wenn Sie diese Art von Effekt mit ein paar Millionen multiplizieren (so viele Frauen nehmen weltweit die Pille), dann verändert die Pille die Welt.

Girl Power und Leistungsgefälle

Wenn Sie in den letzten 25 Jahren jemals Gelegenheit hatten, sich auf einem Collegecampus aufzuhalten, ist Ihnen wahrscheinlich aufgefallen, dass man dort nicht so viele Männer trifft. Das ist kein Hirngespinst. An den meisten Colleges in den USA sind so viele Frauen immatrikuliert, dass es vor fünfzig Jahren noch die optimistischste Feministin erschreckt hätte. 2017 waren über 56 Prozent der Collegestudenten Frauen, das heißt, dass um die 2,2 Millionen mehr Frauen als Männer immatrikuliert waren. Und es besuchen nicht bloß mehr Frauen als Männer das College, sie machen auch häufiger einen Abschluss. 2015 hatten 37,5 Prozent aller Frauen zwischen 25 und 34 einen Collegeabschluss, während die Zahl bei den Männern 29,5 Prozent betrug.

Dieses Auseinanderklaffen der Leistungen in Ausbildung und Beruf wird normalerweise als männlich-weibliches Leistungsgefälle bezeichnet. Und wenn Sie sich die Entwicklung dieses Leistungsgefälles im Laufe der Zeit ansehen (siehe meine Darstellung in Abbildung 18), wird offenbar, dass diese Geschichte zwei Seiten hat.

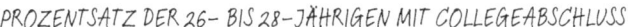

PROZENTSATZ DER 26- BIS 28-JÄHRIGEN MIT COLLEGEABSCHLUSS

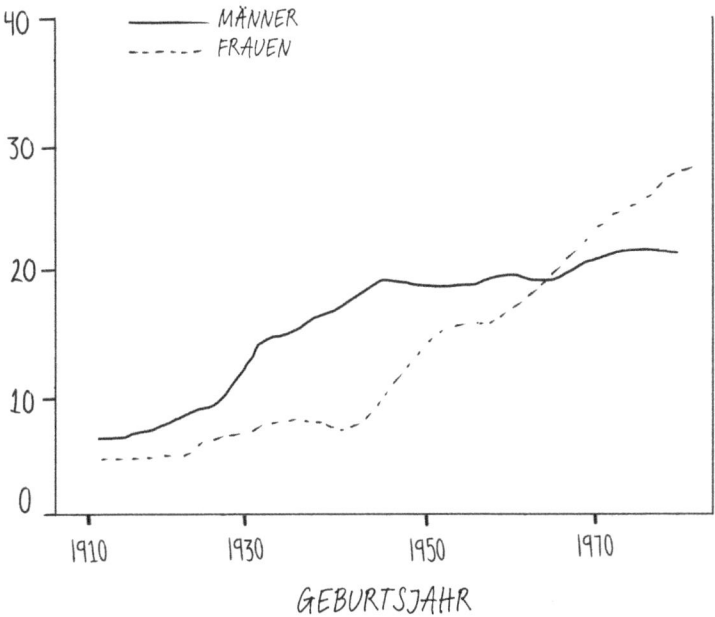

Abb. 18: Während früher mehr Männer als Frauen einen Collegeabschluss machten, haben die Frauen sie in Sachen Ausbildung mittlerweile nach den meisten Kriterien abgehängt.

Die erste Seite sieht so aus, dass die Frauen heute viel mehr erreichen als früher. 1940 hatten nur um die 10 Prozent aller Frauen zwischen 26 und 28 einen Collegeabschluss, während die Zahl 2017 auf 35 Prozent gestiegen war. Eine viel größere Zahl von Frauen geht aufs College, macht einen Abschluss und tritt ins Berufsleben ein. Und es gibt guten Grund zu der Annahme, dass die Antibabypille viel damit zu tun hat. Sie hat es den Frauen ermöglicht, Abschlüsse zu machen und die Karriereleiter zu erklimmen, ohne Angst haben zu müssen, jeden Moment durch eine Schwangerschaft vom Spielfeld genommen zu werden. Und so konnten wir endlich mal zeigen, wo der Hammer hängt, in einem Ausmaß, wie es unseren Großmüttern verwehrt war.

Die andere Seite der Geschichte ist die, dass die Männer *weniger* leisten als früher. Und wie Sie gleich sehen werden, könnte die Pille auch damit eine Menge zu tun haben. Wenn man die Konsequenzen verändert, die mit Sex verbunden sind, und dann auch noch das Verhalten der Frauen verändert, dann könnte das auch verändern, wie die Männer sich verhalten ... oder eben nicht verhalten.

Doch zunächst zu den Frauen.

Wie die meisten Frauen, die ich kenne, habe ich einen guten Teil meines Erwachsenenlebens in dem Glauben verbracht, dass ich mir keine Sorgen machen muss, von Sex ungewollt schwanger zu werden. In der Geschichte der Frauen ist das die absolute Wende. Das Leben ist für uns völlig anders, als es für unsere Urgroßmütter war, und vieles davon verdanken wir den Veränderungen, die letztlich daher rühren, dass die Pille auf den Plan getreten ist.

Indem man es den Frauen ermöglicht hat, Sex zu haben, ohne sich darum zu sorgen, urplötzlich heiraten zu müssen oder Mutter zu werden, konnten sie sich auf ihre Ausbildung und ihre Karriere konzentrieren, bevor sie Familien gründeten. Und das war von entscheidender Wichtigkeit, um den Frauen die Chance auf große Leistungen zu geben. Aber was vielleicht noch wichtiger war: Die Pille hat es Frauen - zum allerersten Mal in ihrer Geschichte - erlaubt, *Pläne zu machen*. Die Gewissheit, dass die

Wahrscheinlichkeit einer ungeplanten Schwangerschaft mehr oder weniger bei null liegt, hat eine mächtige Gewitterwolke aus den Zukunftsplänen der Frauen getilgt, die über den Köpfen unserer Großmütter und Urgroßmütter, die vielleicht aufs College gingen, noch ständig hing. Für sie war es immer eine sehr reale Möglichkeit, dass all ihre Pläne jederzeit von einer ungeplanten Schwangerschaft zunichtegemacht werden konnten.

Nachdem man diese dunkle Wolke entfernt hatte, fanden sich plötzlich viel mehr weibliche Gesichter und Stimmen in Bereichen, die einen höheren Bildungsabschluss verlangten. Denn die meisten Leute würden kein kostspieliges Riesenprojekt anfangen, ohne einigermaßen zuversichtlich zu sein, dass sie es über die Ziellinie schaffen. Und es gibt wenig Projekte, die so kostspielig sind – damit ist sowohl das Aufnehmen von Krediten als auch das langfristige Aufschieben jeder Art von Belohnung gemeint – wie ein höherer Bildungsabschluss.[78] Viele höhere Abschlüsse machen es erforderlich, dass die Leute bis Ende 20 ihre Bildungsstätte besuchen. Ich habe direkt im Anschluss an meinen Bachelor mein Masterstudium angetreten und hatte meinen Doktortitel erst kurz vor meinem 29. Geburtstag. Und damit gehörte ich noch zu den Glücklichen, die »schnell« fertig geworden sind. Für Frauen, die Bereiche wie Medizin oder Naturwissenschaften anpeilen, kann sich die Ausbildung bis gut über dreißig hinziehen. Ohne zuverlässige Verhütung hätten sich Frauen in diesen Studienfächern mit der sehr realen Möglichkeit abfinden müssen, dass ihre investierte Zeit und Geld umsonst gewesen sind, weil eine ungewollte Schwangerschaft ihre Ausbildung unterbricht. Die Pille hat die Ausgangslage für Frauen also grundlegend verändert. Und die Reaktion auf diese Veränderung war überwältigend.

Vor 1970 gab es fast keine Frauen, die eine Karriere anstrebten, für die man promovieren musste. Das alles änderte sich jedoch genau in dem Moment unserer Geschichte, als die Pille auch für unverheiratete Frauen legal zu bekommen war (späte Sechziger-

und frühe Siebzigerjahre[79]). Wie Sie den Werten in Abbildung 19 entnehmen können, schossen die Zahlen der Bewerberinnen um Doktorandenprogramme in den Himmel, sowie die Frauen das Gefühl hatten, selbst über ihre Fruchtbarkeit bestimmen zu können – und damit wussten, dass sie nicht mehr mitten in der Ausbildung wegen einer Schwangerschaft aus dem Spiel genommen werden konnten. Obwohl der Anstieg weiblicher Beteiligung in diesen Bereichen auch durch den schwindenden Sexismus in den Zulassungsverfahren erleichtert wurde, war die größte Triebfeder hinter diesen Phänomenen tatsächlich der gewaltige Anstieg der Zahl weiblicher Bewerber.

Wenn man den Frauen eine Chance gibt, dann ergreifen sie sie.

Frauen reagierten auf die Freiheit, die sie durch die Pille bekommen hatten, nicht damit, dass sie unverantwortlicher und leichtsinniger mit ihrem Leben umgingen (wie viele Vollabstinenz-Jünger Ihnen das immer wieder gerne einreden wollen), sondern damit, dass sie sich prompt um eine bessere Ausbildung kümmerten und vermehrt Beiträge in Bereichen wie Jura, Medizin, Naturwissenschaften, Politik und Wirtschaft leisteten. Und obwohl Sie und ich so was mittlerweile für selbstverständlich halten, war es für die Frauen nicht immer einfach, so große Träume zu haben.

Die meisten brillanten Wissenschaftler, die ich kenne – Wissenschaftler, die neue Behandlungsmethoden für Krebs oder Alterskrankheiten entdecken – sind Frauen. Und noch vor fünfzig Jahren wären viele von diesen brillanten Frauen wahrscheinlich im Aus gelandet, weil die Anforderungen des Kinderkriegens ihnen gründliches Studium und Ausbildung so gut wie unmöglich gemacht hätten. Die Pille hat einen riesigen neuen Talentpool eröffnet, der dabei hilft, einige der verzwicktesten Probleme der Welt zu lösen.

Und wenn verzwickte Probleme nicht Ihr Fall sind, überlegen Sie mal, welche tollen Frauen alle Ihr eigenes Leben berührt haben. Vielleicht war es eine Lehrerin oder eine Professorin, die Ihnen geholfen hat, Ihre Berufsziele zu identifizieren. Oder vielleicht gab es eine Ärztin, die Sie getröstet hat, als Sie krank waren oder Angst hatten. Denken Sie an die ganzen großartigen, brillanten, lustigen, einfühlsamen Frauen, deren Stimmen stumm geblieben wären und die nie diese Beiträge zu unser aller Leben hätten leisten können, wenn sie nicht ein zuverlässiges Verhütungsmittel gehabt hätten. Wir sollten alle dankbar sein, in einer Zeit und an einem Ort zu leben, in dem wir alle vom Ehrgeiz dieser Frauen profitieren können. Die Welt wäre ein ganz anderer, weniger toller Ort, wenn diese Frauen nicht in der Lage wären, ihre Fruchtbarkeit zuverlässig zu beschränken.

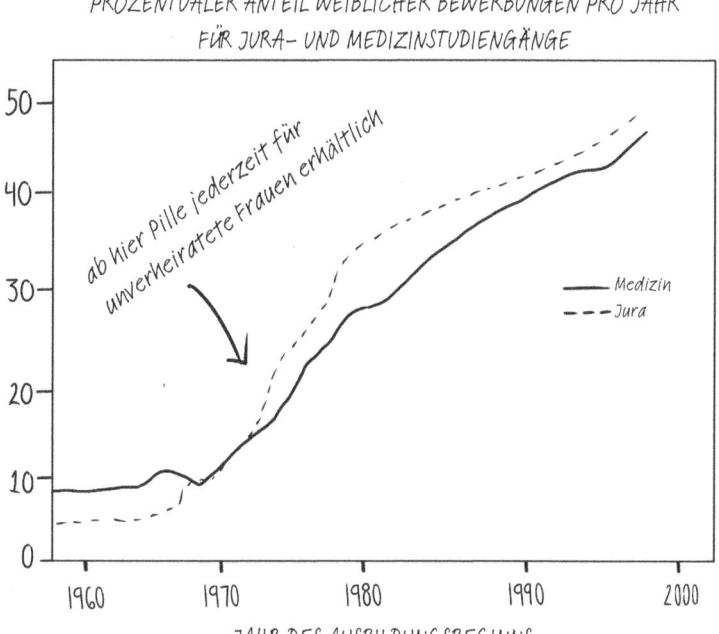

Abb. 19: Die Zahl der weiblichen Bewerberinnen für Jura- und Medizinstudiengänge schoss jäh in die Höhe, als die Pille auch für unverheiratete Frauen legal zu bekommen war.

Die Pille hat die Welt verändert, indem sie dafür gesorgt hat, dass Frauen in Ausbildung und Beruf viel präsenter sind. Wahrscheinlich verdanken wir ihre zahllosen Leistungen – Technologien, die sie entwickelt haben, Heilmittel, die sie entdeckt, und Menschen, denen sie geholfen haben – der Antibabypille. Aber nicht alle diese Veränderungen waren positiv.

Was für den einen recht ist, ist für den anderen billig?

Wenn Sie nicht gerade hinterm Mond leben (oder irgendwo in einer Mennonitengemeinde), ist Ihnen wahrscheinlich bewusst, dass Frauen ein mächtiger Motivationsfaktor für Männer sind. Und zwar so richtig mächtig. Vieles von dem, was Männer tun, ist letztlich (wenn auch nicht immer bewusst) von dem Wunsch getrieben, Frauen zu beeindrucken, zu umwerben, ihnen den Hof zu machen und Sex mit ihnen zu haben. Und obwohl das überzogen oder sexuell kurzsichtig klingen mag,[80] gibt es massenweise Daten, die das belegen.[81] Die natürliche Selektion hat die männlichen Gehirne so geformt, dass sie Dinge tun wollen, die Frauen wertschätzen. Deswegen ist es in der Kunst wichtig, eine Muse zu haben, und deswegen hat Aristoteles Onassis einmal gesagt: »Wenn es keine Frauen gäbe, wäre das ganze Geld auf der Welt sinnlos.«

Er hatte recht. Es stimmt. Da können Sie jeden Mann fragen.

Frauen sind für Männer so motivierend, weil sie diejenigen sind, die die Bedingungen diktieren, die erfüllt sein müssen, bevor Sex stattfinden kann. Frauen sind in dieser privilegierten Position, weil ihre teuren Eizellen und ihre Mindestinvestition einer neunmonatigen Schwangerschaft den Sex für sie wesentlich kostspieliger gemacht haben als für die Männer, weswegen sie das wählerischere Geschlecht geworden sind. Und in der Natur werden Sie feststellen, dass in einer Spezies mit einem wählerischen Geschlecht (meistens sind es die Weibchen) das andere Geschlecht (normalerweise die Männchen) sich überschlagen wird, um erwählt zu werden. Das bedeutet, dass die männlichen Gehirne von der Evolution so konzipiert wurden, dass sie genau das am dringendsten tun wollten, was erforderlich ist, um Frauen zu bekommen.[82] Wenn Frauen nur Sex mit Männern haben, die Stepptanz können und Klavier spielen, werden die Männer Stepptanz und Klavier lernen. Wenn Frauen nur Sex mit Männern haben, die häkeln und eine anständige Bloody Mary mixen können, wird die Welt kurz darauf voll sein mit Handarbeiten aus Häkelgarn und Frühstückscocktails. Je mehr die Frauen von den Männern verlangen, um sie als würdige Partner in Erwägung zu ziehen, umso mehr werden die Männer sich ins Zeug legen, um erwählt zu werden.

Die längste Zeit in der Geschichte der Menschheit waren die weiblichen Ansprüche, bevor sie sich zu Sex bereit erklärten, ziemlich hoch. Aber diese Ansprüche waren ja nicht ohne Grund so hoch. Sex hat früher immer ein gewisses Risiko beinhaltet, dass die Frau auch schwanger wurde, deswegen musste jeder Partner, den eine Frau für den Geschlechtsverkehr in Erwägung zog, eine gründliche Prüfung bestehen, um sicherzustellen, dass sie nicht mit einem Kind von einem Versager dastand, wenn sie zufällig schwanger werden sollte. Frauen mussten bei ihren Sexualpartnern in Hinblick auf Engagement, Ehrgeiz und Vaterpotenzial genauso wählerisch sein wie bei der Wahl ihrer Ehepartner, denn es bestand jederzeit die ganz reale Möglichkeit, dass aus Ersterem im Handumdrehen Letzterer wurde.

Aber darüber brauchen wir uns nicht mehr den Kopf zu zerbrechen. Wir haben die Pille. Frauen sind heute in der Position, dass sie Sex mit jedem haben können, den sie wollen, wann sie wollen, ohne sich Gedanken machen zu müssen, ob der Betreffende einen miesen Ehemann oder furchtbaren Vater abgeben würde. Wenn sie wollen, können Frauen handeln wie Männer, indem sie sich Partner mit einer bestimmten Reihe von Eigenschaften als langfristige Partner aussuchen (meistens eine ziemlich lange Liste von Eigenschaften, zu denen Versorger- und Vaterqualitäten gehören) und einer anderen Reihe von Eigenschaften für Sexualpartner (meistens eine wesentlich kürzere Liste, auf der sich vorrangig Synonyme des Wortes *sexy* tummeln). Deswegen haben Frauen heute mehr Sex mit mehr Partnern als je zuvor in der Geschichte, und darunter sind auch Männer, die sie im Traum nicht heiraten würden.[83]

In vielerlei Hinsicht ist das alles ganz toll. Frauen müssen nicht länger das Gefühl haben, das Gewicht der ganzen Welt auf ihren Schultern zu tragen, wenn sie einfach nur Ja zum Geschlechtsverkehr sagen. Es hat Frauen auch die Möglichkeit gegeben, verschiedene Arten von Beziehungen mit verschiedenen Männern auszuprobieren, bevor sie sich festlegen und heiraten. Und das tut sowohl Frauen als auch Männern gut.

Diese Veränderungen der sexuellen Landschaft bleiben allerdings nicht ohne Folgen. Der Wunsch nach Sex und die Notwendigkeit, sich als würdig zu erweisen, war eine mächtige Motivation für die Männer. Wenn Sex nicht mehr schwer zu kriegen ist, verlieren die Männer das, was schon immer ihre stärkste natürliche Motivation gewesen ist. Obwohl die Pille und die Freiheiten, die sie uns eröffnet, für die Tatsache verantwortlich sein mögen, dass Frauen heute mehr erreichen können als je zuvor in der Geschichte, könnte das Ganze auf die Männer genau den entgegengesetzten Effekt gehabt haben.

Und das ist nicht nur meine Privatmeinung. Untersuchungen in meinem Labor belegen diese These. Wir stellen fest, dass die Motivation der Männer, etwas zu leisten und sich zu beherrschen, immer unverbrüchlich mit dem Gedanken Hand in Hand geht, was für Anforderungen die Frauen an einen Sexualpartner stellen. In diesen Studien haben wir den Männern nach dem Zufallsprinzip zwei Zeitungsartikel vorgelegt (die fiktiv waren – das wussten sie aber nicht). Einer handelte davon, dass Dating und Abschleppen für die Männer schwieriger denn je geworden seien, weil die Frauen heute beträchtlich wählerischer seien. Der andere behauptete genau das Gegenteil. Anschließend unterzog man die Teilnehmer einem Test, in dem ihre Selbstbeherrschung und ihre Leistungsbereitschaft gemessen wurden.

Wollen Sie mal raten, welche Männergruppe schlechter abschnitt?

Männer, die die Ansprüche der Frauen für hoch hielten, hängten diejenigen ab, die die Ansprüche der Frauen für niedrig hielten. Und nur die Männer reagierten so. Als wir dieselbe Studie nämlich an Frauen durchführten (wir gaben ihnen einen Artikel darüber zu lesen, dass Dating schwieriger oder leichter sei, je nachdem, wie wählerisch die Männer sind) und anschließend ihre Selbstbeherrschung und Leistungsbereitschaft testeten, ließen sich zwischen den beiden Gruppen keine Unterschiede feststellen. Die Leistungsbereitschaft der Männer ist in einem Ausmaß an die weiblichen Ansprüche an Sexualpartner geknüpft, das den Frauen fremd ist. Das soll nun nicht bedeuten, dass alle Männer den Weg des geringsten Widerstands gehen, wenn Sex irgendwo leicht zu haben ist. Aber manche eben schon. Und die wachsende Kluft zwischen den Leistungskurven von Männern und Frauen könnte sehr wohl von der Zahl der Männer beeinflusst sein, die eben diesen Weg gehen, wenn er ihnen offensteht.

Und an einem kann es nun wirklich keinen Zweifel geben: Die Männer leisten weniger als früher. 1970 war der Großteil der Collegestudenten Männer, aber bis zum Jahr 2000 war diese Zahl auf 44 Prozent gefallen (und da steht sie heute noch). Frauen bleiben auch länger am College, machen eher als die Männer einen Abschluss und promovieren hinterher. Männer haben auch eine höhere Arbeitslosenquote als Frauen. Egal wie Sie es betrachten – die Männer müssen sich von Frauen zeigen lassen, wo der Hammer hängt, wenn es um Studienerfolge und Beteiligung am Arbeitsmarkt geht.

Als Professorin beobachte ich das überall. Die überwältigende Mehrheit meiner Studentenschaft sind Frauen (bei den Bachelorstudenten sind ungefähr 60 Prozent weiblich), und drei von vier Doktorandinnen sind weiblich. Und das nicht, weil ich eine Frau bin oder die Bewerberinnen für unser Doktorandenprogramm eine Mentorin wollen, mit der sie die Fortpflanzungsorgane gemeinsam haben. Die Doktoranden meiner *männlichen* Kollegen in Lernpsychologie und Neurowissenschaften – zwei Gebieten der Psychologie, die traditionell vorrangig männliche Ressorts waren – sind *ausschließlich* Frauen. Aus. Schließ. Lich. Und das ist keine Absicht. Es bewerben sich nur einfach nicht so viele Männer, und diejenigen, die sich bewerben, werden von ihren weiblichen Konkurrentinnen ausgestochen.

Dieses Phänomen habe ich in den letzten Jahren auch in der Einstellungspolitik der Fakultäten beobachten können. In den letzten fünf Jahren haben wir zwei Tenure-Track-Professoren in meiner Forschungsabteilung eingestellt – also mit befristetem Vertrag, aber mit der Garantie auf eine Festanstellung, wenn sie sich bewähren. In beiden Fällen war die Mehrheit der Bewerber Frauen, und die weiblichen Kandidaten waren die besten. Das traf auch auf unsere jüngste Neueinstellung im Gebiet der Neurowissenschaften zu, dem psychologischen Forschungsgebiet, in dem die meisten Männer vertreten sind. In beiden Fällen wurden am Ende Frauen eingestellt, weil sie die besten und intelligentesten von allen Bewerbern waren.

Nichts motiviert und inspiriert die Jungs so sehr, hart daran zu arbeiten, sich zu respektablen, finanziell unabhängigen *Männern* zu entwickeln wie der unerschütterliche Glauben, dass alles andere sie zu einem Leben in unfreiwilligem Zölibat verdammen würde. Wenn Männer jedoch in der Lage sind, Frauen zu bekommen, ohne vorher etwas zu erreichen oder gewisse Zusicherungen zu geben, ist das oftmals der Weg, den sie einschlagen.[84] Da

Sex nicht länger mit dem Risiko einer Schwangerschaft einhergeht, fließen Eigenschaften wie Ehrgeiz, Fleiß und Treue, die im Kontext einer potenziellen Elternschaft enorm wichtig sind, nicht mehr unbedingt in die Rechnung ein, wenn sich die Frauen ihre Sexualpartner aussuchen.[85] Wie Roy Baumeister und Kathleen Vohs in einem Aufsatz über Sexualökonomie schrieben: »Wir haben keine Anzeichen gefunden, die dem grundlegenden Prinzip widersprechen würden, dass Männer alles tun, was von ihnen verlangt wird, um Sex zu bekommen – wenn auch wahrscheinlich nicht unbedingt mehr als das.« Wahrscheinlich nicht unbedingt.

Das soll nun nicht bedeuten, dass es irgendwie die Schuld der Frauen wäre, wenn die Männer hinterherhinken. Es ist nicht (ich wiederhole: *nicht*) Aufgabe der Frauen, die Männer zu ihren Leistungen zu inspirieren. Das ist ganz, ganz sicher nicht unsere Aufgabe. Wir haben schon genug zu tun (gerade weil wir so viel damit zu tun haben, die Männer zu übertreffen). Am Ende sind die Männer selbst für ihre Entscheidungen verantwortlich (dazu gehört auch die Entscheidung, bei Mama im Keller zu wohnen und den ganzen Tag Videospiele zu spielen). Es soll nur einfach heißen, dass alles, was in einem wechselseitig voneinander abhängenden System passiert – auch die sexuelle Befreiung der Frauen –, das Potenzial besitzt, Kettenreaktionen auszulösen, die am Ende alle anderen Faktoren des Systems berühren. Manchmal bringt das eine Verbesserung mit sich (mehr Frauen am Arbeitsplatz bedeutet, dass weniger Frauen in Armut leben müssen). Aber manchmal ist es auch eine Veränderung zum Schlechteren – und das betrifft das Phänomen der Männer, die sich wieder in kleine Jungs verwandeln.

Die Zweiteilung des Partnermarkts und neue Ehemodelle

Bis in die jüngere Vergangenheit haben die Leute hauptsächlich Dates gehabt, weil sie entscheiden wollten, ob jemand ein geeigneter Ehepartner sein könnte. Obwohl weltweit viele Kulturen immer noch irgendeine Form von arrangierter Ehe praktizieren, ist Dating auch in Kulturen mit dem Drehbuch »Mann und Frau treffen sich, Mann und Frau verlieben sich, Mann und Frau heiraten und kaufen sich ein viel zu großes Haus in der Vorstadt« eine Methode, die letztlich zur Heirat führen soll. Und weil wir in der Geschichte der Menschheit größtenteils keine so superwirksamen Verhütungsmittel hatten, verschwendeten die Leute nicht so viel Zeit auf die Datingphase, bevor sie den Weg zum Altar antraten. Die Leute trafen sich mit dem anderen Geschlecht, bis sie jemand gefunden hatten, den sie für einen geeigneten Ehepartner hielten, und dann heirateten sie – wenn sie heirateten – genau diese Person. Deswegen lag in den Sechzigerjahren, bevor die Pille auch für unverheiratete Frauen zu bekommen war, das Durchschnittsalter, in dem die Frauen heirateten, bei 20 Jahren, und 72 Prozent aller Erwachsenen über 18 hatten den großen Schritt bereits getan.

Wenn wir jetzt in die Gegenwart blenden (während ich also 2018 am Computer sitze und das alles für Sie aufschreibe), ist Dating eher ein Hobby oder Freizeitsport geworden, als dass es wirklich ein Weg wäre, einen Ehepartner zu suchen. Die Leute nutzen Dates zwar immer noch als Mittel, um herauszufiltern, wen sie heiraten wollen und wen nicht (und zu lernen, welche Eigenschaften in einer langfristigen Beziehung funktionieren oder nicht funktionieren), aber es ist trotzdem etwas, was wir auch mal zum Freizeitvergnügen machen. Warum auch nicht? Die Pille hat es Männern und Frauen ermöglicht, Dates zu haben und Beziehungen mit verschiedenen Leuten auszuprobieren, ohne eine Schwangerschaft befürchten zu müssen. Und weil sie darauf gekommen sind, dass es Spaß macht (ganz besonders, wenn man jung ist und in der Blüte seiner Jugend und Attraktivität), haben es alle Beteiligten viel weniger eilig mit dem Heiraten als früher. Momentan heiraten die Leute in den USA erst mit ungefähr 27 Jahren. Von allen Bürgern über 18 ist heutzutage nur die Hälfte verheiratet.

Das bringt eine Menge Vorteile mit sich. Die Möglichkeit, dass Frauen die Heirat aufschieben können, um ihre Ausbildung abzuschließen, hat eine enorme Rolle dabei gespielt, dass sie immer stärker auf dem Arbeitsmarkt vertreten sind. Und ich könnte mir vorstellen, dass die Leute mit 30 bei der Partnerwahl klügere Entscheidungen treffen als mit 20. Die meisten Menschen wissen am Anfang ja noch gar nicht richtig, wer sie sind, und es ist wahrscheinlich, dass eine spätere Heirat die Qualität der Paarungen für einige Leute verbessert hat.

Aber diese ganze Dates-zum-Vergnügen-Geschichte hat Beziehungen in mancher Hinsicht auch komplizierter gemacht. Genauer gesagt hat es den Partnermarkt in zwei unterschiedliche Märkte aufgeteilt: den Dating-Sex-Markt, der für Leute gedacht ist, die unverbindliche Dates und Sex suchen, und den Heiratsmarkt, der aus Leuten besteht, die hoffen, einen langfristigen, treuen Lebenspartner zu finden. Und die Zweiteilung des Partnermarkts in diese zwei unterschiedlichen Märkte hat es Frauen, die wirklich eine Beziehung suchen, schwieriger gemacht.

Obwohl Frauen normalerweise den Datingmarkt verlassen und sich auf den Heiratsmarkt begeben, nachdem sie ihre Ausbildungsziele erreicht haben, haben die Männer es damit nicht so eilig. Weil die männliche Psychologie nämlich so aussieht, dass sie in viel höherem Maße als die der Frauen sexuelle Abwechslung zum Selbstzweck sucht. Männer müssen sich auch keine Sorgen um ihre schwindende Fruchtbarkeit machen, und so handhaben sie das Timing ihrer Eheschließung um einiges laxer als die Frauen. Für jede Frau, die auf den Heiratsmarkt kommt, gibt es also viel weniger Männer. Und wenn wir dazu nun noch den Umstand rechnen, dass die Männer auch weniger leisten als je zuvor in der Geschichte, schafft das eine Situation, in der die meisten Frauen feststellen, dass sie sich auf einen ziemlich ungünstigen Handel einlassen müssen, wenn sie heiraten wollen.

Während Frauen früher erwarten durften, einen ebenbürtigen Partner zu finden – jemanden, der mindestens eine genauso gute Ausbildung hatte, genauso viel Geld verdiente, genauso attraktiv und erfahren war wie sie selbst –, ist das für viele Frauen kaum mehr machbar. Und eine wachsende Zahl von Frauen stellt plötzlich fest, dass sie sich damit abfinden müssen, die bessere Ausbildung zu haben, mehr zu verdienen und mehr für ihre Beziehung zu tun als ihre Partner.

Es sollte keinen überraschen, dass die Frauen damit nicht unbedingt zufrieden sind. Da sie heute die bessere Ausbildung haben, den besseren Job und eine sichere, wirkungsvolle Verhütungsmethode, können sie Beziehungen mit Männern vermeiden, die aus finanzieller Notwendigkeit oder ungeplanter Schwangerschaft entstanden sind (Männer, die wir *brauchen*). Wenn die Frauen also keine Beziehung finden, die ihnen gefällt (Männer, die sie *wollen*), dann verzichten sie eben einfach. Wie schon Rebecca Traister in ihrem (sehr klug geschriebenen) Buch *All The Single Ladies: Unmarried Women and the Rise of an Independent Nation* festgestellt hat, treffen immer mehr Frauen die Entscheidung, lieber Single zu bleiben – statt in einer Ehe mit jemand zu landen, der ihnen nicht das Wasser reichen kann. Zum ersten Mal in der Geschichte der USA gibt es mehr alleinstehende als verheiratete Frauen, und die Zahl der Erwachsenen unter 34, die nie verheiratet gewesen sind, liegt bei 46 Prozent. Das sind ganze 12 Prozent mehr als noch vor zehn Jahren. Die Pille hat es den Frauen also gleichzeitig schwieriger gemacht, eine langfristige Beziehung mit einem passenden Partner zu finden, hat es ihnen aber auch wesentlich leichter gemacht, der Ehe im Allgemeinen den Rücken zu kehren.

Unfruchtbarkeit in beide Richtungen

Die Fruchtbarkeit der Frauen ist eine grausame, rücksichtslose Kraft. Sie erreicht im Allgemeinen ihren Gipfel Anfang 20 (wenn die meisten von uns noch keine Ahnung haben, was sie tun, und spüren, dass es wirklich nicht angeraten wäre, ein neues Leben in die Welt zu setzen) und tritt genau dann den Sinkflug an, wenn wir mit 35 unser Leben endlich auf der Reihe haben.[86] Und es kann schon ganz schön heikel sein, wenn man sich durch eine Welt navigieren muss, in der das Alter der ersten Eheschließung immer weiter nach hinten geschoben wird. Obwohl eine steigende Zahl von Frauen sich entscheiden, unverheiratet Kinder zu bekommen, wartet die Mehrheit der Frauen in den USA damit immer noch bis zur Heirat. Das bedeutet, dass sie auch das Alter nach hinten schieben müssen, in dem sie Mütter werden. Und das tun sie auch. Zum ersten Mal in der Geschichte gibt es jetzt mehr Frauen über dreißig, die Babys bekommen, als Frauen unter 20 (oder gar 20). Das ist bemerkenswert, und es ist schon eine kurze Betrachtung wert.

Der Trend, die Mutterschaft aufzuschieben, bis man seine Ziele in Ausbildung und Beruf erreicht hat, ist zwar ein entscheidender Faktor für den Erfolg der Frauen in der Arbeitswelt, aber für die Fruchtbarkeit ist er weit weniger großartig. Wenn Frauen das Kinderkriegen aufschieben, geschieht das mit dem Risiko, nicht mehr schwanger werden zu können, sobald sie bereit für Kinder sind. Und es steht kaum außer Zweifel, dass die Pille – die das Alter verändert hat, in dem die Frauen heute heiraten und Kinder bekommen – eine Schlüsselrolle bei der steigenden Notwendigkeit der Reproduktionsmedizin gespielt hat, die den Menschen helfen muss, Eltern zu werden. Und die Nachfrage ist definitiv gewachsen. Das Geschäft mit den Kinderwunschbehandlungen hat sich in den letzten 25 Jahren vervierfacht und ist heute zu einer Industrie mit einem Volumen von 3,5 Milliarden Dollar angewachsen. Und da die Frauen das Kinderkriegen weiterhin aufschieben, um ihre Ausbildung, ihre Karriere, aber eben auch die Schwierigkeiten bei der Suche nach einem ebenbürtigen Partner zu managen, wird diese Industrie höchstwahrscheinlich weiter wachsen. Was auf die Pille zutrifft, trifft auch auf die In-vitro-Fertilisation zu.

Aber es könnte noch mehr dahinterstecken. Die Pille könnte den Bedarf an Fruchtbarkeitsdienstleistungen auch noch aus anderen, provokativeren Gründen steigern. Wie Sie sich vielleicht noch aus dem 5. Kapitel erinnern, kann die Pille einen Nicht-so-toll-Effekt auf die Chancen der Frauen haben, die genetisch kompatiblen Männer herauszusieben. Die Forschung hat herausgefunden, dass hormonell verhütende Frauen eben weniger gut auf die subtilen, geruchsbasierten Hinweise auf genetische Kompatibilität anspringen als Frauen mit natürlichem Zyklus.[87]

Und die Forschung legt den Verdacht nahe, dass einer dieser subtilen Duftmarker, den Frauen mit natürlichem Zyklus offenbar besser wahrnehmen können als ihre hormonell verhütenden Geschlechtsgenossinnen, der Geruch von Männern mit kompatiblen immunrelevanten Genen ist. Obwohl in der Fachliteratur die Zuverlässigkeit dieser Effekte diskutiert wird, hat die Forschung im Allgemeinen festgestellt, dass Frauen im natürlichen Zyklus den Geruch von Männern vorziehen, deren betreffende Gene sich möglichst stark von ihren eigenen unterscheiden. Und das ist gut so, denn wenn man sich einen Partner mit anderen immunrelevanten Genen aussucht, dürfte sich die Gesundheit des Nachwuchses verbessern, weil sein Immunsystem besser in der Lage ist, die Bösewichte im Körper zu identifizieren.

Hormonell verhütende Frauen scheinen diese olfaktorisch codierten Hinweise jedoch nicht zu riechen. Und wenn doch, scheint es sie eher dazu zu verleiten, Männer mit *nicht*-entgegengesetzten Genen zu wählen. Wenn das der Fall sein sollte, könnte es für Frauen, die die Pille nehmen, schwerer werden, Kinder zu bekommen.

Obwohl das Ganze zum heutigen Zeitpunkt noch reine Spekulation ist (deswegen bitte ich Sie auch, nicht in Panik zu geraten), deutet die Forschung darauf hin, dass es bei Paaren mit ähnlichen immunrelevanten Genen größere Schwierigkeiten gibt, schwanger zu werden und das Kind bis zum Ende auszutragen. Studien mit Paaren, die mehrere unerklärliche Fehlgeburten hinter sich hatten, zeigten, dass die Eltern bei den immunrelevanten Genen eine überdurchschnittliche Menge von genetischen Übereinstimmungen aufwiesen, im Gegensatz zu den Paaren, die so etwas nicht erleben mussten. Dieses Muster lässt sich auch bei nicht-menschlichen Primaten beobachten. Die Pille könnte modernen Paaren also, zusätzlich zu den Veränderungen, die sie im Timing und in der Haltbarkeit der Ehen bewirkt, noch mehr Fruchtbarkeitsprobleme bescheren. Es kann sein, dass diese aufgrund des höheren Alters entstehen, in dem die Frauen Kinder bekommen, und weil die Pille die Fähigkeit der Frauen beeinträchtigt, sich die genetisch kompatiblen Partner auszusuchen.

Diese ganzen Veränderungen sind jedoch nur die Spitze des Eisbergs. Wahrscheinlich hat die Pille die Welt auf zahllose Arten verändert, die wir noch nicht mal recht erfasst haben. Wenn Sie zum Beispiel eine wachsende Zahl von später oder nie heiratenden Männern und Frauen haben, könnte das die Nachfrage nach Wohnraum erhöhen (zwei Einzelpersonen belegen normalerweise zwei Wohnungen, während ein Paar normalerweise eine bewohnt) sowie die ganze Ausstattung, die man für die Behausungen braucht (Kühlschränke, Herde und so weiter). Das könnte eine Auswirkung auf die verfügbaren Jobs haben (wird es mehr Kühlschrankhersteller und Bauunternehmer geben?) und auf die Art von Dienstleistungen, die hoch im Kurs stehen. Vielleicht bedeutet die steigende Zahl der spät und nie heiratenden Menschen eine größere Nachfrage für Dinge wie coole Museumsausstellungen und Pizzaservices, dafür aber eine geringere Nachfrage für Scheidungsanwälte.

Das mag sich jetzt alles trivial und offensichtlich anhören, aber in Wirklichkeit ist das alles bemerkenswert. Wenn Sie darüber nachdenken, dass ein Medikament Nebenwirkungen wie »coole Museumsausstellungen« haben könnte, unterstreicht das einen der wichtigen Punkte, die dieses Buch herausarbeiten wollte (und Tatsachen des Universums): Es gibt keine kleinen Veränderungen. Vor allem dann nicht, wenn es die weiblichen Hormone sind, die verändert werden.

Alles in Ihrem Körper ist auf Arten miteinander verwoben, die Sie wahrscheinlich im Traum nicht für möglich gehalten hätten, und mit den Menschen auf der Welt ist es genauso. Und so absurd es auch klingen mag – die Pille könnte der Startschuss gewesen sein, der eine Reihe von Ereignissen in Gang gesetzt hat, die irgendwann darin kulminieren, dass wir einen Menschen auf den Mars schicken können und den Weltfrieden erleben, dass sich aber nur noch die reichsten Menschen Zucchini leisten können. Und wissen Sie was? Die Auswirkungen werden wahrscheinlich noch größer, weitreichender und überraschender ausfallen. Einige von diesen Auswirkungen werden positiv sein, andere negativ. Die gute Nachricht ist die, dass die Pille es einer Rekordzahl von Frauen ermöglicht hat, eine wissenschaftliche Laufbahn einzuschlagen, sodass wir heute besser denn je in der Lage sind, das Ausmaß zu verstehen. Und obwohl wir gerade erst an der Oberfläche der Frage gekratzt haben, in welcher Hinsicht die Pille die Welt verändert hat, steht eines jetzt schon fest: Die Welt wird nie wieder dieselbe sein.

Im Guten wie im Schlechten.

10. KAPITEL: WARUM HAT MIR DAS KEINER GESAGT?

Die Geschichte der Geschlechterverhältnisse in den USA und im Rest der Welt ist eine Geschichte voller Gefälle. Da haben wir das Verdienstgefälle, das Mathe- und Naturwissenschaftsgefälle, das Gefälle in der politischen und ökonomischen Beteiligung und das Gefälle in den Arbeitsstunden, die auf Haushaltstätigkeiten entfallen. Egal wo auf der Welt man lebt – wenn man eine Frau ist, steht man meistens auf der falschen Seite dieser sozialen und ökonomischen Gefälle.[88]

Zu den schädlichsten und fatalsten Gefällen, an denen die Frauen im Laufe der Geschichte standen, zählt das Gefälle im Wissen über Frauengesundheit. Bis in die jüngste Vergangenheit (ungefähr bis in die frühen Neunzigerjahre) stammte das meiste von dem, was man uns über unsere Körper und Gehirne erzählte, aus Studien, die so gut wie ausschließlich von und an Männern durchgeführt wurden!

Denken Sie zum Beispiel an die Empfehlung, dass wir für unsere Herzgesundheit jeden Tag eine niedrig dosierte Aspirintablette nehmen sollten. Das ist etwas, was die meisten von uns (oder zumindest unsere Eltern) von unseren Ärzten zu hören bekommen haben, und es geht auf Studien zurück, die nachweisen, dass so eine Aspirintherapie das Risiko von Erkrankungen der Herzkranzgefäße senkt. Tut sie auch … aber nicht bei Frauen.

Wie sich herausstellte, wurde diese Empfehlung von der American Heart Association auf der Basis von Studien ausgesprochen, die zu 80 Prozent mit männlichen Probanden arbeiteten. Eine spätere Studie, die die Aspirintherapie an Männern und Frauen testete, kam zu dem Schluss, dass Aspirin das Risiko von Erkrankungen der Herzkranzgefäße bei Frauen *nicht* senkt – bei ihnen könnte sie möglicherweise sogar mehr schaden als nützen, weil Frauen im Falle einer Verletzung nicht so schnell aufhören zu bluten.

Und das ist kein Einzelfall. Viele von den Dingen, die Sie über Mensch und Gesundheit zu wissen meinen, sind wahrscheinlich Dinge, die Sie über *Männer* wissen.

Obwohl der Kongress in den USA 1994 die nationale Gesundheitsbehörde in einem Gesetz verpflichtete, in ihren klinischen Studien auch Frauen einzuschließen, sind sie immer noch viel weniger untersucht als Männer. Ein Beispiel: Obwohl Frauen ungefähr die Hälfte der Menschen mit HIV-Diagnose ausmachen, stellen sie nur 19 Prozent der Studienteilnehmer in klinischen Tests für antiretrovirale HIV-Medikamente und nur 11 Prozent der Teilnehmer in der kurativen Forschung. Und ein neuerer Bericht zum aktuellen Stand der verschreibungspflichtigen Medikamente stellte fest, dass acht von zehn verschreibungspflichtigen Medikamenten (80 Prozent) in den USA wegen gesundheitlicher Probleme bei Frauen vom Markt genommen werden mussten, was darauf hinwies, dass man es versäumt hatte, auch die Nebenwirkungen bei Frauen umfassend zu testen.

!!!! ... !

Obwohl es bei Frauen wahrscheinlicher ist, dass sie medizinischen Rat suchen und diesen Rat dann auch befolgen, ist die Frauengesundheit bis vor Kurzem von der Wissenschaft fast komplett ignoriert worden. Und infolgedessen tappen Frauen in den meisten Fällen komplett im Dunkeln, was ihre Gesundheit und die Funktionsweise ihres eigenen Körpers angeht. Und die Ärzte wissen auch nicht immer so viel mehr als ihre Patientinnen.

Dieser Mangel an Information hat den perfekten Hintergrund dafür geliefert, dass ein Präparat wie die Pille auf den Plan treten konnte und nur wenige hinterfragten, ob es wohl schlau ist, ein Schlüsselelement dessen, was eine Frau zur Frau macht, zu verändern (nämlich ihre Sexualhormone) - und das

im Namen der Verhütung, der reinen Haut und einer regelmä-
ßigeren Menstruation. Nur wenige haben über das Ausmaß
der Nebenwirkungen nachgedacht, das so ein Eingriff auf die
Funktionen der weiblichen Körperteile haben würde, die *nicht*
die Eierstöcke sind (darunter auch ihr Gehirn). Eine wüste
Mischung aus wirtschaftlichem Wettbewerb, Politik und wohl-
begründeter Ignoranz ist dafür verantwortlich, dass die Frauen
und ihre Ärzte die Pille fast kritiklos aufnahmen, und das ist
auch der Grund, warum wir fast nichts darüber wissen, zu wem
sie uns macht. Wir werden uns jetzt Schritt für Schritt detail-
liert ansehen, wie es dazu kam, dass unser Wissen über Frauen
so lückenhaft ist und auch das Wissen über ein Medikament,
das fast alle von uns irgendwann in ihrem Leben einmal nehmen
werden.

Alles andere ist eben *nicht* gleich

Obwohl es eine Zeit gab, in der die Frauen nicht als lohnende
Studienobjekte galten, trifft diese Ansicht heute schon wesentlich weniger zu als noch vor 25 Jahren.[89] Akademiker tendieren ja
generell eher nach links als nach rechts, und die überwältigende
Mehrheit der Wissenschaftler, die mir in meiner Karriere begeg-
net sind – Frauen wie Männer –, unterstützen Frauen und die
Frauenbewegung absolut und befürworten, dass Frauen in wissenschaftliche Studien eingeschlossen werden. Andere mögen
die Landschaft in Sachen Gleichberechtigung etwas anders
beurteilen, aber wenn alle anderen Bedingungen gleich wären,
glaube ich, dass die meisten Forscher Frauen und Themen, die
für Frauen wichtig sind, ebenso gerne studieren würden wie
Themen, die für Männer wichtig sind. Das trifft insbesondere
auf die wachsende Zahl von Frauen in der Wissenschaft zu.

Doch alle anderen Bedingungen sind eben nicht alle gleich.

Ich glaube zwar nicht, dass es jemals Absicht war, aber die Wissenschaft arbeitet auf eine Art, die Studien mit Frauen systematisch erschwert. Frauen sind schwieriger zu untersuchen als Männer, und da die Wissenschaft ein wettbewerbsbetontes Feld ist und ein gehöriges Tempo in den Publikationen fordert, werden nur wenige Forscher Frauen einbeziehen, wenn nicht genug Kontrollmechanismen im System eingebaut sind, um das sicherzustellen. Forschung zu Frauen und zu den für sie wichtigen Themen ist ein Luxus geworden, den sich viele Wissenschaftler nicht leisten können oder wollen.

Bevor ich Ihnen die Hintergrundgeschichte dazu erzählen kann, müssen Sie zunächst einmal begreifen, wie schwierig es ist, einen Job in der wissenschaftlichen Forschung zu ergattern. So einen Job zu finden – insbesondere eine Stelle an der Universität (und das streben die meisten von uns an) – ist extrem schwierig. Nur ungefähr die Hälfte der Leute, die mit einem Doktortitel abschließen, bekommt am Ende einen Job an der Uni. Und weniger als ein Viertel dieser Jobs gehört zu der Sorte Forschungsstelle, auf die die meisten Doktoranden während ihrer zehn (oder mehr) Jahre dauernden Hochschulausbildung hinarbeiten. Es gibt zu wenig Stellen für die Leute, die sie haben wollen, also muss man einen konstanten Strom an Forschungspublikationen produzieren, die sozusagen die Währung auf dem akademischen Stellenmarkt darstellen.

Wenn Sie nun zu den wenigen Glücklichen gehören, denen es gelingt, so eine akademische Forschungsstelle zu ergattern, wird der Publikationsdruck nach der Einstellung nur noch größer. An vielen Universitäten müssen Sie im Schnitt zwischen zwei und sieben Aufsätzen im Jahr publizieren,[90] wenn Sie eine unbefristete Stelle anstreben (auf die Sie sich ungefähr in Ihrem sechsten Berufsjahr bewerben). Und wenn Sie nicht auf eine unbefristete Stelle übernommen werden, werden Sie gefeuert.[91] Der Druck, möglichst schnell massenweise Aufsätze zu publizieren, nimmt bei manchen zwar ab, sobald sie ihre feste Stelle haben, aber viel ist es nicht. Wenn Sie keinen stetigen Strom an Forschungspublikationen vorzuweisen haben, kann das Ihr Labor schnell die Gelder kosten. Und das ist übel für jeden Forscher, insbesondere aber für diejenigen, deren Gehälter teilweise oder komplett von Forschungsstipendien abhängen (was gerade bei Forschung im Gesundheitsbereich oftmals der Fall ist). Wenn sie keine Stipendien mehr bekommen, bedeutet das für die Wissenschaftler, dass sie keinen Job mehr haben (und das ganze restliche Forschungspersonal in ihren Laboren entlassen müssen). Es herrscht ein extremer Druck, möglichst schnell viele Aufsätze zu publizieren, und wenn Sie ihm nicht genügen, landen Sie ganz schnell mitten im Land der Arbeitslosen (Bewohner: Sie).

Hinter jedem dieser Aufsätze, die Wissenschaftler publizieren müssen, stecken Hunderte (manchmal Tausende) von Stunden tatsächlicher Forschungsarbeit. Dazu gehört die Zeit, die Sie damit verbringen, die Form des Tests zu entwickeln, den Teilnehmern die Abläufe zu erklären, die Publikationen anderer zu lesen, Daten zu analysieren und – wenn alles so klappt wie erhofft – die Ergebnisse für Ihre Publikation zusammenzuschreiben. Und da es in der Forschung eine hohe Quote an missglückten Versuchen gibt, kommt auf jede coole Entdeckung, die ein Forscher macht, eine ganze Reihe von gescheiterten Experimenten, bei denen dasselbe riesige Investment von Zeit, Geld und Mühe auf etwas verschwendet wurde, was am Ende keinen Pfifferling wert war. Die Ergebnisse werden nicht publiziert, was bedeutet, dass ein Wissenschaftler, der nicht gefeuert werden will, Unmengen von Studien leiten und x Überstunden im Labor schieben muss, um genug vorweisen zu können, was »funktioniert« und sich für eine Publikation verwerten lässt. Die Devise in der wissenschaftlichen Forschung lautet also, dass man so viele Studien wie möglich anstellen muss, und zwar so schnell und so billig wie möglich. Es bedeutet auch, dass Sie tun müssen, was Sie können, um sicherzustellen, dass Ihre Erkenntnisse so überschaubar und nuancenlos wie möglich sind, denn die Gegenteile dieser beiden Eigenschaften werden oft als Munition auf der Liste von Gründen aufgeführt, warum der Aufsatz nicht in einer der besten wissenschaftlichen Zeitschriften erscheinen sollte. Nuancen oder subtile Fragestellungen – zum Beispiel der Nachweis, dass etwas bei Frauen soundso funktioniert, bei Männern jedoch andersrum, oder Belege, dass etwas soundso bei Heterosexuellen funktioniert und genau andersrum bei Homosexuellen – werden bei Forschungsergebnissen als Eingeständnis von Schwäche gesehen. Die Torwächter der Wissenschaft deuten das als Indiz, dass Ihre Theorie oder die Anwendungsbreite Ihrer Ergebnisse zu schmal ist. Die größten Belohnungen in Form von Fördergeldern und der Publikation in den wichtigen Fachzeitschriften gehen an große, leicht zu erfassende Vorschlaghammer-Erkenntnisse, die (angeblich) beschreiben, was jedem Menschen unter allen Bedingungen passiert.

Und wollen Sie jetzt mal raten, wer die Verlierer sind in diesem Spiel, das von kaum nuancierter, relativ einfach durchzuführender Forschung lebt?

Die Frauen.

Zunächst einmal unterscheiden sich männliche und weibliche Körper und Gehirne, was bedeutet, dass sie sich in Studien ganz selten genau gleich verhalten. Und in der Wissenschaft wurde in der Vergangenheit leichter eine Theorie verziehen, die angeblich auf jeden anwendbar war, aber nur an einem Geschlecht getestet wurde, als eine Theorie, die an beiden Geschlechtern getestet wurde, sich aber nur auf eines anwenden ließ. In ersterem Fall haben die Gutachter, die entscheiden, ob der Aufsatz gut genug für eine Veröffentlichung ist, ein Gefühl von hoffnungsvollem Optimismus, dass diese Entdeckung für alle Menschen überall gilt. Solange die Forscher sich angemessen zerknirscht geben, weil sie ihre Ideen ausschließlich oder größtenteils an den Vertretern eines Geschlechts getestet haben, haben sie immer noch eine gute Chance, dass ihre Ergebnisse in den besten Zeitschriften ihres Fachgebiets veröffentlicht werden. Im letzteren Fall – wenn die Ideen an beiden Geschlechtern getestet, aber nur bei einem Belege für die These gefunden wurden – haben die Gutachter es ja schwarz auf weiß, dass die Wirkungen auf ein Geschlecht beschränkt sind, was die Idee dann gleich weniger sexy und weniger *groß* erscheinen lässt.

Die Entscheidung, die viele Wissenschaftler im Laufe der Geschichte getroffen haben, sah so aus, dass sie das gewählte Phänomen nur an einem Geschlecht getestet haben. Auf diese Art minimiert man das Risiko zu scheitern, und es macht die Forschung auch sehr viel einfacher, denn es bedeutet, dass man weniger Teilnehmer benötigt (nämlich 50 Prozent weniger, wenn man Vertreter nur eines Geschlechts untersucht).

Und wenn die Forscher sich aussuchen können, welches der beiden Geschlechter sie untersuchen wollen, fällt die Wahl fast immer unweigerlich auf die Männer. Das liegt daran, dass Studien mit weiblichen Teilnehmern einen viel größeren zeitlichen und finanziellen Aufwand bedeuten als Forschung an Männern.

Da die Hormone der Frauen sich im Laufe des Zyklus verändern, muss die biomedizinische Forschung ihre jeweilige Zyklusphase berücksichtigen. Für Ihre Ohren mag das harmlos klingen, aber die Logistik für diese Art von Kontrolle, wenn man die gesammelten Daten einer großen Zahl von Teilnehmern auswerten muss, ist ein Albtraum und voller Fallstricke und kann den Aufwand an Zeit und Geld leicht verdreifachen, bevor man die Forschungsfrage beantworten kann.

Um Ihnen ein Gefühl dafür zu vermitteln, wie so etwas im Laboralltag aussieht, werde ich Ihnen von einer Studie erzählen, die wir kürzlich durchgeführt haben – eine Untersuchung des Zusammenhangs zwischen Immunfunktion und der Art, wie Entscheidungen getroffen werden, bei Frauen und Männern. Obwohl das Immunsystem scheinbar ein guter Kandidat für ein »geschlechtsneutrales« System unseres Körpers ist (wie Milz oder Lunge oder Ähnliches), sehen seine Aktivitäten tatsächlich ziemlich unterschiedlich aus, je nach Geschlecht und Zyklus-phase. Das Austragen eines Kindes ist etwas, was den weiblichen Körper gezwungen hat, ein immunologisches Schlupfloch zu finden, um zu verhindern, dass das Immunsystem den sich ein-nistenden Embryo angreift. So ein Embryo hat nämlich mehr als nur ein paar Züge mit den Bösewichten gemeinsam, auf deren Zerstörung das Immunsystem eigentlich programmiert ist: Es hat andere Gene als die Mama (ein klares Kennzeichen eines Pathogens), seine Zellen teilen sich rapide (eines der herausra-genden Kennzeichen einer Krebszelle), und es saugt Ressourcen aus Mamas Körper (eines der klaren Kennzeichen von Parasiten). Solche Hinweise – insbesondere, wenn sie alle drei gleichzeitig auftreten – versetzen das Immunsystem normalerweise in den Search-and-destroy-Modus. Und um das zu verhindern, müssen die weiblichen Sexualhormone die immunologische Funktion je nach Zyklusphase und Schwangerschaftswoche modifizieren.

Für uns und unsere Forschung bedeutete das, dass wir bei der Zyklusphase der Frauen, die an unserer Studie teilnahmen, sehr genau hinschauen mussten. Zunächst mussten wir sicher-stellen, dass sich alle Frauen in unserer Studie in derselben Zyklusphase befanden, damit wir sie ganz akkurat miteinander vergleichen konnten. Zweitens mussten wir sicherstellen, dass die Zyklusphase, die wir uns dafür aussuchten, eine war, die die Auswirkungen der Sexualhormone aufs Immunsystem mög-lichst klein hielt, damit wir die Resultate mit denen der Männer vergleichen konnten. Indem wir uns an diesen zwei Kriterien ausrichteten, entschieden wir uns, nur Frauen mit natürlichem Zyklus in die Studie mit aufzunehmen, und zwar in der frühen Follikelphase.

Unsere erste methodologische Herausforderung lag also darin, dass wir nur Frauen für unsere Studie rekrutieren konnten, die nicht die Pille nahmen. Das war gar nicht so leicht, weil die überwältigende Mehrheit der Frauen zwischen 18 und 25 in der Nähe eines Universitätsgeländes (von dem die meisten unserer

Studienteilnehmer stammten) die Pille nimmt. Als Nächstes mussten wir diese Frauen instruieren, vier bis sieben Tage nach Einsetzen ihrer Monatsblutung ins Labor zu kommen. Das wiederum bedeutete, dass bei jeder Frau nur an vier Tagen im Monat eine Teilnahme möglich war, und diese Tage waren nicht immer einfach vorherzusagen. Der weibliche Zyklus kann manchmal seinen eigenen Kopf haben, und nicht alle Frauen haben immer einen ganz genauen Überblick, wo sie an einem bestimmten Tag gerade stehen. Um sicherzustellen, dass die Frauen am richtigen Zyklustag kamen, baten wir sie, uns zu benachrichtigen, sobald ihre Menstruation begann, und dann trugen wir sie vier bis sieben Tage später in unseren Terminkalender ein. Wenn der Terminkalender einer Frau einen Termin an einem dieser vier Tage nicht mehr zuließ (was frustrierend oft passierte – man hat eben viel zu tun und normalerweise Termine für mehr als eine Woche im Voraus), mussten wir bis zum nächsten Monat warten, bis wir es wieder versuchen konnten.

Nachdem wir einen Tag gefunden hatten, der für unsere Teilnehmerinnen passte, mussten wir auf die Schnelle ein improvisiertes Forscherteam zusammenstellen, um ihre Daten zu sammeln. Das war viel komplizierter, als es vielleicht klingt, denn jede unserer Testsitzungen verlangte die Mithilfe von acht Forschern, von denen viele ihre Termine um Unterrichtsstunden und andere laufende Studien herumorganisieren mussten. Und wenn wir es geschafft hatten, das einzufädeln – wenn die richtige Sternenkonstellation eingetreten war, ein Lichtstrahl vom Himmel kam und die Engel anhoben zu singen –, konnten wir die Daten von unserer weiblichen Teilnehmerin sammeln, und alles war gut auf dieser Welt. Dann wiederholten wir diese Übung neunundsiebzig Mal, bis die Datensammlung der Frauen vollständig war.

Vergleichen Sie das mit dem Prozess, den wir durchlaufen mussten, um die Daten von den Männern zu erheben:

Zuerst mussten wir die Männer anrufen und Termine an den

Tagen buchen, an denen wir vorhatten, das komplette Forscher-team im Labor zu versammeln (mit dem Vorteil, die Termine lang im Voraus planen zu können). Dann musste unser Team von bereits versammelten Forschern die Männer testen.

Und das war's.

Hätten wir nur Männer in unserer Studie gehabt, dann hätten wir die Datensammlung innerhalb von zwei bis drei Monaten ab-schließen können, und es hätte uns um die 12.000 Dollar gekostet. Dadurch, dass wir Frauen mit einschlossen und ihre Zyklusphase berücksichtigten, dauerte die Datensammlung neun Monate und kostete an die 30.000 Dollar. Und wenn wir uns hätten ansehen wollen, wie sich der Zusammenhang von Immunsystem und Verhalten im Laufe des Zyklus verändert – wir also mehrere Zy-klusphasen hätten berücksichtigen müssen – oder hätten prüfen wollen, wie sich diese Frauen von hormonell verhütenden Frauen unterscheiden, hätten sich die Kosten und dieser logistische Alb-traum gut und gerne verdoppeln, verdreifachen oder vervierfa-chen können.[92] Wenn man Studien mit weiblichen Teilnehmern durchführt – und das auf eine Art, die dem Umstand Rechnung trägt, dass die weiblichen Sexualhormone eine beherrschende Rolle bei so ziemlich allem spielen, was ihre Körper tun –, ist das eine unglaubliche Herausforderung. Und deswegen sparen sich viele Forscher lieber gleich die Mühe und untersuchen keine Phä-nomene, für die weibliche Teilnehmer nötig sind, am Ende gar noch mit Rücksicht auf ihre jeweilige Zyklusphase.

Deswegen wurden vor nicht allzu langer Zeit, 1986, Studien mit Titeln wie »Normal Human Aging« veröffentlicht, bei denen die Daten *ausschließlich* von Männern stammten. Obwohl sich die Dinge verbessert haben, seit der Kongress für von der nationa-len Gesundheitsbehörde geförderte klinische Studien die Betei-ligung von (ein paar) Frauen zur Bedingung gemacht hat, ist das Problem alles andere als gelöst. Frauen werden immer noch mangelhaft erforscht in allen Forschungsphasen, einschließlich der präklinischen Forschung an Tieren und Zellen.[93]

Nehmen Sie zum Beispiel Mäuse und Ratten, die Arbeitspferde in der Welt der Forschung. Weibliche Mäuse und Ratten haben zyklisch schwankende Sexualhormone, genauso wie Frauen. Das bedeutet, dass die Forscher irgendwie die Zyklusphasen der weiblichen Nager kontrollieren müssen, wenn sie sie in ihren Experimenten einsetzen wollen. Da Mäuse sich noch nicht selbst äußern können, müssen die Forscher die Zyklusphase durch einen Test bestimmen, bei dem man unter anderem einen Vaginalabstrich von den Weibchen machen muss. Die Methode ist nicht perfekt, sie stresst die Weibchen und kostet die Forscher extra Zeit und Geld. Sie brauchen mehr als doppelt so viele Weibchen wie Männchen in ihren Experimenten, um sicherzustellen, dass sie genauso viele Weibchen in einer ähnlichen Zyklusphase in ihrer Studie haben wie Männchen. Und nachdem man diese ganzen Hürden genommen hat, sehen manche Gutachter und Herausgeber die Forschung immer noch als »nicht hinreichend beweiskräftig für die Fragestellung« und argumentieren, dass der Hormonstatus der Weibchen die Ergebnisse auf eine Art beeinflusst haben könnte, die die Resultate weniger gut interpretierbar macht, als wenn man gleich nur männliche Ratten benutzt hätte.

Eine lange Zeit sah die Antwort auf dieses Dilemma so aus, dass man einfach überhaupt keine weiblichen Tiere in Studien einsetzte. So geht die Datensammlung schneller, und ein zusätzlicher Vorteil ist der, dass man den Aufsatz leichter publizieren kann. Ein Kollege von mir, der Mäuse benutzt, um die Alzheimer'sche Krankheit zu erforschen (die wesentlich mehr Frauen als Männer betrifft), wurde gerade *zum ersten Mal* von einem Gutachter gefragt, warum er keine weiblichen Mäuse in seiner Studie eingesetzt hatte – im Jahre 2018. Obwohl er seit fast dreißig Jahren auf diesem Gebiet forscht und routinemäßig immer nur mit männlichen Versuchstieren gearbeitet hat.[94] Nach seiner Einschätzung für dieses Forschungsgebiet beruhen mindestens 90 Prozent der wissenschaftlichen Arbeiten über die Mechanismen, die zur Entwicklung von Alzheimer beitragen, ausschließlich auf Daten von männlichen Mäusen. Und der Hauptgrund dafür ist a) dass Weibchen die Ergebnisse zu unterschiedlich ausfallen lassen (weil Männchen und Weibchen fast nie gleich auf dieselbe Behandlung reagieren) und b) dass die Ergebnisse von Weibchen in Bezug auf eine bestimmte Fragestellung chaotischer sind (weil es möglich ist, dass ihre Sexualhormone die Resultate verfälscht haben). Diese zwei Probleme erschweren es, Studien zu veröffentlichen, bei denen auch Weibchen mituntersucht wurden, sodass die Wissenschaftler schließlich keine Lust mehr haben, überhaupt noch weibliche Tiere in ihre Forschungsarbeit einzuschließen.

Das sollte nicht einfach so durchgehen. Alle (ich wiederhole: ALLE) medizinischen Studien werden zunächst an Tieren durchgeführt. Diese Tiere sind unverzichtbar, wenn die Forscher neue Krebsmedikamente testen, das Fortschreiten der Alzheimer'schen Krankheit, Autoimmunkrankheiten, psychische Krankheiten, PTSD und so ziemlich alle anderen Dinge untersuchen, die in einem menschlichen Körper richtig oder falsch ticken können (das Gehirn eingeschlossen). Diese Modelle sind die Grundlage jeder biomedizinischen Forschung. Und da die Weibchen schwerer zu studieren sind (und es aufgrund ihrer Zyklusphasen schwieriger sein kann, ihre Ergebnisse zu interpretieren), ist die überwältigende Mehrheit dieser Forschung ausschließlich an Männchen vorgenommen worden. *Ausschließlich Männchen.* Ich habe wenig Zweifel, dass so einige bedeutende medizinische Durchbrüche in der Frauengesundheit unter den Tisch gefallen sind, weil man bei den Tierversuchen grundsätzlich keine Weibchen benutzt hat. Meistens wurden weibliche Nager entweder erst im zweiten Durchgang getestet, nachdem man nämlich vielversprechende Ergebnisse bei den Männchen beobachtet hatte – oder gar nicht.

Die Einbindung von Weibchen/Frauen in die Studien – auf eine Art, die ihren zyklusbedingten Hormonveränderungen

Rechnung trägt – ist nichts, was wir dem guten Willen der Forscher überlassen sollten. Wenn man die Wissenschaft weiter so betreibt wie jetzt, landen Frauen und ihre Themen auf der Verliererseite. Die Wissenschaftler stehen unter so einem enormen Druck, zu publizieren, zu publizieren und noch mal zu publizieren, dass viele von ihnen (und da kann ich mir durchaus an die eigene Nase fassen) sich einfach das raussuchen, was schnell und billig ist, und nicht das, was richtig ist. Wenn die renommierten Fachzeitschriften eine Forschungsarbeit publizieren, die ohne weibliche Testpersonen durchgeführt wurde – würden Sie sich dann diese ganze Mühe machen, wenn Sie sich damit am Ende vielleicht noch ins eigene Fleisch schneiden? Oder würden Sie das machen, was einfacher ist, nämlich die Daten von Männern sammeln und einfach eine Mitteilung an den Leser beifügen, dass die Ergebnisse an Frauen »erst noch weiter erforscht werden müssen«? Ich stelle diese Fragen nicht, weil ich die Wissenschaftler entschuldigen will (oder mich selbst mit meiner Forschungspraxis), sondern um zu erklären, wie es überhaupt so weit kommen konnte. Es sollte niemanden überraschen, dass die Forschung Frauen so lange ignoriert hat: Das Establishment – die Verlage der Fachzeitschriften, die Gutachter und die Einrichtungen, die die Fördergelder vergeben – hat es belohnt.

Obwohl sich die Dinge langsam zum Besseren entwickeln (in den USA sponsern staatliche Institutionen wie gesagt keine klinischen Versuche mehr, wenn dabei keine Frauen mitgetestet werden, und das National Institute of Health verfolgt ebenfalls eine neue Politik, nach der weibliche Versuchstiere und von Frauen gewonnene Zelllinien in die präklinische Forschung einzubeziehen sind), gibt es immer noch viel zu tun. Tierversuche, die nur Männchen einsetzen, werden immer noch von vielen Einrichtungen gefördert, gerne publiziert und in vielen Disziplinen auch weiterhin als die Norm angesehen. Und viele biomedizinische Fachzeitschriften verlangen immer noch nicht, dass Forscher in ihren Studien Frauen einbeziehen oder auch nur das Geschlecht der Versuchsteilnehmer angeben. Durchdachte, sorgfältige Forschung an Frauen kostet immer noch mehr Zeit und Geld, und oft ist sie auch noch schwieriger zu interpretieren als die an Männern. Und wenn dann noch die Karriere der Leute von ihrer Publikationsquote abhängt – und nicht von den Antworten auf die Fragen, die sie stellen –, dann haben die Frauen und die für sie wichtigen Themen das Nachsehen.

Viele Forschungs- und Publikationsvorschriften stammen noch aus einer Zeit, in der man die Unterschiede zwischen Männern und Frauen noch nicht in ihrem vollen Ausmaß erfasst hatte. Früher dachte man eben, dass die Ergebnisse von Studien, die an Männern durchgeführt worden waren, sich jederzeit auch auf Frauen anwenden ließen, weil man Frauen als kleinere Ausgabe der Männer wahrnahm, die sich von diesen bloß durch ihre Fortpflanzungsorgane unterschieden. Aber nachdem wir das jetzt besser *wissen,* müssen wir auch das Bessere *tun.* Wenn alle Wissenschaftler verpflichtet sind, weibliche Teilnehmer in ihre Studien einzubeziehen (und zwar auf eine Art, die dem veränderlichen Hormonhaushalt der Frauen Rechnung trägt), wird man auch mehr Frauen untersuchen. Und dann werden auch frauenspezifische Gesundheitsfragen – einschließlich der Antibabypille – erforscht.

Intrauterinpolitik

Die Vernachlässigung der Frauen durch Wissenschaft und Medizin hatte mehrere negative Auswirkungen. Eine ist natürlich die, dass Frauen weniger über ihre Körper, ihre Gesundheit und ihre Medikamente wissen als Männer. Und das ist schon ein wichtiger Bestandteil der Gleichung, wenn wir über die Gründe sprechen, warum wir so wenig über die Pille wissen. Aber es hat uns auch auf andere Arten geschadet. Insbesondere hat es dazu geführt, dass Frauen eine Skepsis gegenüber der Wissenschaft entwickelt haben, die zwar gerechtfertigt ist, aber unserer Fähigkeit geschadet hat, mehr über uns zu lernen.

Lange wurde »weiblich« von Wissenschaft und Medizin behandelt, als wäre es fast schon an der Grenze zu einer ernsthaften psychischen Erkrankung. Frauen bekamen routinemäßig Hysterektomien oder beruhigende Mittel wie Valium, um die Symptome der Hysterie zu behandeln (ein »Syndrom«, dessen Symptome verdächtige Ähnlichkeit mit denen haben, die Frauen zeigen, wenn sie sich permanent mit blödem sexistischem Sch...dreck rumschlagen müssen). Während diese Praktiken früher gang und gäbe waren, haben sich Wissenschaft und Medizin heute enorm weiterentwickelt. Nichtsdestoweniger hat jede Frau, die ich kenne, schon mal die Erfahrung gemacht, dass sie als eine weniger rationale Version eines Mannes behandelt wurde – manchmal sogar von ihrem eigenen Arzt –, einfach nur aufgrund ihres Geschlechts.

Der Glaube, dass Frauen irrationale Wesen sind und deswegen nicht dieselben Rechte wie Männer verdient haben, hat sich im öffentlichen Bewusstsein lange gehalten, und zwar nicht zu knapp. Und Frauen ist das sehr bewusst. Wir müssen uns oft anhören, wie die Leute eine Menge Sch... über unsere Hormone erzählen, und diskutieren, ob es uns zusteht, die Kontrolle über unsere eigene Fruchtbarkeit auszuüben. Diese Art von Aussagen, vor allem in Kombination mit der verqueren Art, wie uns Wissenschaft und Medizin lange behandelt haben, hat es allen – auch weiblichen Wissenschaftlern – sehr schwer gemacht, wohlüberlegte Gespräche über Dinge wie weibliche Hormone und Geburtenkontrolle zu führen. Wenn sich die Wissenschaft dieser Themen annimmt, reagiert fast jeder, der jemals ein Paar Eierstöcke sein Eigen genannt hat (oder Eierstocksympathisant ist), mit Misstrauen.

Schauen Sie sich doch mal an, was Dr. Kristina Durante

passiert ist, die das Thema der weiblichen Hormone erforscht und ein Aushängeschild für die Chancen ist, die wir durch die Frauenrechtsbewegung bekommen haben. Sie versteht die weibliche Psychologie (die Wissenschaftler bis vor ganz kurzer Zeit fast komplett ignoriert haben) wie keine andere und ist auch Pionierin auf dem Gebiet der Ovulationsforschung. Durante ist eine der ersten Psychologinnen, die den weiblichen Hormonen den Stellenwert zukommen ließen, den sie in der Forschung verdient haben. Und ihre Studien haben uns ganz entscheidende Erkenntnisse darüber verschafft, wie Frauen funktionieren – dazu gehören auch einige von den Ergebnissen, die in diesem Buch angeführt wurden.

2012 hat Durante eine Reihe von Studien durchgeführt, in der sie untersuchte, wie die hormonellen Veränderungen im Laufe des Ovulationszyklus die politischen Einstellungen beeinflussen. Zu diesem Zweck verglich sie die politischen Vorlieben von Frauen in der fruchtbaren Zyklusphase. Die Ergebnisse ihrer Studie zeigten, dass alleinstehende Frauen in dieser Zyklusphase etwas liberaler eingestellt waren als alleinstehende Frauen in einer anderen Zyklusphase. Frauen mit Partner neigten zum Zeitpunkt ihrer maximalen Fruchtbarkeit ein wenig zu konservativeren Ansichten als Frauen mit Partner, die gerade in einer anderen Zyklusphase waren. Über diese Erkenntnisse – die aus theoretischen und praktischen Gründen interessant waren – wurde auf CNN-Online berichtet, und sie erschienen zusammen mit einem Interview mit Kristina Durante zu den verschiedenen Arten, auf die Hormone das menschliche Verhalten beeinflussen.

Obwohl die Ergebnisse der Studie nicht wirklich kontrovers daherkamen, wenn man sie im Kontext las, läuteten bei vielen Frauen die Alarmglocken, als sie einen Bericht über eine Studie lasen, die nachwies, dass Hormone eine Rolle bei der Ausbildung politischer *Wasauchimmer* spielen. Wenige Minuten, nachdem der Artikel online gegangen war, explodierte das Internet vor Kommentaren von wütenden Frauen, die verlangten, dass der Artikel gelöscht wird, in einigen Fällen wurde Dr. Durante sogar persönlich angegriffen. Wenn man der lautstarken Leserschaft von cnn.com glauben wollte, war sie das Schlimmste, was dem Feminismus seit Barbiepuppen und Internetpornos zugestoßen war.

Vielleicht hätten wir das alle voraussehen sollen. Für Leute, die nicht von Berufs wegen Hormone oder das Gehirn untersuchen (also so ziemlich jeder Mensch auf dem Planeten minus eine Handvoll verschrobener Wissenschaftler), klingt die Vorstellung, dass weibliche Hormone eine Rolle bei der Ausformung politischer Einstellungen spielen, wie eine gewaltige Ansage. Das hört sich so an, als könnte es ganz leicht in eine Diskussion münden, ob Frauen ihr Wahlrecht behalten sollten, wo sie doch so wetterwendisch sind in ihren Meinungen, genauso wetterwendisch wie ihre Hormone. Und *das* geht den Frauen natürlich maßlos gegen den Strich.

Aber das ist keine Schlussfolgerung, die man aus dieser Studie hätte ziehen können. Die Studie zeigte nur herzergreifend schlichte, harmlose Erkenntnisse zum Thema »Hormone verschieben unsere Vorlieben in diese und in jene Richtung«. Die Vorstellung, dass die Hormone der Frauen auch ihre politische Einstellung leicht verschieben – weil Hormone nun mal alles verschieben –, ist unvermeidlich und nichts, worüber man sich aufregen müsste. Das machen Hormone nun mal. Sie können sich nicht bei Themen wie Politik auf einmal zurückhalten, weil das zu kontrovers rüberkommen könnte. An der Tatsache, dass Hormone alles beeinflussen, inklusive politischer Einstellungen, ist nichts Besonderes, Überraschendes oder Beunruhigendes. Das ist bei den Männern ja nicht anders. Aber das alles zu erklären – etwas, wofür ich zu Beginn dieses Buches drei Kapitel gebraucht habe (und ich habe immer noch das Bedürfnis zu erklären, weil es unserer intuitiven Vorstellung von uns so widerspricht) – gehört nicht zu den Dingen, die in einen kurzen Artikel passen.

Studien zu Themen wie weibliche Hormone oder Verhütung sind politisch gesehen ein heißes Eisen. Und das wissen die Wissenschaftler auch. Sehr wenige Leute wollen an Themen forschen, die das Potenzial haben, Ergebnisse hervorzubringen, die man als Statement gegen die Frauenrechte interpretieren könnte. Über Hormone, das Gehirn und unsere Funktionsweise sind so viele falsche Informationen im Umlauf, dass es unglaublich schwierig ist, vernünftig über diese höchst aufgeladenen Themen zu reden, vor allem im Rahmen eines Zeitungs- oder Zeitschriftenartikels. Für Wissenschaftler ist das aber wichtig, denn das ist der Kanal, über den unsere Forschungsergebnisse in erster Linie an die Öffentlichkeit gelangen.

Dieses Problem war auch mir jede Sekunde bewusst, während ich dieses Buch schrieb. Mir ist klar, dass die Informationen fehlinterpretiert werden könnten, obwohl ich selbstverständlich niemals Angst säen oder irgendjemanden verurteilen möchte. Oder dass ich etwas sagen könnte, was – aus dem Kontext gerissen – von jemandem mit politischen Hintergedanken als Argument genutzt werden könnte, den Zugang zur Pille einzuschränken. Und da viele von diesen Erkenntnissen auch so massiv im Widerspruch zu meinen Absichten und Überzeugungen stehen, hatte ich mehr als einmal überlegt, ob ich diese Informationen teilen oder lieber für mich behalten sollte. Wenn man nämlich alles ernst nimmt, was ich sage, bedeutet das, kritisch über diesen großen medizinischen Fortschritt nachzudenken, der mehr für die Gleichberechtigung der Frauen getan hat als jeder andere. Aber wenn man diese Informationen nicht ernst nehmen wollte, würde man zulassen, dass Generationen von Frauen gewichtige Entscheidungen über ihr Leben treffen, ohne wirklich über die Fakten Bescheid zu wissen.

Vielen Menschen ist nicht ganz wohl in ihrer Haut, wenn sie entscheiden sollten, welche von diesen beiden Möglichkeiten das geringere Übel ist. Für mich war die Entscheidung auch nicht einfach. Ich will nicht, dass die Informationen, die ich

Ihnen gegeben habe, Ihnen die Hoffnung nehmen, Angst einjagen oder das Gefühl vermitteln, dass ich Sie verurteile. Und ganz bestimmt will ich nicht, dass jemand irgendetwas von dem, was ich sage, aus dem Zusammenhang reißt und zu nutzen versucht, um den Zugriff der Frauen auf hormonelle Verhütungsmittel zu beschränken. Nichtsdestoweniger müssen wir über diese potenziell polarisierenden Themen sprechen, wenn wir der Frauengesundheit einen Dienst erweisen wollen.

Wir leben in einer Welt, in der Hormone, Sexualität und Fruchtbarkeit der Frauen auf eine Art politisiert werden, wie es mit den männlichen Themen überhaupt nicht passiert.[95] Und diese Politisierung erschwert es, über nuancierte Studien zu sprechen, die die Pille kritisch sehen. Aber wenn wir über diese Dinge nicht sprechen, schaden wir den Frauen. Und wir Frauen müssen fordern, dass mehr, nicht weniger darüber gesprochen wird, wie unsere Körper, Gehirne und Hormone funktionieren. Natürlich müssen die Wissenschaftler bedeutsame Schritte unternehmen, um unser Vertrauen zu gewinnen, aber wir müssen auch bereit sein, ihnen zuzuhören – auch wenn Dinge darunter sind, die wir nicht so gerne hören wollen. Wenn Frauen und Wissenschaft zusammenarbeiten, können wir eine neue Ära einläuten, in der wir verstehen, wer wir sind, mit oder ohne Pille. Ohne diese Art von Zusammenarbeit und Vertrauen landen die Frauen auf der Verliererseite.

Selbsttäuschung und Schuldzuweisungen

Wirtschaftlicher Wettbewerb und Politik haben zu dem Mangel an Wissen über unsere Körper (und darüber, wie wir uns verändern, wenn wir die Pille nehmen) geführt. Das sind jedoch nicht die einzigen Kräfte, die gegen uns arbeiten. In gewisser Hinsicht waren wir auch selbst unsere schlimmsten Feinde, wenn es darum ging, auch mal kritisch über die Pille nachzudenken. Und in diese Situation sind wir durch den Wunsch geraten, zu glauben, dass die Frage der Geburtenkontrolle für die Frauen gelöst sei.

Obwohl die meisten von uns der Meinung sind, dass ihre Wahrnehmung ziemlich objektiv ist, stimmt das nicht wirklich. Es passieren immer viel zu viele Dinge gleichzeitig, als dass unser Gehirn sie wirklich alle gleichzeitig verarbeiten könnte, deswegen muss es sich aussuchen, worauf es achtet und was es ignoriert. Und wenn unser Gehirn einmal beschlossen hat, etwas zu sehen, nimmt es sich gerne mal eine Menge kreativer Freiheiten, um seine Beobachtungen zu interpretieren. Dieses Aussuchen und Interpretieren geht meistens ganz schlicht und einfach. Wenn Sie zum Beispiel einen Raum voller Leute betreten, werden Sie höchstwahrscheinlich eher die Leute wahrnehmen als die Beleuchtung oder die Maserung des Holzbodens.[96] Oder wenn Sie knapp bei Kasse sind, werden Sie die Preise auf einer Speisekarte anders lesen als jemand, der sich nicht einschränken muss.

Bei anderen Gelegenheiten wird diese Auswahl davon gelenkt, was das Gehirn glauben will. Wenn wir wollen, dass etwas wahr ist, wird unser Gehirn aktiv genau die Informationen heraussieben und glauben, die das bestätigen, egal wie zweifelhaft die Quelle oder die Absurdität des Arguments ist (ein bisschen Bauchgefühl gefällig?). Informationen, die wir nicht glauben wollen, werden hingegen ignoriert oder abgetan, manchmal sogar noch, wenn es schon einen Berg von Belegen für das Gegenteil gibt (ein bisschen Klimawandelleugnung gefällig?). Diese Tendenz unseres Gehirns, die Welt so zu sehen, wie wir sie sehen wollen (statt so, wie sie ist) nennt man Bestätigungsfehler, und je mehr Gründe wir haben, etwas zu glauben, umso ausgeprägter wird er.

Das soll hier angemerkt werden, denn wenn die Leute eines unbedingt glauben wollen, dann ist es die Aussage, dass die

Geburtenkontrolle – als ein Problem der Frauen – gelöst ist. Wir Frauen, die Männer, mit denen wir Sex haben, und die Ärzte, die uns betreuen, haben alle ihre Karten im Spiel bei der Frage, wie kritisch man über die Pille nachdenken darf. Und infolgedessen haben wir alle einen Grund, nicht allzu genau darüber nachzudenken, ob die Pille wirklich so eine gute Idee für die Frauen ist. Bei den Frauen liegt der Grund in dem Wunsch nach einem sicheren, bezahlbaren, effektiven und einfach zu handhabenden Verhütungsmittel. Der Grund für die Männer ist das Verhindern einer Schwangerschaft, aber auch ihr Wunsch, leichter mal Sex von den Frauen kriegen zu können, und ihr erbitterter Hass auf Kondome. Der Grund für die Ärzte ist ihr Wunsch, ihren Patienten zu helfen und im Geschäft zu bleiben. Keine von uns will zurück in eine Zeit, in der die Frauen nicht in der Lage waren, ihre Fruchtbarkeit selbst zu regulieren. Die Reaktion sah bei vielen von uns so aus (und zu dieser Gruppe gehöre auch ich), dass wir in Sachen Pille einen blinden Fleck entwickelten und nie hinterfragten, wie klug es eigentlich ist, zum Zwecke der Empfängnisverhütung das Hormonprofil einer Frau zu verändern.

Die Pille hat das Leben der Frauen so unendlich besser gemacht, dass wir die Möglichkeit einfach nicht in Erwägung ziehen wollen, sie könnte auch unerwünschte Dinge im weiblichen Körper anrichten. Dafür steht einfach zu viel auf dem Spiel. Unserem Gehirn ist kein Trick zu billig, um sicherzustellen, dass wir die Welt so wahrnehmen, wie wir wollen, und dazu gehört die Ansicht, dass die Wirkung der Pille auf die Eierstöcke beschränkt ist, höchstens noch auf ein paar kleinere Systeme, weswegen es vielleicht zu der einen oder anderen Nebenwirkung kommt. Und das alles ist so passiert, obwohl manche Frauen ihr eigenes Erleben fast schon komplett leugnen müssen, um diesen Glauben aufrechterhalten zu können.

Wie viele von uns haben unsere Probleme mit den Nebeneffekten der hormonellen Verhütung heruntergespielt und sich eingeredet, dass *wir* das Problem sind? Wie viele von uns haben sich eingeredet oder haben sich von ihren Ärzten sagen lassen, dass wir nur noch eine zusätzliche Pille schlucken müssen – ein Antidepressivum oder ein Beruhigungsmittel –, um die unangenehmen Gefühle abzuschalten, die unsere Antibabypille in uns hervorruft? Und wie viele von uns haben das alles getan, weil wir das Gefühl hatten, es gibt keine gute Alternative?

Für die Frauen steht so viel auf dem Spiel, wenn es darum geht, ihre Fruchtbarkeit wirklich sicher und effektiv zu regulieren, dass viele von uns lieber die Schuld bei sich suchen, statt infrage zu stellen, ob unsere Antibabypillen wirklich so eine gute Idee sind. Und diese Selbstbezichtigung ist durch das medizinische Establishment verstärkt worden – ein Establishment, das bis vor Kurzem fast nichts über Frauen und die Funktionsweise ihres Körpers wusste –, durch sein routiniertes Abwinken oder die Trivialisierung weiblicher Klagen über die Probleme, die sie bei Einnahme der Pille hatten. Statt kritisch darüber nachzudenken, ob die Pille wirklich die schlaueste Idee ist, haben wir gelernt, uns selbst die Schuld an allen möglichen Dingen zu geben, die wir empfinden, wenn wir die Pille nehmen – Schmerzen, Unwohlsein und Traurigkeit.[97] Und wir haben uns darauf eingelassen, weil wir das Gefühl hatten, keine guten anderen Optionen zu haben. Das hat zu einer Situation geführt, in der es den Frauen überhaupt nicht mehr einfällt, die Pille zu hinterfragen, und sie stattdessen die Weisheit ihrer eigenen Körper hinterfragen, indem sie denken, dass sicherlich mit ihnen selbst irgendwas nicht stimmt, weil sie nicht in der Lage sind, mit den Wirkungen der Pille in ihren Körpern klarzukommen.

Wir müssen aufhören, den Frauen die Schuld zu geben, wenn es ihnen mit der Pille nicht gut geht, und anfangen kritisch darüber nachzudenken, *warum* es ihnen nicht gut geht. Die Pille verändert das Hormonprofil der Frauen, und das spielt eine Schlüsselrolle in der Ausformung unserer Identität. *Selbstverständlich* verändert die Pille, wie sich manche von uns fühlen. Und das ist kein Charakterfehler. Es liegt vielmehr daran, dass die Pille im Körper alle möglichen Dinge auf einmal auslöst. Und das ist wahrhaftig kein Pappenstiel. Wir haben es bis jetzt nur so behandelt, als wäre es so.

Wenn man die Pille als heftigen Eingriff betrachtet, erfordert das bei uns allen ein ganz grundlegendes Umdenken. Wir haben alle viel zu leichtfertig an den weiblichen Sexualhormonen herumgespielt. Und wenn Sie einen Beweis dafür wollen, dann überlegen Sie doch mal kurz, wie unterschiedlich wir Antibabypille und Anabolika sehen, die Drogen, die Athleten nehmen, denen es egal ist, ob sie betrügen müssen, um zu gewinnen. Die wichtigste Zutat der anabolen Steroide ist eine synthetische Version des wichtigsten männlichen Sexualhormons, Testosteron. Diese Stoffe wirken, indem sie die Testosteronrezeptoren stimulieren und sämtliche ansprechbare Zellen das Testosteronprogramm abspielen lassen. Dann geschehen im Körper Veränderungen wie vermehrtes Muskelwachstum, unreine Haut und die Verstärkung bestimmter Alpha-Männchen-Verhaltensweisen (wie Kneipenschlägereien oder Gegen-die-Wand-Boxen).

Wie Ihnen wahrscheinlich deutlich bewusst ist, sind anabole Steroide illegal, sie fallen unter das Arzneimittelgesetz, und schlimmstenfalls drohen Ihnen Geldstrafen. Anabolika haben eine ganze Reihe von Nebenwirkungen auf die Körper und Gehirne der Männer, weil sie ihre Hormonrezeptoren stimulieren. Wenn Männer sie längerfristig einnehmen, können diese Veränderungen gesundheitsschädlich für sie sein. Sie würden sie vielleicht trotzdem nehmen, deswegen fallen Anabolika unter das AMG, um zum Wohle der öffentlichen Gesundheit die Leute von der Benutzung abzuhalten.

Fällt Ihnen nicht langsam die Absurdität auf?

Wir machen uns Sorgen um Männer, die künstliche Sexualhormone schlucken, wegen der ganzen Nebenwirkungen, die sie auf ihren Körper haben. Gleichzeitig werden den Frauen aber am Fließband weibliche Sexualhormone verschrieben, die sie dann jahrelang nehmen, *trotz* aller Nebenwirkungen, die sie auf ihren Körper haben. Wir sind bereit, die Augen davor zu verschließen, wie die Pille Frauen verändern kann, weil wir den Gedanken einfach nicht ertragen können, wieder in eine Welt zurückzukehren, in der die Frauen ihre Fruchtbarkeit nicht selbst in der Hand hatten.

Nur, das sollen wir ja auch gar nicht.

Ich finde überhaupt nicht, dass wir die Pille abschaffen sollten. Aber wir müssen endlich mal die Scheuklappen abnehmen. Die Antibabypille verändert die weiblichen Sexualhormone, was bedeutet, dass sie verändert, wer die Frauen sind. Und obwohl es noch nicht genug Forschungsergebnisse gibt, dass wir sagen könnten, *worauf* das alles zutrifft, wissen wir, dass es so *ist*. Und wir wissen, dass die Pille das Leben der Frauen beeinflusst. Es wird Zeit, dass wir uns nicht mehr mit dem abfinden, was die Wissenschaft uns vorsetzt – es wird Zeit, dass wir verlangen, was wir brauchen. Wir brauchen gute, fundierte Erkenntnisse zu unserer Funktionsweise und darüber, in wen wir uns verwandeln, wenn wir hormonell verhüten. Und wir müssen uns nach anderen Methoden umschauen, wie wir unsere Fruchtbarkeit regulieren können, damit wir mehr Optionen haben. Das Allerwichtigste ist jedoch, dass wir endlich aufhören, uns selbst die Schuld daran zu geben, dass wir uns mit unserem Verhütungsmittel nicht so gut fühlen. Nicht wir sind das Problem. Mag sein, dass es nicht ganz angenehm ist, kritisch darüber nachzudenken, ob die Pille wirklich so schlau ist, doch das ist der notwendige erste Schritt in die richtige Richtung: Wir müssen ein besseres Verhütungsmittel fordern.

11. KAPITEL: UND JETZT? EIN BRIEF AN MEINE TOCHTER

Sollten Sie die Pille nehmen? Und wenn ja, welche?

Das sind die Fragen, deren Beantwortung Sie wahrscheinlich die ganze Zeit von mir erwartet haben. Und so gern ich Ihnen diese Antworten geben würde, ich kann es nicht. Die richtigen Antworten auf diese Fragen sind zutiefst persönlich und können nur von einem Menschen gegeben werden, der Experte für Ihr Leben ist. Und dieser Mensch sind Sie.

Um Ihnen zu helfen, diese Fragen zu durchdenken, werde ich mit Ihnen ein Gespräch über die Pille führen, wie ich es auch mit meiner eigenen Tochter vorhabe (die jetzt elf ist, während ich dies schreibe), sobald sie bereit ist, über ihre eigenen Verhütungsmethoden nachzudenken. Ich hoffe, es wird Ihnen nützen bei Ihren Überlegungen, wie die Pille in Ihr Leben passen könnte. Ich hoffe außerdem, dass Sie es als Ausgangspunkt nehmen für sinnvolle Gespräche mit Ihrem Arzt, Ihrem Partner, Ihren Freundinnen und Ihren eigenen Töchtern.

Die Pille ist kein Pappenstiel

Die wissenschaftliche Erforschung der Frage, wer wir sind, wenn wir hormonell verhüten, ist noch ziemlich jung. Das bedeutet, dass unser Verständnis von den vielen einzelnen Bereichen, in denen die Pille Frauen verändert, sich in den nächsten Jahren erst noch weiterentwickeln wird. Eines ist allerdings jetzt schon sicher: Wenn man die Hormone der Frauen verändert, verändert man die Frauen. Und das ist weiß Gott kein Pappenstiel.

Obwohl wir es noch nicht sicher wissen, legen Studien nahe,

dass die Pille wahrscheinlich eine Rolle bei den Vorlieben in der Partnerwahl spielt, bei unserer Geruchsempfindlichkeit, bei der Zufriedenheit mit unserer Beziehung, bei der Funktion unserer Stressreaktion, bei den Aktivitäten zahlreicher Neurotransmittersysteme, bei den Aktivitäten diverser Hormone, bei unserer Stimmung, bei unserer Ausdauer bei schwierigen Aufgaben, bei unserer Fähigkeit, Dinge zu lernen und zu behalten, und bei unserem Sexualtrieb. Und das ist wahrscheinlich bloß die Spitze des Eisbergs. Unsere Sexualhormone nehmen Einfluss auf Milliarden von Zellen in unserem ganzen Körper – einschließlich unzähliger Gehirnzellen –, was bedeutet, dass die Pille im Körper der Frauen höchstwahrscheinlich von Kopf bis Fuß wirkt. Obwohl die Vorteile der Schwangerschaftsverhütung für manche Frauen groß genug sein mögen, diesen Preis zu rechtfertigen, tun sie es in den Augen anderer Frauen vielleicht nicht. Und da dein Arzt mit dir (abgesehen von gelegentlichen Andeutungen über eventuell mögliche Stimmungsschwankungen) wohl nicht über die Kosten-Nutzen-Abwägungen bezüglich der Veränderungen in deiner Psyche und deinem Verhalten sprechen wird – ein Thema, um das die Frauen bei der hormonellen Verhütung nicht herumkommen –, musst du wohl selbst darüber nachdenken.

Du bist ein anderer Mensch, wenn du die Pille nimmst. Und etwas Drastischeres kann man sich gar nicht vorstellen.

Also informiere dich, worauf du dich da einlässt, und triff deine Entscheidung bewusst. Für die meisten Frauen sind gewisse Kompromisse in bestimmten Phasen ihres Lebens sinnvoll, in anderen Phasen aber nicht mehr. Mach dir diese Kompromisse bewusst und stimme sie mit deinen Lebenszielen ab, wenn du eine Entscheidung über die Pille triffst. Nur dann kannst du sicher sein, dass du immer die Version deiner selbst bist, die du sein willst.

Timing ist alles

Das Zweite, was du im Auge behalten musst, wenn du über die Pille nachdenkst, ist dein Alter. Darüber habe ich in diesem Buch noch gar nicht gesprochen, aber es ist potenziell wirklich heikel, weil unsere Hormone – abgesehen von all ihren anderen Wirkungen – auch eine entscheidende Rolle dabei spielen, wie unsere Gehirne verschaltet sind.

Bis jetzt hat sich meine Darstellung der Sexualhormone auf die vorübergehenden Wirkungen konzentriert, die Hormone auf erwachsene Körper ausüben, wenn sie da sind, die aber verschwinden, sobald das Hormon entfernt wird. Das sind die sogenannten aktivierenden Effekte, und die wirken auf eine Art, die man manchmal beobachten kann, manchmal aber auch nicht. Frauen nehmen die Pille, weil die aktivierenden Effekte der darin enthaltenen Hormone auf die HPG-Achse dafür sorgen, dass sie nicht schwanger werden. Und der Grund, warum du jeden Tag eine neue Pille nehmen musst, ist der, dass diese Effekte verschwinden, sobald die Hormone verstoffwechselt wurden und deinen Körper verlassen haben.

Doch Hormone spielen auch eine entscheidende Rolle dabei, wie Körper und Gehirn miteinander verschaltet sind. Das sind die sogenannten organisierenden Effekte, und die gehen nicht weg, wenn man das Hormon entfernt. Dabei nehmen die Hormone tatsächlich Einfluss darauf, wie Körper und Gehirn *gebaut* werden, was bedeutet, dass die Wirkungen mehr oder weniger permanent sind.

Ein Hauptgrund, warum Jungen und Mädchen als Babys mit verschiedenen Gehirnen und Körpern zur Welt kommen, ist der, dass die kleinen Jungen bereits im Mutterleib einen hohen Testosteronspiegel bilden. Dieses pränatale Testosteron veranlasst die Zellen in ihren wachsenden Körpern, sich auf eine Art zu organisieren, die wir als männlich wahrnehmen. Sie fordern die Zellen der Fortpflanzungsorgane auf, Penis und Hoden auszubilden, und fordern die Gehirnzellen auf, sich auf eine Art zu organisieren, die eine frühere grobmotorische Entwicklung, aber eine spätere Sprachentwicklung mit sich bringt. Fehlt das pränatale Testosteron, sehen alle Babys aus wie kleine Mädchen und verhalten sich so, auch wenn es keine sind.

Es gibt zum Beispiel »Jungen« mit einer angeborenen Androgenresistenz – einer seltenen Störung, die es männlichen Körpern unmöglich macht, die Testosteronsignale zu empfangen –, die mit dem bloßen Auge von einem Mädchen nicht zu unterscheiden sind. Diejenigen, die an dieser Störung leiden, besitzen zwar ein Y-Chromosom (das die chromosomale Visitenkarte für einen Mann ist), wachsen aber mit weiblichem Aussehen heran, verhalten sich wie Mädchen und denken wie Mädchen. Die meisten Mädchen und Frauen mit dieser Störung (die sich zum allergrößten Teil als weiblich empfinden) wissen nicht mal, dass sie diese Störung haben, bis sie irgendwann ärztlichen Rat suchen, weil sie keine Menstruation und kein Schamhaar bekommen. Wenn der Arzt dann eine Ultraschalluntersuchung macht, wird er feststellen, dass die junge Frau weder Gebärmutter noch Eierstöcke hat, sondern vielmehr zwei nicht abgestiegene Hoden. Und dann enthüllt eine Analyse des Karyotyps, dass die junge Frau chromosomal gesehen ein Mann ist, obwohl sie nach allen anderen Maßstäben weiblich ist.

Das ist die organisierende Macht der Sexualhormone. Sie beeinflussen den Bau unserer Gehirne und Körper.

Und der organisierende Einfluss unserer Sexualhormone kommt in der Gebärmutter oder in der Kindheit nicht zum Stillstand. Vielmehr spielen sie weiterhin eine enorm wichtige Rolle bei den ganzen geschlechtsspezifischen Veränderungen, die sich in Pubertät und Adoleszenz noch abspielen. Wie du vielleicht noch weißt (obwohl du verzweifelt versuchst, diese Zeit zu vergessen), sind Pubertät und Adoleszenz Phasen GIGANTISCHER Entwicklungen und Veränderungen. Und es geht nicht nur um den sichtbaren Teil unserer Körper. Das Gehirn verändert sich auch. Sehr. Und deine Sexualhormone sind die Oberbaumeister in diesem überaus wichtigen Umbauprojekt. Sie spielen eine Schlüsselrolle beim Ausbilden des neuen, erwachsenen Bauplans unseres Gehirns.

Wo du in dieser Entwicklung stehst, könnte also durchaus relevant werden, wenn du die Pille nimmst. Die Forschung konnte bis jetzt weder bestätigen noch verwerfen, dass die Pille die Gehirnentwicklung beeinflussen kann, wenn man sie in der Jugend oder den frühen Erwachsenenjahren nimmt, denn das Gehirn hat sich normalerweise noch nicht ganz fertig entwickelt, bis wir Anfang, Mitte 20 sind. Man kann kein exaktes Alter angeben, in dem man mit der Pille anfangen kann, ohne dass sie die Entwicklung des Gehirns beeinflussen kann (vielleicht nach 25?), aber vor 19, 20 wäre ich vorsichtig. Ab 20 legt das Gehirn zwar noch letzte Hand an die Entwicklung der Stirnlappen, doch die Vorteile einer Schwangerschaftsverhütung könnten vielleicht schwerer wiegen als die ungestörte Entfaltung dieses Prozesses. Natürlich nur, wenn du sexuell aktiv bist. Wenn du noch keinen Sex hast, würde ich sagen, warte mit der Pille, solange es irgend geht. Obwohl es gut möglich ist, dass es keinen großen Unterschied macht, gibt es noch nicht genug wissenschaftliche Belege, als dass wir darüber eine sichere Aussage treffen könnten. Also lieber ein bisschen zu vorsichtig sein. Und wenn du supervorsichtig sein willst und gerade sowieso noch keinen Sex mit irgendjemandem hast, dann wäre Abwarten doch der optimale Weg.

Es gibt noch andere Gründe, warum man 19 oder 20 als Mindestalter ansetzen sollte. Zum einen wegen des Zusammenhangs zwischen Pille und Depressions- und Selbstmordrisiko, das in der Altersgruppe der Heranwachsenden (15 bis 19) wesentlich höher liegt. Das sagt mir, dass das heranwachsende Gehirn, das immer noch in der Entwicklung steckt, vielleicht nicht so gut gewappnet ist gegen die psychologischen Veränderungen, die die Pille anscheinend lostritt. Wir wissen noch nicht genug darüber, warum das Gehirn von Jugendlichen so empfindlich auf diese Veränderungen reagiert, und bis wir es wissen, scheint etwas Vorsicht angebracht. Das trifft ganz besonders zu, wenn man selbst oder die Familie schon mal von Depressionen betroffen war. Die psychische Gesundheit ist viel zu wichtig, als dass man das dem Zufall überlassen sollte. Wenn man unter 20 ist und es in der Familie Fälle von psychischen Störungen gegeben hat, ist es vielleicht eine ganz gute Idee, über alternative Methoden der Verhütung nachzudenken. Keine Frau soll mehr ihr Leben lassen wegen ihrer Antibabypille, und die Forschung legt die Vermutung nahe, dass man die Wahrscheinlichkeit so einer tragischen Folge wie Selbstmord ganz massiv reduzieren kann, wenn man erst nach dem 20. Lebensjahr beginnt, die Pille zu nehmen.

Zu guter Letzt: Bedenke, wo du in deiner Entwicklung stehst, denn die Rückkopplungsregelkreise, die deinen Ovulationszyklus (die HPG-Achse aus dem 4. Kapitel) und deine Stressreaktion (die HPA-Achse aus dem 7. Kapitel) regulieren, müssen sich immer noch finden in dieser Frühphase deines fortpflanzungsfähigen Alters. Die Empfindlichkeit dieser Achsen ist etwas, was sich langsam entwickelt, und sie passt sich jeweils individuell an das einzigartige Hormonprofil der Frau an. Wenn dieser oder jener Hormonspiegel relativ niedrig ist, werden die Rezeptoren für eben dieses Hormon ihre Empfindlichkeit entsprechend steigern. Wenn ein Hormonspiegel jedoch relativ hoch ist, lernen sie, weniger stark darauf zu reagieren. Mit Einnahme der Pille zu beginnen, solange diese Rückkopplungsregelkreise sich noch einspielen, könnte ihre Empfindlichkeit auf eine Art manipulieren, die die Fähigkeit der Frau einschränkt, sowohl Stress- als auch Sexualhormone zu regulieren. Obwohl wir noch fast nichts darüber wissen, ob es überhaupt passiert (und was es bedeuten würde, wenn ja), ist das noch ein Grund, warum du in der Frühphase des fortpflanzungsfähigen Alters vorsichtig mit der Pille sein solltest.

Ich zähle diese Bedenken[98] nicht auf, um dich zu erschrecken, sondern um dir ein paar Denkanstöße zu geben. Ich habe mit 18 angefangen, die Pille zu nehmen. Damals wusste ich nichts über Gehirne, Hormone, Entwicklung oder Rückkopplungsregelkreise. Wenn meine Ärztin überhaupt irgendwelche Bedenken hatte, hat sie mir jedenfalls nichts davon erzählt. Also traf ich meine Entscheidung, die Pille zu nehmen, während mein Gehirn noch in der Entwicklung war, ohne zu wissen, was das für mich, mein Gehirn oder meine HPG-Achse bedeuten könnte. Ich würde mir gern einreden, dass ich mich anders entschieden hätte, wenn ich all diese Informationen damals schon gehabt hätte, aber irgendwie bin ich gar nicht so sicher. Ich hatte eine Beziehung und war am College und hatte allen Grund, nicht schwanger werden zu wollen. Also ist es gut möglich, dass ich meinen eigenen Rat in den Wind geschlagen hätte. Und vielleicht beruhigt es dich ja auch zu wissen, dass trotz meiner Entscheidung alles gut gelaufen ist bei mir. Meine HPG-Achse weiß sich einigermaßen zu benehmen, und mein Gehirn tut auch die meiste Zeit, was es soll. Obwohl ich mich natürlich unmöglich mit der Person vergleichen kann, die ich geworden wäre, wenn ich nicht die Pille genommen hätte. Aber es geht mir gut, obwohl ich so früh mit der Pille angefangen habe, und für dich würde es wahrscheinlich ganz ähnlich laufen. Du hast allerdings mehr Informationen als ich damals, und ich würde dich dringend bitten, zumindest zu überlegen, an welchem Punkt du in deiner Entwicklung stehst, wenn du entscheidest, ob du hormonell verhüten willst.

Es ist unheimlich wichtig und notwendig, dass du dich vor einer ungewollten Schwangerschaft schützt. Aber wir haben heute mehr Mittel denn je, um das zu bewerkstelligen, ohne unseren Hormonhaushalt zu sehr zu stören. Du solltest das ernst nehmen in einer Phase, in der sich dein Gehirn noch entwickelt. Wir haben Fruchtbarkeits-Apps (mit denen man übrigens auch ganz wunderbar etwas über sich selbst und seinen Zyklus lernen kann; ich mag Flo am liebsten),[99] Kupferspiralen, Kondome, die heute wesentlich weniger nervig sind als die Kondome von früher, die Pille für den Tag danach, Spermizide, Portiokappen und Verhütungsschwämme. Wenn du die Schwangerschaftsverhütung ernst nimmst, dann kannst du das hinkriegen, mit oder ohne Pille. Und du bist heute in einer viel besseren Position als ich damals, weil du weißt, was die Pille so alles mit sich bringt.

IndiviDUalisierte Medizin

Ein Gedanke, über den ich in meinem Buch viel gesprochen habe, ist der, dass Schwangerschaftsverhütung für Frauen enorm wichtig ist. Und zwar wichtig genug, dass für viele Frauen die Vorteile einer todsicheren Verhütung so riesengroß sind, dass sie den Preis wert sind. Bis die Wissenschaft uns also eine bessere Methode gibt, um eine Schwangerschaft zu verhüten, wirst höchstwahrscheinlich auch du an irgendeinem Punkt in deinem Leben die Pille nehmen.

Und obwohl ein hormonelles Verhütungsmittel selbstverständlich die Version deiner Person verändert, die das Gehirn erschafft, bedeutet das nicht, dass du alle Phänomene entwickeln wirst, die ich auf den vorherigen Seiten beschrieben habe. Deine Erfahrungen mit der Pille werden sehr persönlich und einzigartig sein. Das bedeutet, dass sich Teile meines Buches für manche Frauen wie eine Autobiografie lesen werden. Für andere Frauen ist es vielleicht schwierig, sich in den Forschungsergebnissen, die ich vorgestellt habe, und in den Geschichten der Frauen, die ich erzählt habe, wiederzufinden.

Das liegt daran, dass alle wissenschaftlichen Studien ein Element von »Fehlervarianz« in sich tragen. *Fehlervarianz* ist einfach nur ein Fachausdruck für alle Daten, die außerhalb der hauptsächlich beobachteten Ergebnisse liegen. Solche Ausreißer gibt es in jeder Studie. Vielleicht bist du einer von denen – ein Datenpunkt, der irgendwo im All fliegt, weit entfernt von der Kurve, die beschreibt, wie der Großteil der Menschen reagiert (siehe Abbildung 20).

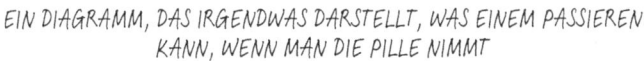

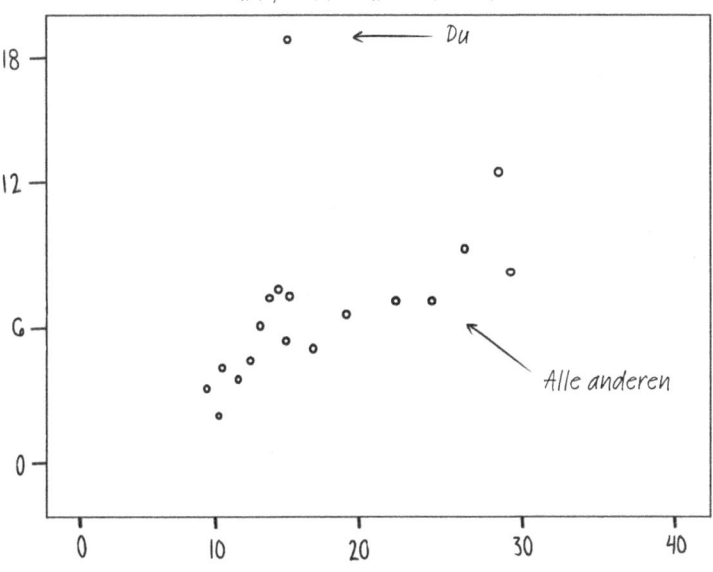

Abb. 20: Alle Studien haben eine gewisse Fehlervarianz. Soll heißen, wenn die Wissenschaft vielleicht rausfindet, dass hormonell verhütende Frauen XYZ erleben, heißt das noch lange nicht, dass es dir auch so gehen muss.

Daten sind das, was wir bekommen, wenn wir aller Züge beraubt werden, die jede von uns einzigartig und wichtig machen, und wir in eine riesige Schüssel mit anderen geworfen werden, die man ebenfalls ihrer Individualität und Einzigartigkeit beraubt hat. Und oftmals bekommen wir dadurch richtig nützliche Informationen über Dinge, die wir mit anderen gemeinsam haben (in diesem Fall: die Pille nehmen oder nicht nehmen), aber nicht immer. Wie unser Körper auf dieses oder jenes hormonelle Verhütungsmittel reagiert, wird von einer ganzen Reihe verschiedener Faktoren beeinflusst, die für dich spezifisch sind und nicht immer in einer Studie erfasst werden können. Manchmal (und vielleicht gar nicht so selten) wirst du ein Sonderfall sein. Deswegen ist es wichtig, dass du dich selbst kennst und Expertenwissen darüber hast, was bei dir funktioniert und was nicht.

Folgende Fragen musst du dir stellen, wenn du die Pille nimmst:

- Fühle ich mich wie ich selbst, wenn ich die Pille nehme?
- Hat sich mein Verhalten verändert, seit ich angefangen habe, die Pille zu nehmen?
- Hat sich meine Stimmung verändert, seit ich angefangen habe, die Pille zu nehmen?
- Haben sich meine Beziehungen (sexuelle ebenso wie nicht-sexuelle) verändert, seit ich angefangen habe, die Pille zu nehmen?
- Haben sich meine Leistungen in der Schule/Uni/Arbeit verändert, seit ich angefangen habe, die Pille zu nehmen?
- Haben sich meine Interessen verändert, seit ich angefangen habe, die Pille zu nehmen?
- Hat sich mein Antrieb verändert, seit ich angefangen habe, die Pille zu nehmen? Habe ich mehr oder weniger Lust, Dinge zu tun, die ich gerne gemacht habe, bevor ich die Pille nahm?
  ... UND JETZT KOMMT DIE WICHTIGSTE ...
- Wie gefällt mir das alles?

Wie ich schon erwähnt habe, ist ein Tagebuch eine der besten Methoden, die ich kenne, um solche Sachen für sich selbst festzuhalten. Fange nach Möglichkeit damit an, bevor du beginnst, die Pille zu nehmen. Notier dir, wie du dich fühlst, was für Sachen dich interessieren und wie es in deiner Beziehung so läuft. Damit streust du eine Spur aus Brotkrumen, die dich später zu deinem Ich zurückführen kann. Hast du dich verändert? Zum Besseren oder zum Schlechteren? Wie geht es dir mit den Abstrichen, die du machen musst?

Wie wir schon besprochen haben, hat das Gehirn so eine lästige Tendenz, sich einzureden, dass jedes Erlebnis, das es gerade codiert und erschafft, zum einen real ist und zum anderen alles schon immer so war. Das trifft ganz besonders zu, wenn die Veränderungen ganz subtil sind oder sich langsam entwickelt haben, wie es der Fall ist, wenn man die Pille nimmt. Bei den meisten Frauen kommen diese Veränderungen – wie sie sich fühlen oder welche Dinge sie gern tun – nicht mit dem Vorschlaghammer. Man merkt es nicht so, wie man es merkt, wenn man ein Antidepressivum nimmt oder ein paar Drinks zu viel hat. Deswegen war für mich und für viele andere Frauen, mit denen ich gesprochen habe, der Einfluss der Pille erst spürbar, als wir sie absetzten.

Bevor ich anfing, die Pille zu nehmen, war ich erlebnishungrig. Ich liebte Musik und Essen und Reisen. Außerdem trieb ich gerne Sport und verbrachte viel Zeit damit, mich um mein Äußeres zu kümmern. Nicht tussenmäßig (das muss ich nur klarstellen, weil jeder, der mich kennt, an dieser Stelle sagen würde, »na ja, also ...«), aber ich ging gern shoppen und war kreativ mit Frisuren und Make-up. Außerdem (ohne hier allzu intime Geständnisse vom Stapel zu lassen) fielen mir attraktive Männer sehr ins Auge, und Interesse an Sex hatte ich ... nicht zu knapp.

Nachdem ich eine Weile die Pille genommen hatte, begannen mir viele von diesen Dingen vom Radar zu rutschen. Aber es kam kein Vorschlaghammer. Es war nicht so, dass ich eines Tages aufgewacht wäre und auf einmal überhaupt nichts mehr von dem hätte tun mögen, was ich vorher getan hatte. *Das* hätte ich wahrscheinlich schon gemerkt. Stattdessen fielen einfach viele von diesen Dingen im Laufe der Zeit unter den Tisch. Ich hörte auf mit Sport und Shoppen. Ich begegnete Männern und Sex ein bisschen gleichgültiger. Und wenn ich nicht gerade im Auto saß, war mir Stille lieber als Musik (und die bezog ich auch nur noch aus dem Radio). Und so sehr ich mich bemüht habe, mich zu erinnern, wie ich mir das alles selbst erklärte – was ich mir einredete, warum das alles passierte –, kann ich mich nicht entsinnen, dass ich überhaupt das Bedürfnis gehabt hätte, dafür eine plausible Erklärung zu finden. Ich bin ziemlich sicher, ich bin einfach davon ausgegangen, dass ich mehr zu tun hatte, älter geworden war und mich nicht mehr so leicht ablenken ließ. Eines weiß ich aber ganz sicher. Irgendwann im ersten Jahr mit hormoneller Verhütung machte ich schon viele von den Dingen nicht mehr, die ich früher schrecklich gern gemacht hatte. Und mein Gehirn tat, was Gehirne nun mal tun, und konnte mir diese Veränderungen auf eine Art erklären, die mich irgendwie überzeugten.

Als ich die Pille abgesetzt hatte, kam auch kein Vorschlaghammer. Mir fiel nicht schlagartig auf, dass ich die Dinge anders machte. Es kam mir nicht weiter bemerkenswert vor, dass ich wieder anfing, ins Fitnessstudio zu gehen. Oder dass ich einen Account bei Spotify hatte. Oder dass ich mir nach einem Jahrzehnt die Haare wieder lang wachsen ließ ... Ich hatte einfach das Gefühl, dass ich diese Dinge wieder tun wollte, aber nicht, dass es dafür eine Erklärung gebraucht hätte. Erst als es schon ein paar Monate so ging – und sich ein Muster abzeichnete –, merkte ich, dass ich wieder der Mensch wurde, der ich vorher gewesen war.

Deswegen kann ein Tagebuch so nützlich sein. Wenn du ein Tagebuch führst, kannst du deine emotionalen Muster, deinen Antrieb und dein Verhalten beobachten, sodass du Veränderungen bemerkst. Hast du mehr fröhliche als traurige Tage, seit du die Pille nimmst (oder umgekehrt?) Gehst du häufiger oder seltener mit deinen Freunden aus als früher? Was ist mit all den anderen Sachen? Halte deine Gewohnheiten schriftlich fest, damit du siehst, wer du bist,[100] wenn du die Pille nimmst bzw. nicht nimmst. Das wird dir später helfen herauszufiltern, welche Version deiner Persönlichkeit am besten mit der Person kompatibel ist, die du gerne sein würdest.

Wenn du die Pille nehmen willst, kannst du sie beruhigt nehmen. Und du kannst wahrscheinlich diejenige finden, die für dich am besten ist. Es sind an die 100 verschiedene Wirkstoffkombinationen auf dem Markt – wenn du also nicht zufrieden bist mit der, die du nimmst, scheue dich nicht, deinen Arzt zu konsultieren, damit er dich eine andere probieren lässt. Die Tabelle im 4. Kapitel wird dir helfen, die Inhaltsstoffe des hormonellen Verhütungsmittels zu identifizieren, das du nimmst, damit du besser abschätzen kannst, was gut für dich sein könnte und was nicht. Vielleicht kannst du dich ja auch mit weiblichen Verwandten unterhalten, die Erfahrungen mit hormoneller Verhütung haben. In Anbetracht der Tatsache, dass diese Frauen Gene mit dir gemeinsam haben, besteht durchaus die Möglichkeit, dass ihre Erfahrungen ähnlich sind wie deine.

Und hab vor allem Geduld mit dir selbst.

Frauen stehen so sehr unter dem Druck, überall perfekt zu sein, ohne um Hilfe zu bitten. Aber wir sollten keine Angst haben, unsere Ärzte zu bitten, uns zu helfen, bis wir eine Pille gefunden haben, die wir mögen, und wir sollten keine Angst haben, unseren Partner zu bitten, dass er sich eine Weile um die Verhütung kümmert, während wir versuchen, das Richtige für uns zu suchen. Lass dir Zeit, um eine Verhütungsmethode zu finden, mit der du dich wie der Mensch fühlst, der du gerne sein willst. Und wenn du nicht sofort eine findest, die du magst, dann lass dich davon nicht stressen. Mit Zeit, Geduld und Nachsicht mit dir selbst wirst du etwas finden, was für dich gut funktioniert.

Pillenpause

Bei vielen Frauen fällt die Entscheidung für die Pille ziemlich früh im Leben, und dann denken sie nicht mehr darüber nach, bis sie irgendwann bereit sind, Kinder zu bekommen oder 35 werden (das Alter, in dem die Ärzte den Frauen normalerweise raten, die Pille abzusetzen, weil das Thromboserisiko steigt). Und das bedeutet, dass es viele Frauen gibt, die zehn Jahre oder länger ununterbrochen die Pille nehmen. Und es gibt zwar Fälle, in denen das vielleicht sinnvoll ist (dazu gleich mehr), aber ich weiß nicht so recht, ob das immer die beste Entscheidung für alle Frauen ist.

Das sage ich aus einer Reihe von Gründen. Der erste ist der, dass wir einfach nicht so viel darüber wissen, was für Auswirkungen so eine langfristige hormonelle Verhütung aufs Gehirn hat. Da die Pille nicht nur verändert, was die Sexualhormone der Frauen tun, sondern auch, was alles andere im Körper tut – einschließlich der Aktivitäten des GABA-Systems, der HPA-Achse und aller möglichen anderen Teile unseres Körpers –, glaube ich, dass wir vorsichtig damit sein sollten, über sehr, sehr lange Zeiträume die Pille zu nehmen. Es gibt keinen Grund zur Panik, aber ich möchte auf jeden Fall hinterfragen, wie klug es ist, wenn die Ärzte ihren Patientinnen so leichtfertig erlauben, über zehn Jahre lang ununterbrochen die Pille zu nehmen, ohne zu wissen, ob das nicht irgendwelche langfristigen psychologischen Veränderungen hervorruft.

Es ist keine Kleinigkeit, dass die meisten Frauen sowohl ihren Beruf als auch ihren langfristigen Partner wählen, wenn sie 20, 30 sind und schon lange die Pille nehmen. Die Forschungsergebnisse legen den Verdacht nahe, dass ihre hormonell verhütende Version da ein Leben aufbaut, in dem ihre nicht hormonell verhütende Version vielleicht gar nicht so gern leben möchte. Ich habe mit mehreren Frauen gesprochen, die über lange Zeiträume die Pille genommen haben (zwischen sieben und fünfzehn

Jahren war alles dabei) und die überzeugt sind, dass genau das in ihrem Leben passiert ist. Nachdem sie die Pille abgesetzt hatten, stellten sie fest, dass ihre Jobs oder Ehemänner (die sie sich ausgesucht hatten, während sie die Pille nahmen) nicht mehr zu ihnen passten. Und wie du dir vorstellen kannst, ist das ein ganz herzzerreißendes Dilemma. Das Gefühl zu haben, man hat sich selbst betrogen, indem man Entscheidungen getroffen hat, die zu einer Version von einem passen, die man gar nicht mehr wiedererkennt. Das Gefühl zu haben, dass man nicht in das Leben passt, dass man sich mit so viel harter Arbeit aufgebaut hat. Du wirst die Pille nicht für immer nehmen. Also solltest du dir überlegen, ob du sie vielleicht in Abständen immer mal wieder absetzt, nämlich in Lebensphasen, in denen du Entscheidungen triffst, die von Bedeutung für dein ganzes restliches Leben sind.

Es könnte auch deswegen eine ganz gute Idee sein, Pillenpausen einzulegen, weil du dann immer weißt, wie sich die Nicht-Pillen-Version deiner selbst anfühlt. Eine Frau, mit der ich mich unterhalten habe, während ich dieses Buch schrieb, hat die Pille 15 Jahre lang ununterbrochen genommen. Jetzt ist sie über 35 und muss sie absetzen, und sie fühlt sich so unwohl in ihrer eigenen Haut, dass sie Antidepressiva nehmen muss. Das wird nicht unbedingt bei jedem so laufen (es könnte ja auch sein, dass sie die ganze Zeit depressiv war und die Pille ihr geholfen hat, ihre Depressionen in Schach zu halten), aber es ist einen Gedanken wert. Wenn du dich daran gewöhnst, dich wie die hormonell verhütende Version deiner selbst zu fühlen, ist es durchaus möglich, dass du dich danach in deinem eigenen Körper gar nicht mehr so richtig wohlfühlen kannst. Und obwohl es noch keine Forschungsdaten gibt, die diese Vorstellung stützen oder widerlegen, sollte dir das zumindest bewusst sein, wenn du deine Schwangerschaftsverhütung für mehrere Jahre planst.

Wenn du die Pille eine Weile nicht brauchst, überleg dir also, ob du nicht eine Pause einlegen kannst. Während meiner Pillenjahre gab es mehrmals Phasen, in denen ich mit niemandem geschlafen habe. Ich habe sie dann einfach aus Gewohnheit weitergenommen, weil ich dachte, dass es mir ja nicht schadet. Rückblickend weiß ich nicht so recht, ob das die beste Idee war. Ich glaube nicht, dass die Pille mich irgendwie irreversibel geschädigt hat, aber das lässt sich nun mal nicht herausfinden. Es gibt einfach nicht genug Forschungsergebnisse, die uns erklären, was eine langfristige Pilleneinnahme mit den Gehirnen der Frauen macht. Geh einfach mal in dich und mach dir ein Bild von der Großwetterlage, und dann fühl noch mal in dich hinein, wenn du die Pille mal ein paar Monate nicht genommen hast. Falls du dich ohne hormonelle Verhütung besser fühlst, könnte das eine Gelegenheit sein, über eine neue Verhütungsmethode nachzudenken oder die Pille zu wechseln. Und falls du feststellst, dass es dir mies geht, wenn du sie nicht nimmst, sagt dir das auch etwas. Es gibt durchaus Belege dafür, dass die Pille Frauen mit bestimmten hormonbedingten Stimmungsproblemen (wie PMDD) helfen kann. Wenn du dich darin wiedererkennst – du dich in einer Pillenpause also hoffnungslos und traurig fühlst –, weißt du, dass du die Pille problemlos weiternehmen kannst. Wie du dich auch entscheidest, du wirst ein Präparat finden, das du gefahrlos nehmen kannst und mit dem es dir gut geht. Ich hoffe, dass dir diese Gewissheit Mut macht. Die Lösung, die sich für dich und deine Ziele am besten anfühlt, ist die richtige Entscheidung – und es ist ganz egal, ob die nun für oder gegen die Pille ausfällt.

Wenn du sie absetzt, wird sich dein Leben wahrscheinlich nicht über Nacht ändern. Und bei manchen Frauen wird es sich so anfühlen, als hätte sich überhaupt nichts geändert. Obwohl die Pille verändert, was die weiblichen Gehirne tun, sind diese Veränderungen für manche Frauen überhaupt nicht wahrnehmbar. Bei anderen sind sie wahrnehmbar, werden aber nicht als lästig empfunden. Jede Frau hat ihre individuellen Erfahrungen. Wenn du dich mit und ohne Pille gleich fühlst, dann sei einfach dankbar, dass dein Körper so gebaut ist, dass du auf die Launen deiner verschiedenen hormonellen Zustände nicht so empfindlich reagierst. Wenn du dich mit Pille anders fühlst als ohne, weißt du jetzt immerhin, dass es dafür Gründe gibt. Und eine stetig wachsende Menge von Studien belegt, was Frauen ihren Ärzten seit Jahren erzählt haben: Die Pille verändert uns. Zum Besseren und zum Schlechteren.

Ein paar letzte Gedanken

Wie ich meiner lieben Tochter June in ein paar Jahren sagen werde, wenn es Zeit für dieses Gespräch wird, sind Sie in einer besseren Ausgangslage als je zuvor, um sich zu der Version Ihrer selbst zu machen, die Sie am liebsten mögen. Kann sein, dass es die hormonell verhütende Version ist. Kann sein, dass es die nicht hormonell verhütende ist. Aber egal was Sie sich aussuchen, Sie können die Entscheidung jetzt ganz bewusst und aufgeklärt treffen.

Wenn Sie die Pille nehmen wollen, ist das eine Entscheidung, die Sie gefahrlos treffen können. Und es ist schon toll, in einer Zeit zu leben, in der wir diese Option haben. Durch die Pille sind die Frauen heute in der Lage, Dinge zu tun, die sich unsere Urgroßmütter in ihren wildesten Träumen nicht ausgemalt hätten. Und in dem Maße, in dem wir immer mehr darüber herausfinden, wie die Pille die Frauen verändert, können Sie Ihre Entscheidung im vollen Bewusstsein dessen treffen, welche Art von Kompromiss Sie jeweils eingehen müssen.

Doch das Thema Verhütung für Frauen ist noch nicht gelöst. Es wird Zeit, dass wir uns zusammentun und die Wissenschaft auffordern, neue Methoden zu suchen und mehr Informationen darüber zu liefern, was mit uns passiert, wenn wir welche Mittel wählen. Es sollte eigentlich nicht so sein, dass wir die Person verändern, die wir sind, nur um uns vor einer Schwangerschaft zu schützen. Und wir sollten so weit darüber informiert sein, wie unser eigener Körper funktioniert, dass wir wissen, dass eben genau das passiert, wenn wir die Antibabypille nehmen.

Dazu braucht es nicht weniger als einen Paradigmenwechsel in der Betrachtungsweise unseres Gehirns, unserer Hormone, unserer Persönlichkeit. Und für einige von uns könnte es bedeuten, dass wir noch einmal darüber nachdenken, ob wir wirklich die Pille nehmen sollten. Der erste Schritt auf diesem Weg sieht so aus, dass wir alle ganz offen mit Müttern, Töchtern, Schwestern, Freundinnen, Ärzten und Partnern darüber sprechen, wer wir sind und wer wir werden, wenn wir die Pille nehmen. Obwohl die wissenschaftliche Forschung auf diesem Gebiet noch jung ist und die Diskussion gerade erst in Gang gesetzt wird – fangen Sie noch heute selbst eine Diskussion an.

Das ist jetzt vielleicht ein bisschen zu intim, aber ...

DANKSAGUNG

Meiner großartigen Familie schulde ich ein riesiges Danke-schön. Mein Mann und meine zwei lieben, lustigen Kinder haben die ganze Zeit so viel Geduld mit mir gehabt. Danke, dass ihr mir erlaubt habt, mir die Zeit für dieses Buch zu nehmen, und danke für eure emotionale Unterstützung in dieser Zeit. Danke an meine wundervollen Eltern, weil sie immer an mich geglaubt haben (auch in den Lebensphasen, in denen ich viel-leicht nicht immer die klügsten Entscheidungen getroffen habe) und weil sie mir ihr Haus überlassen haben, wenn ich am Sonn-tagnachmittag einen ruhigen Ort zum Arbeiten brauchte. Riley Turner ist die supertalentierte Künstlerin, die die Zeichnungen angefertigt hat, mit denen ich die Forschungsergebnisse in die-sem Buch illustriere (sie war übrigens noch in der Highschool, als sie sie gemacht hat!). Danke, dass du mir dein Talent zur Verfügung gestellt hast, Riley. Und danke ans Buschtelefon der gesammelten Mütter von Colleyville, das mir geholfen hat, Riley überhaupt zu finden.

Ich hätte das alles nicht geschafft ohne die Fördergelder von TCU, der Texas Christian University. Mein besonderer Dank gilt Phil Hartman und Mauricio Papini, die mir bei meinen diver-sen Rechercheunterfangen immer geholfen haben. Es ist ein ungeheures Vergnügen, in so einer kollegialen Umgebung mit so viel Unterstützung zu arbeiten. Ich möchte mich auch bei all meinen Kollegen und Studenten bedanken. Ich lerne so viel von Ihnen allen, und Sie machen meine »Arbeit« zum Vergnügen. Auch in kleinen Schulen können große Dinge passieren.

Ich hatte das große Glück, dass meine Forschung – ebenso wie ein paar von den Studien, die ich in diesem Buch präsentiert habe – von der National Science Foundation gesponsert wurde (BCS-1322573 und BCS-1551201). Grundlagenforschung ist die Basis für die ganz großen Entdeckungen, und die NSF ist sehr gut darin, neue Entdeckungen möglich zu machen, auch wenn die Mittel begrenzt sind. Danke an die NSF, dass sie einige von ihren Mitteln in die Arbeit meines Labors gesteckt und die Forschung, die ich betreibe, möglich gemacht hat.

Bei folgenden Menschen möchte ich mich bedanken, weil sie mir ihr Feedback gegeben und geholfen haben: Athena Aktipis, Ann Beardsley, Hannah Bradshaw, David Buss, Kristina Durante, Jeffrey Gassen, Lori Hooper, Doug Kenrick, Summer Mengelkoch, Randi Proffitt Leyva, James Roney und Misty Womack. Ein ganz dickes Dankeschön auch an Tori Short, die ein echter Engel war, so wie sie mir beim Recherchieren, Faktenprüfen und Fußnotenschreiben geholfen hat (du bist die Allerbeste!). Enorm dankbar bin ich auch Gary Boehm, der der einzige Grund ist, warum ich überhaupt etwas von Neurowissenschaften weiß, und der mir in jedem Stadium dieses Buches geholfen hat (einschließlich der Teile, bei denen ich jemanden brauchte, der mir sagt, dass ich lieber an etwas anderem arbeiten sollte). Danke an alle, die die wichtigen Studien durchgeführt haben, über die ich in diesem Buch spreche. Sie alle erweisen den Frauen einen gigantischen Dienst, und ich hoffe, Sie können mir verzeihen, wenn ich irgendwelche Details falsch dargestellt oder die Dinge sehr viel stärker vereinfacht habe, als Sie es für gut halten. Ich freue mich schon darauf, weiter von Ihren Studien zu hören. Danke an all die tollen Frauen, die mir ihre »Das ist jetzt vielleicht ein bisschen sehr intim, aber ...« – Pillen-Geschichten anvertraut haben. Ich bin sicher, dass sich viele Frauen in Ihren Erfahrungen wiederfinden werden.

Viele Freunde, Kollegen und Studenten haben mir auf andere Art geholfen, sei es durch Forschungszusammenarbeit, indem sie mir neue Dinge beigebracht haben, mich inspiriert haben oder mir geholfen haben, Aufsätze zu finden oder alles Mögliche, was sonst so getan werden musste, während ich an diesem Buch geschrieben habe (dazu gehörte manchmal einfach bloß ein Gläschen Wein zur rechten Zeit). In keiner bestimmten Reihenfolge, sondern einfach nur alphabetisch möchte ich mich bedanken bei Fred Anapol, Ann Beardsley, Jim Beardsley, Max Butterfield, Jaime Cloud, Adam Cohen, Sean Conlan, Amy Coren, Danielle DelPriore, Josh Duntley, Kristina Durante, Judy Easton, Bruce Ellis, J. Patrick Gray, Greg Eickholt, James Eickholt, June Eickholt, Diana Fleischman, Oscar Galindo, Carrie Goetz, Kelly Goldsmith, Vladas Griskevicius, Chris Henry, Jim Hill, Joe Horn, Russell Jackson, Joonghwan Jeon, Tia Johnson, Maggie Kleiser, John Koechel, Barry Kuhle, Angie Lawrence, Norm Li, Charlie Lord, Brett Major, Nicole Matthews, Ellie Miller, Chiraag Mittal, Steve Neuberg, C. Sylas Nicolas, Carin Perilloux, Julia Peterman, Marjorie Prokosch, Kern Reeve, Christopher Rodeheffer, Alix Rudd, Eric Russell, Mike Ryan, Sarah Schad, Emily Stone, Morgan Tatsumi, Jennifer Wallace, Jordon White, Dean Williams, Erin Woolsey, den tollen Frauen von Saddlebrook und meinem Englischlehrer an der Highschool, Tim Mocarski, der mir gesagt hat, dass ich beim Schreiben doch »meinen Witz einfließen lassen« soll.

Zu guter Letzt schulde ich auch meiner unglaublichen Agentin, Lindsay Edgecombe, noch ein riesiges Dankeschön, und meiner nicht minder unglaublichen Lektorin Caroline Sutton. Ich kann euch allen nicht genug danken für eure Unterstützung und dafür, dass ihr meine Vision dieses Buchs geteilt habt. Danke auch an die Leute bei Avery und LGR, die hinter den Kulissen gearbeitet haben, um das alles möglich zu machen. Mir fehlen die Worte, um auszudrücken, wie dankbar ich Ihnen allen für diese unglaubliche Chance bin.

Danke, danke, danke.

ANMERKUNGEN

1 Was bei genauerer Überlegung eine ganz schön dämliche Aussage ist. Ihr Gehirn ist in Ihrem Kopf, es ist die Kommandozentrale für *alles* andere, was in Ihrem Körper geschieht. Deswegen ist letztlich alles eine Kopfgeburt, das lässt sich gar nicht vermeiden.

2 Die Wissenschaftlerin in mir fühlt sich gehalten, Ihnen zu sagen, dass ich keinesfalls sicher wissen kann, ob all diese Veränderungen, die ich an mir bemerkte, darauf zurückzuführen waren, dass ich die Pille nicht mehr nahm. (Ich habe kein Experiment an mir selbst durchgeführt.) Aber – wie Sie beim Weiterlesen merken werden – ich habe allen Grund zu der Annahme, dass die Pille etwas damit zu tun hatte.

3 Eine bekannte Ausnahme von diesem Trend wird im großartigen, aber verstörenden Bestseller *Die unsterbliche Henrietta Lacks* von Rebecca Skloot beschrieben. Dieses Buch erzählt die erschütternde Geschichte einer armen Afroamerikanerin, der 1951 acht Monate vor ihrem Tod Krebszellen aus der Gebärmutter entnommen wurden. Das wurde ohne ihr Wissen, ihre Zustimmung oder Entschädigung getan. Diese Zellen (HeLa-Zellen genannt, nach den Anfangsbuchstaben der Spenderin) wurden benutzt, um die erste und meistgenutzte »unsterbliche« Zelllinie für die wissenschaftliche Forschung zu entwickeln. Nichtsdestoweniger werden für Studien hauptsächlich männliche Zellen benutzt.

4 Es gibt einen interessanten Unterschied zwischen den Geschlechtern, wenn man Männern bzw. Frauen von diesen Ergebnissen erzählt. Wenn man den Frauen davon erzählt, sagen sie überrascht: »Was? 80 Prozent der Männer haben Ja gesagt?!?!« Wenn man den Männern davon erzählt, sagen sie (nicht weniger überrascht): »Was? 20 Prozent der Männer haben Nein gesagt?!?!«

5 Wir haben uns zum Beispiel angesehen, wie die Erfahrungen der Frauen mit ihren Vätern und deren Krankheitsanfälligkeit ihre Bereitschaft zu sexuell riskantem Verhalten beeinflussen. Wie sich herausstellt, leisten sowohl Abwesenheit des Vaters in den frühen Lebensjahren als auch Krankheitsanfälligkeit des Vaters einem riskanteren Sexualverhalten der Frauen Vorschub.

6 Es ist jedoch wichtig anzumerken, dass die modernen Frauen wesentlich häufiger menstruieren als die Frauen in der Vergangenheit unserer Evolution, denn wir sind eben nicht dauernd schwanger oder im Stillmodus (danke, Verhütungsmittel). Studien an Frauen aus Jäger-und-Sammler-Gesellschaften, die unter Bedingungen leben, die den Lebensbedingungen unserer Vorfahren wohl am nächsten kommen, zeigten, dass die heutige Durchschnittsfrau viel mehr Gebärmutterschleimhaut verschwendet als unsere Vorfahrinnen. Nichtsdestoweniger verlangt das Prinzip, dass sie überhaupt abgestoßen wird – bei uns fünf Mal häufiger als bei unseren Ahninnen –, eine Erklärung.

7 Bitte reißen Sie nichts von dem, was ich hier sage, aus dem biologischen Kontext, in dem ich es präsentiere. Ich kann mir gut vorstellen, dass jetzt jemand meint, ich würde unterstellen, ein Baby mit irgendeiner Entwicklungsstörung zu bekommen sei »schlecht« oder »unnatürlich«. Bitte seien Sie versichert, dass ich so etwas niemals behaupten würde. Jedes Baby, das geboren wird, hat es geschafft. Und es ist auch wichtig zu erwähnen, dass Sie keine Schuld trifft, wenn Sie einen Embryo hatten, der es nicht geschafft hat, Sie also eine Fehlgeburt hatten. Sie haben sich das nicht so »ausgesucht«. Ich gebe Ihnen hier einfach nur eine Erklärung, warum das Fortpflanzungssystem der Frau so funktioniert, wie es funktioniert. Keinesfalls will ich sagen, dass die Dinge so sein sollten. Nur weil die Biologie eine Eigenschaft begünstigt, wird sie dadurch nicht »gut« oder »wünschenswert«. Meine Babys waren beide Frühgeburten und lagen eine Weile auf der Intensivstation für Neugeborene. Ich wäre keine Mutter, wenn die moderne Medizin nicht eingegriffen und sie vor dem Schicksal gerettet hätte, das in der Geschichte unserer Evolution ihr natürliches gewesen wäre (der Tod). Wie die Dinge sind und wie sie sein sollten, sind zwei Paar Stiefel, und man ist gut beraten, das zu trennen. Wir können beschreiben, wie wir funktionieren, ohne es als Gebrauchsanweisung zu verstehen, wie wir unser Leben führen und unsere Gesellschaften gestalten sollten.

8 Das ist dasselbe Hormon, von dem Frauen in der Frühschwangerschaft auch schlecht wird, was ebenfalls eine wichtige Funktion erfüllt. Forschungsergebnisse legen die Vermutung nahe, dass die Schwangerschaftsübelkeit hilft, die Aufnahme von Teratogenen zu verhindern, das sind chemische Substanzen und Zusammensetzungen, die schädliche Wirkung auf die Entwicklung des Embryos haben (besonders in der Frühphase, in der die Bausätze für das Nervensystem angeordnet werden). Lebensmittel wie Brokkoli, Fleisch, Eier und andere Nahrungsmittel mit starkem oder bitterem Geschmack enthalten viel von diesen Stoffen, weswegen die meisten Frauen sie in den ersten zwölf bis vierzehn Wochen ihrer Schwangerschaft nicht gerne essen.

9 Obwohl noch einige andere Theorien über die monatliche Abstoßung der Gebärmutterschleimhaut im Umlauf sind, ist dies die derzeit am überzeugendsten belegte.

10 Wenn Sie glauben, dass wir eine Seele haben, die unabhänig vom Körper existiert, und diese (nicht seine Biologie) für die Essenz eines Menschen halten, möchte ich Ihnen sagen, dass ich das absolut respektiere. Trotzdem wird alles in diesem Buch immer noch relevant für Sie sein, und zu wichtig, um es zu ignorieren. Mir gefällt der Gedanke, dass die Leute in jedem ihrer Glaubenssysteme auch irgendwo die Biologie unterbringen können. Ich hoffe, das ist auch bei Ihnen so.

11 Ich bin nicht sicher, woher diese Neigung stammt, unsere Hormone zu externalisieren, aber ich glaube, dass vielleicht die großen biologischen Chaos-Situationen wie Pubertät und Schwangerschaft etwas damit zu tun haben könnten. Zum Beispiel die Pubertät. Erst sind Sie Person A. Und dann betreten die Sexualhormone die Bühne, und auf einmal bekommen Sie Haare, werden launisch und kriegen Pickel. Sie fühlen sich immer noch wie Person A, aber eben wie Person A unter dem Einfluss von Hormonen. Da diese hormonell herbeigeführten Veränderungen relativ einfach festzumachen sind – und es wäre uns ja auch nicht wirklich zuträglich, wenn wir jedes Mal, sobald unsere Hormone etwas Neues ausprobieren, eine heftige Identitätskrise durchmachen würden –, tendieren wir dazu, unsere Hormone nicht als Teil von uns zu sehen, sondern als eine Art Überzug, der sich auf unsere Persönlichkeit gelegt hat.

12 Hormone kommen an ihren Bestimmungsort, weil die Zellen im ganzen Körper spezielle Rezeptoren auf ihrer Zellmembran oder im Zytoplasma oder im Zellkern haben. Sie funktionieren nach dem Schlüssel-Schloss-Prinzip: Die Hormone sind wie winzige Schlüssel, die im Blut dahinschwimmen und nur die Türen mit den passenden Schlüssellöchern öffnen. So setzt die hormonelle Wirkung ganz gezielt ein, obwohl die Hormone zunächst ungerichtet ins Blut ausgeschüttet werden.

13 In Wirklichkeit lieben wir euch alle.

14 Obwohl Biologen immer noch forschen, was diese Schalter nun im Einzelnen umlegt oder nicht, hat es wahrscheinlich etwas damit zu tun, dass es bestimmte Voraussetzungen gibt – im individuellen Fisch und in der äußeren Umgebung –, die dem System signalisieren, welcher Weg den größeren Fortpflanzungserfolg verspricht.

15 Obwohl es drei größere Typen von natürlich vorkommenden Östrogenen bei Frauen gibt – Estron, 17-β-Estradiol und Estriol –, werde ich meine Aussagen zum Östrogen auf das 17-β-Estradiol beschränken (auch einfach bekannt unter der Bezeichnung Estradiol). Estradiol ist das wichtigste Östrogen bei Frauen im fortpflanzungsfähigen Alter, und wenn man über Östrogene redet, ist meistens dieses gemeint. Deswegen denken Sie daran, dass ich ab jetzt auch 17-β-Estradiol meine, wenn ich Östrogen sage. Ich benutze die geläufigere Bezeichnung, weil sie einfacher ist und die Wahrscheinlichkeit verringert, dass Sie in der Öffentlichkeit versehentlich anfangen, von 17-β-Estradiol zu sprechen (ein Verhalten, das Ihnen mehr Augenverdrehen und Seufzer einbringen würde, als zumutbar für Sie wäre).

16 Ja, ich spreche von Sex.

17 Ich werde jedenfalls das Gefühl nicht los, dass die Menschen sehr viel besser auf ihre Körper achten würden, wenn sie sich wirklich die Vorstellung zu eigen machen könnten, dass ihr Körper – zu dem auch Gehirn und Hormone gehören – sie zu dem macht, was sie sind. Gesund essen, ausreichend schlafen, Stress managen und sich Bewegung verschaffen tun dem Gehirn SO gut. Wenn wir diese Dinge tun, verändert sich die Aktivität des Gehirns und bringt die beste Version Ihrer selbst zum Vorschein. Solche Maßnahmen sind dem Körper nicht nur vom Hals abwärts zuträglich.

18 Das ist natürlich vereinfacht formuliert. Wenn Sie sich für die Details interessieren, kann ich Ihnen nur empfehlen, sich die Aufsätze anzuschauen, auf die in diesem Kapitel verwiesen wird.

19 Interessanterweise beginnen zwar jeden Monat mehrere Follikel damit, Eizellen zu entwickeln, aber nur dem am stärksten entwickelten Follikel wird gestattet, eine Eizelle bis zur vollen Reife zu bringen. Die anderen, weniger robusten Follikel sind so programmiert, dass sie schrumpfen und absterben, sodass der Körper bei jedem Zyklus seine beste Eizelle verwenden kann. Wie ein natürlicher Selektionsprozess im Miniaturformat, der sich im weiblichen Körper abspielt, bevor es auch nur zur Befruchtung kommt. In dieser Zeit steigt der Östrogenspiegel und bereitet alles vor, damit die Eizelle freigesetzt werden kann, und hilft, die Gebärmutterschleimhaut im Uterus aufzubauen, um ihn für eine mögliche Schwangerschaft vorzubereiten. Ebenso ändert sich die Beschaffenheit des Gebärmutterschleims, um etwas freundlichere Bedingungen zu schaffen für das eine oder andere Spermium, das sich zufällig in der Gegend aufhält.

20 Bitte halten Sie sich vor Augen – und ich werde Sie immer wieder daran erinnern, weil man es so leicht vergisst –, dass das nicht bedeutet, dass Frauen tatsächlich *hoffen*, in dieser Zeit schwanger zu werden. Wenn Sie auch nur annähernd so gestrickt sind wie ich, ist es oft vorgekommen, dass Sie periovulatorischen Sex hatten und verzweifelt hofften, *nicht* schwanger zu werden. Leider schert sich die Evolution nicht um unsere Wünsche in Sachen Empfängnis. Die Selektion hat vielmehr psychologische und physiologische Eigenschaften und ein Verhalten begünstigt, die eine erfolgreiche Fortpflanzung befördern, ob wir uns in dem Moment nun wirklich fortpflanzen wollten oder nicht. Aber geben Sie nicht Darwin die Schuld, sondern Ihrer Großmutter. Wir haben diese Eigenschaften von unseren Vorfahrinnen geerbt, die sich ausreichend fortgepflanzt und sie an uns weitergegeben haben.

21 In einer besonders coolen Studie haben Forscher sich angesehen, was für eine Rolle der After-Glow-Effekt, das sexuelle Nachglühen (das gibt es wirklich – das ist der Nachhall starker sexueller Befriedigung, die noch lange nach dem Sexualakt anhält) beim Erzeugen von emotionaler Nähe bei 214 frisch verheirateten Paaren spielte – und es zeigte sich, dass er in direktem Zusammenhang mit der späteren Zufriedenheit mit der Ehe steht.

22   Es gibt allerdings auch Studien, in denen dieser Effekt nicht nachgewiesen werden konnte.

23   Na ja, so hat man es den Frauen jedenfalls erzählt. In Wirklichkeit hatten sie es mit einem vorher aufgenommenen Video zu tun (damit die Versuchsbedingungen in den Sitzungen garantiert gleich blieben), aber das ahnten sie nicht. Die Videoclips mit dem Mann wurden ganz präzise getimt eingespielt: Der Videomann stellte eine Frage, und während die Frau darauf antwortete, wurde der Bildschirm schwarz. Sobald die Frauen die Frage beantwortet hatten, lief das Video mit dem Mann wieder weiter, und er stellte die nächste Frage. Den Frauen erklärte man dieses Vorgehen damit, dass man auf diese Art versuchen wollte, ihnen Gefühle der Verlegenheit weitestgehend zu ersparen. Psychologische Forschung ist teils Wissenschaft, teils Schwindelei.

24   Nur zu Ihrer Information: Das ist die offizielle Bezeichnung für die äußeren Geschlechtsorgane der Frau. Die meisten von uns bezeichnen zwar einfach die gesamte Geschichte als Vagina – wahrscheinlich, weil das Wort *Vulva* so komisch klingt –, aber das ist nicht korrekt. Die Vagina ist der Tunnel, in den die Penisse hineinfahren und die Babys herauskommen. Die ganzen äußeren Teile heißen Vulva. Sollten Sie vorhaben, eine Petition einzureichen, um den Namen dieser tollen Einrichtung ändern zu lassen, wäre ich die Erste, die sie unterschreiben würde. Bis dahin bleiben wir allerdings auf der *Vulva* sitzen. Viva la Vulva!

25   Allerdings steht das letzte Urteil immer noch aus, ob diese Hinweise stark genug sind, um bei der Partnerwahl in einer realen Situation die Fruchtbarkeit einer Frau an ihnen ablesen zu können.

26   Im Gehirn insbesondere der Hypothalamus, aber wir werden es einfach das Gehirn nennen. Ist einfacher und weniger formell, und außerdem muss ich dann hinterher nicht so viele Tippfehler korrigieren.

27   Wenn man mal genauer drüber nachdenkt, ist es ganz schön Sch..., dass Kinder so was in der Schule spielen. Das schreit doch nur so nach Streit. Jedes Mal (JEDES Mal!), wenn wir das in der Schule gespielt haben, gab es am Ende Tränen oder Arrest, weil das Kind am Ende der Kette immer verkündete, dass die Botschaft zu »Julie trägt einen Sport-BH«, »Kelly hat ihre Tage« oder »Jon hat mit seiner Schwester rumgemacht« geworden war. Was für einen Sinn soll dieses Spiel eigentlich haben?

28   Diese Illustrationen sind mehreren schönen Darstellungen nachempfunden, die Sie auf Bedsider (www.bedsider.org) finden, einer tollen Internet-Seite für Frauen, die mehr über ihre Hormone und Verhütungsoptionen wissen wollen.

29 Präparate wie Depo-Provera und Pillen, die ausschließlich Progestin enthalten, schaffen es, das Gehirn allein durch Einsatz von künstlichem Progesteron auszutricksen. Sie wirken, weil im Grunde der hohe Progesteronspiegel in der Lutealphase der entscheidende Faktor für die Verhütung einer Schwangerschaft ist. Normalerweise werden sie aber mit Östrogen kombiniert, weil Frauen sich mit einer Pille, die beide Hormone enthält, meist wohler fühlen.

30 Testosteron (T) – so wie das Zeug in anabolen Steroiden. Doch bevor Sie jetzt ausflippen, muss angemerkt werden, dass Estradiol – das Sie in Ihrem eigenen Körper herstellen – auch testosteronderiviert ist, unter Benutzung eines Enzyms namens Aromatase. Es ist also nicht völlig abwegig, in einem weiblichen Körper etwas zu haben, was zu Anfang einmal T gewesen ist. Nichtsdestoweniger kann die Biosynthese, die das Testosteron zu Estradiol umbaut, diese Moleküle komplett in Moleküle ohne eingebundenes T verwandeln. Und das trifft auf die Progestine eben nicht zu.

31 Andererseits gibt es so was ja im Grunde gar nicht. Medikamente haben nur Wirkungen. Diese ganzen Das-wollte-ich-eigentlich-gar-nicht-Wirkungen als Nebenwirkungen zu bezeichnen ist ein geschickter Verschleierungstrick, damit Medikamente gezielter scheinen, als sie sind, und nicht zu viel Aufmerksamkeit auf die Dinge gelenkt wird, die uns in diesem Zusammenhang nicht passen.

32 Selbstverständlich gibt es auch Ausnahmen – manche Gene und Medikamente bewirken Gewichtszunahme ohne Änderungen des Verhaltens.

33 Pillen, bei denen mehr als eine Dosis angegeben ist, wechseln die Dosierung im Laufe des 28-tägigen Einnahmezyklus.

34 Jede von diesen Frauen ist in Wirklichkeit zusammengesetzt aus den Elementen der Geschichten mehrerer Frauen (zuzüglich ein paar Details, um ihnen ein bisschen Persönlichkeit zu verleihen). Ich werde im Laufe dieses Buches mehrere solcher Charaktere benutzen, um den Erfahrungen von Frauen ein persönlicheres Gesicht zu geben, dabei aber alle Geschichten, die mir erzählt wurden, vertraulich behandeln.

35 Ich spreche dabei von den Genen des Haupthistokompatibilitätskomplexes, oder auch MHC (Major Histocompatibility Complex), bei Menschen spricht man auch vom HLA-System, Humanes Leukozytenantigen-System. Der MHC ist eine Reihe von Genen, die Marker auf der Zelloberfläche codieren, mit deren Hilfe Ihr Immunsystem Ihre eigenen Körperteile und Peptide (die Teile in Ihrem Körper, die Sie zu sich selbst machen) von solchen unterscheiden kann, die zu Organismen wie krank machenden Parasiten, Viren und Bakterien gehören. MHC-Loci sind höchst polymorph, d. h. es gibt unzählige verschiedene Versionen davon in einem Genpool – tatsächlich sind es derart viele, dass es höchst unwahrscheinlich ist, dass nicht miteinander verwandte Menschen identische MHC-Gene besitzen. Das Coole an den MHC-Genen (und der Grund, warum wir uns Partner suchen sollten, die andere Gene besitzen als wir) ist der, dass sie kodominant vererbt werden. Das bedeutet, dass *beide* Gene (sowohl die von Mama als auch die von Papa) aktiviert werden. Heute weiß man, dass ein Mensch, der sehr breit gefächerte (statt ähnlicher) MHC-Gene hat, eine breitere Auswahl an Peptiden für die T-Zellen seiner Immunabwehr hat, sodass die Immunabwehr stärker ist und der Mensch allgemein gesünder.

36 Vielleicht haben Sie meine ständige Zweiteilung langsam satt – Vater oder Casanova, Madonna oder Hure, Ernie oder Bert – aber diese Kosten-Nutzen-Abwägungen sind in der Natur eine Selbstverständlichkeit. Bei der Lebenszyklusstrategie (eine sehr zentrale Theorie in der Evolutionsbiologie) geht es in erster Linie darum, vorherzusagen, wie Organismen (oder Individuen) ihr begrenztes Zeit- und Energiebudget investieren, um all die Dinge zu tun, die nötig sind für Überleben und Fortpflanzung. Also Wachsen, Reifen, Paarung und Elternschaft. Eine der wichtigsten Kompromisse bei der Investition der Ressourcen, mit der Organismen konfrontiert sind, ist der, ob sie in eine Paarung investieren sollen oder vielmehr in den Erwerb von Ressourcen, Brutpflege oder Elternschaft. Wenn man einen Kompromiss eingeht, der das Gewicht auf die Paarung legt (wie es die Lebenszyklustheorie bei sexy Männern vorhersieht, denn die werden wahrscheinlich mehr Erfolg haben und mehr robusten Nachwuchs produzieren als weniger sexy Männer), dann hat man notwendigerweise weniger Zeit und Mühe für andere Dinge übrig, zum Beispiel Brutpflege. Deswegen werden Paarung versus Elternschaft/Brutpflege in Kunst und Literatur immer als Gegensätze inszeniert. Die Kunst ahmt das Leben nach. Und das Leben ist voller Kompromisse. Sie werden diese Madonna-Hure-Dichotomie in diversen Spezies von den Honigbienen bis zum Menschen finden, denn man kann Paarung und Brutpflege einfach nicht gleichzeitig maximieren.

37 Natürlich gibt es hier auch eine erlernbare Komponente. Tatsächlich können Sie Ihre Fähigkeit, zwischen Stimuli zu unterscheiden, durch Erfahrung und entsprechendes Training steigern. Wenn Sie z. B. einen Kurs in Weinverkostung machen, können Sie Ihrem Gehirn beibringen, zwischen einem Cabernet und einem Malbec zu unterscheiden. (Und als Nächstes dann zwischen einem Malbec für 9 Euro und einem für 150 Euro). Dieses Training wird dazu führen, dass sich die Zahl der synaptischen Verbindungen in den Gehirnbereichen vermehrt, die für Weingenuss zuständig sind.

38 Wenn Sie mir nicht glauben, denken Sie an die männliche Rotrückenspinne. Diese Männchen lassen sich oft lebend von ihren Liebhaberinnen fressen, während sie noch in ihnen sind! Das tun sie, weil die Wahrscheinlichkeit einer Befruchtung steigt, wenn sich das Männchen vom Weibchen fressen lässt (offenbar erlauben die spastischen Konvulsionen, die so eine Kannibalisierung mit sich bringt, ein tieferes Eindringen des Spermas – alle Kinderwunschärzte, bitte mal herhören). Die Männchen, die das tun, haben diesen tödlichen Fetisch von ihren erfolgreichen Vätern geerbt, die diese Eigenschaft öfter weitergeben konnten als ihre Geschlechtsgenossen mit ihren sicheren Vanillasex-Praktiken. Wenn Eigenschaften von der Evolution durch natürliche Selektion vererbt werden, gewinnt der Sex fast immer. Sogar wenn er einen umbringt.

39 Der Zusammenhang zwischen Fruchtbarkeit und geschärften Sinnen wird deutlich illustriert von den Veränderungen, die im Laufe eines Lebens mit unserem Sinnesapparat geschehen. So verlieren Menschen z. B. bis zu ihrem 65. Lebensjahr mehr als 30 Dezibel ihrer akustischen Wahrnehmung. Dasselbe lässt sich bei den anderen Sinnen beobachten, wie unseren visuellen und olfaktorischen Wahrnehmungsfähigkeiten. Deswegen tragen die Menschen tendenziell Brillen, sprechen lauter und benutzen immer intensiveres Parfüm, wenn sie älter werden. Und bevor Sie mich jetzt der Diskriminierung alter Leute und der Verbreitung von Stereotypen bezichtigen, lassen Sie mich hinzufügen, dass wir dieselben Muster auch bei Vögeln und anderen Tieren beobachten können (stundenlang könnte ich Ihnen von der diesbezüglichen Forschung an Singvögeln erzählen). Eine der wichtigsten Aufgaben unserer Sinne ist, uns die Unterscheidung zwischen erwünschten und unerwünschten Genen zu erleichtern – und so reagieren unsere Sinne sehr sensibel auf unsere Sexualhormone und den Stand unserer Fruchtbarkeit.

40 Aber machen Sie das um Gottes willen nur, wenn Sie sich mit irgendeinem anderen Verhütungsmittel gegen eine unerwünschte Schwangerschaft schützen. Im falschen Moment vom falschen Mann schwanger zu werden, ist viel, VIEL schlimmer als jedes Problem, das Sie sich dadurch einbrocken, dass Sie Ihren Partner aussuchen, während Sie die Pille nehmen. Wenn Sie also einen langfristigen Partner suchen, ist es daher vielleicht klüger, die Pille nicht zu nehmen, bis Sie die Beziehung begonnen haben. Das würde helfen, das Risiko zu minimieren, einen Partner auszusuchen, den die Hormone Ihres natürlichen Zyklus nicht gutheißen *und* Ihnen gestatten, sich vor einer Schwangerschaft zu schützen, sobald die Beziehung auch eine sexuelle wird. Wenn Sie *keinen* langfristigen Partner suchen, sich aber trotzdem die Möglichkeit offenhalten wollen, Sex zu haben, ohne schwanger zu werden, können Sie die Wünsche Ihrer Hormone im natürlichen Zyklus ignorieren und mit der Pille auf Nummer sicher gehen.

41 Zudem deuten ein paar coole Studien mit Schimpansen darauf hin, dass die Qualität der Beziehung, die Sie vor der Pille hatten, ganz entscheidenden Einfluss darauf haben kann, ob Sie eine Katie werden oder nicht. Insbesondere haben die Forscher festgestellt, dass die Schwellungen und das sexuelle Verhalten der Schimpansenweibchen zurückgingen, wenn sie die Pille nahmen, aber der Grad dieser Minderung stand in direktem Zusammenhang mit der Qualität der sozialen und sexuellen Beziehung des Paares *vor* der Behandlung. Die kompatibleren und häufig kopulierenden Paare kopulierten weiterhin (wenn auch seltener), sobald die Weibchen die Pille bekamen. Und die weniger kompatiblen und weniger häufig kopulierenden Paare? Die hatten gar keinen Sex mehr, sobald die Weibchen die Pille bekamen.

42 Ich gestehe den Männern jederzeit zu, dass sie auch einen Mangel an sexueller Lust erleben können. Für die Männer kann das ganz schlimm sein, weil sie – abgesehen davon, dass sie keinen Sex wollen – sich auch noch mit den ganzen kulturellen Erwartungen auseinandersetzen müssen, die den Mann als Antrieb beim Sex sieht. Ganz schlechter Zeitpunkt. Doch bei Männern ist es viel unwahrscheinlicher als bei Frauen, dass ihre Lust komplett zum Erliegen kommt, auch wenn sie keine ganz so große Lust auf Sex haben.

43 Das konnte ich mir jetzt einfach nicht verkneifen.

44 Interessanterweise hatte die Zyklusphase keinen Einfluss auf die Blickmuster der Frauen mit natürlichem Zyklus. Sie testeten diese Frauen in drei verschiedenen Zyklusphasen und konnten keine Veränderung feststellen.

45 Wie schon Großmutter sagte: Man kann den Blick einer hormonell verhütenden Frau auf die Genitalien lenken, aber man kann ihn nicht zwingen, dort zu bleiben.

46 Ich empfehle die Lektüre von Geoffrey Millers *Die sexuelle Evolution,* wenn Sie sich für solche Sachen interessieren. Es gelingt ihm perfekt, die evolutionsbedingte Verbindung zwischen Sex und unseren Riesengehirnen herzustellen, unserem fast unbegrenzten Wortschatz und unserer Fähigkeit, Kunst zu schaffen und zu genießen.

47 Bitte beachten Sie, was ich an dieser Stelle NICHT sage: Ich sage nicht, dass eine dieser Verhaltensweisen darauf zurückzuführen ist, dass Sie hingestreckt auf Ihrem Diwan liegen, die Hand an die Stirn legen und rufen: »Oje, oje, was kann ich nur tun, um endlich einen Mann anzulocken? Ich bin doch nur eine schwache kleine Frau, deren Leben unvollständig ist, wenn sie keinen Mann hat, der sich um sie kümmert.« Ich glaube, die meisten von uns ticken heutzutage nicht mehr so. Ich will nur sagen, dass die natürliche Selektion uns dahingehend programmiert hat, dass die Verhaltensweisen, die uns für potenzielle Partner begehrenswerter machen, sexuell motiviert sind.

48 Andere sind der Meinung, dass die Partnersuche auch im Kern solcher Eigenschaften wie Kreativität, Humor und Experimentierfreude steckt. Das wären dann gleich noch ein paar Bereiche, die die Ausläufer der Pillenwirkung zu spüren bekommen könnten.

49 Forschungsergebnisse legen die Vermutung nahe, dass Frauen, die Pillen mit 20 bis 25 mg Ethinylestradiol (EE) nehmen, weniger SHBG-Anstieg aufweisen als diejenigen, die Präparate mit 30 bis 35 mg EE nehmen. Die Progestingeneration scheint ebenfalls ins Gewicht zu fallen: Bei den Progestinen der zweiten Generation fällt der Anstieg des SHBG am geringsten aus, bei denen der dritten und vierten Generation zeigt es den größten Anstieg.

50 Ihnen ist sicher nicht entgangen, dass Frauen, die die Pille nehmen, in Sachen Testosteron das Schlechteste aus beiden Welten abkriegen. Einerseits können die Progestine in der Pille sich an T-Rezeptoren binden, sodass Ihnen Haare an peinlichen Stellen wachsen und Sie Pickel bekommen (eine Nebenwirkung von zu viel T). Andererseits kann es aber auch Ihren sexuellen Antrieb in den Keller schicken und den Geschlechtsverkehr schmerzhaft machen (eine Nebenwirkung von zu wenig T). Obwohl die Forschung die Hintergründe für dieses grausame Paradoxon noch nicht so recht erklären kann, kommt es wahrscheinlich daher, dass die aus Testosteron hergestellten Progestine auf eine andere Art an den T-Rezeptoren andocken als das echte T. Deswegen begünstigen sie in Ihrem Körper manche T-Wirkungen (Haare und Akne), andere hingegen nicht (Sex).

51 Obwohl die Forscher nicht so recht wissen, warum das geschieht, könnte es sein, dass die Sex-Steroide in der Pille die normale Oxytocinwirkung im Gehirn behindern oder dass sie die Oxytocinrezeptoren besetzen und damit die Empfindlichkeit dafür herabsetzen.

52 Diese Forschung ist auch wirklich provokant, wenn man überlegt, was das für die Fähigkeit der Frauen bedeuten könnte, eine enge Bindung zu ihrem Baby aufzubauen und zu behalten, wenn sie nach der Geburt wieder anfangen, die Pille zu nehmen. Wir alle wissen, dass Oxytocin z.B. eine wichtige Rolle bei der Reaktion von Frauen auf Babys spielt. Genauso wie in den Studien mit den Gesichtern der Partner, hat die intranasale Gabe von Oxytocin auch die Reaktion der Frauen auf Gesichter und Lautäußerungen von Babys verstärkt. Wenn die Oxytocinsignale bei den hormonell verhütenden Frauen gestört werden, könnte das bedeuten, dass diese Frauen ein höheres Risiko für postnatale Depressionen haben. Es hat zwar noch keine experimentelle Forschung gegeben, die diesen Effekt untersucht hätte, aber ich wäre sehr vorsichtig damit, nach der Geburt mit der Pille zu verhüten, wenn es in Ihrer Familiengeschichte Fälle von (postnataler) Depression gegeben hat. Oxytocinsignale sind Oxytocinsignale, und ich kann mir keinen Grund vorstellen, warum die Pille seltsame Auswirkungen auf dieses System haben sollte, wenn es mit dem Partner zu tun hat, bei den Babys dann aber nicht.

53 Lassen Sie Ihre Fantasie spielen – hier kommt alles Mögliche infrage, von einer Massage bis hin zu einer der vielen Formen erotischer Literatur oder Filme.

54 Nicht, dass man den Wert einer Frau von ihrer Attraktivität abhängig machen sollte. Aber ich glaube, die meisten von uns möchten gerne die beste Version unseres Selbst sein, und für viele bedeutet dies das Gefühl, so gut wie möglich auszusehen.

55 In manchen Fällen war es nicht die Pille, sondern eine Dosis synthetischer Hormone, die aber der Pille entsprach.

56 Diese Vorstellung wird auch von Studien untermauert, die zeigten, dass das männliche Partner-Bewachungsverhalten sich je nach Fruchtbarkeit der Partnerin im Laufe ihres Zyklus verändert. Selbstverständlich ist es genauso gut möglich, dass diese Männer weniger Partner-Bewachung betreiben, weil ihre Partnerinnen keine Signale von Fruchtbarkeit geben, weswegen sie sich keine Sorgen machen, dass sie von anderen Männern begehrt werden könnten. Oder sie machen sich weniger Gedanken, dass ihre Partnerinnen fremdgehen könnten, weil sie ja weniger Lust auf Sex haben, was – wie wir wissen – ebenfalls passieren kann, wenn man die Pille nimmt. So oder so lässt sich aus diesen Ergebnissen ein interessantes Muster herauslesen, und die Vermutung liegt nahe, dass die Pille die Beziehungsdynamik auf eine Art beeinflussen könnte, die wir bisher so gut wie gar nicht in Erwägung gezogen haben.

57 Ich bin immerhin Psychologin, verdammt noch mal!

58 Die in ihrer Sperrigkeit nur noch übertroffen werden von den Begriffen, für die sie stehen. Wenn das alles ganz normale Namen hätte – Stefan, zum Beispiel –, dann würden auch mehr Menschen Neurowissenschaften studieren. Wenn es zum Beispiel hieße »Stefan hat Kevin losgeschickt«, dann könnten wir uns das alle viel besser merken als »der Hypothalamus schüttet Corticoliberin aus«. Ich weiß nicht, wer sich diese ganzen Namen ausgedacht hat, aber man hatte offensichtlich nicht die Absicht, die breite Masse anzusprechen.

59 Um zu verstehen, wie massiv das destruktive Potenzial einer fehlregulierten HPA-Achse sein kann, schauen Sie sich mal kurz das Beispiel der Pazifischen Lachse an. Wir alle sind im Bilde über ihre heldenhafte Reise, stromaufwärts durch reißende Flüsse, um zum Gewässer ihrer Geburt zurückzukehren, dort zu laichen und zu STERBEN. Aber ich wette, Sie wissen nicht, was der Grund für ihren Tod ist: Ihre Reise stromaufwärts lässt ihre HPA-Achse völlig aus dem Ruder laufen, sodass ihr Körper am Ende komplett aus den Fugen gerät. Wie Robert Sapolsky in seinem klug-lustig-tollen Buch *Warum Zebras keine Migräne kriegen* geschildert hat, leben die Lachse nach dem Ablaichen weiter, wenn man ihnen die Nebennieren entfernt (diese kleinen Knubbel auf den Nieren, die das Cortisol ausschütten). Die Reise selbst bringt sie nicht um. Vielmehr wird ihr Körper dadurch ruiniert, dass er über einen längeren Zeitraum das Stressprogramm fährt.

60 Das liegt daran, dass Cortisol den Cholesterin- und Glukosespiegel im Blut anhebt. Obwohl diese Substanzen Brennstoff für Gehirn und Muskeln liefern, wenn man sich mit einem Stressor auseinandersetzen muss, können sie langfristig das Risiko für Herzinfarkt, Diabetes Typ 2, Infektionen und sogar Krebs erhöhen (und das ist übel). Ihr Körper schützt sich normalerweise selbst gegen potenziell schädliche Bakterien und neoplastische Prozesse (also Krebs), indem er den Blutzucker möglichst niedrig hält. Da Cortisol den Blutzuckerspiegel ansteigen lässt – und sowohl Bakterien als auch Krebszellen in zuckerreicher Umgebung prächtig gedeihen –, kann die chronische Aktivierung der HPA-Achse Ihren Körper in eine gastfreundlichere Umgebung für Bösewichte verwandeln, die Sie dauerhaft nicht in Ihrem Körper haben wollen.

61   Obwohl ich mich doch mit verdächtiger Häufigkeit aus meinem Labor aussperre ...

62   Selbstverständlich wissen wir alle, dass »Beeinträchtigungen der Gemütslage« nur eine raffiniertere Formulierung ist für das, was Frauen über sich selbst sagen, wenn sie solche Erfahrungen mit der Pille gemacht haben. Das klingt dann eher so: »Die Pille? Tut mir leid, kann ich echt nicht nehmen, davon werd ich hoffnungslos bekloppt.«

63   Wenn Ihnen bei dieser Aufforderung ein bisschen mulmig wird, lesen Sie lieber noch mal das 2. Kapitel. Es ist unerlässlich, dass wir unsere Biologie anerkennen und uns mit dem Gedanken anfreunden, dass wir unsere Hormone SIND.

64   Es sei denn, Sie sind tatsächlich verrückt.

65   Hallo, Oma!

66   Beachten Sie, dass diese Zahlen besagen, um wie viel höher das Depressionsrisiko in jeder Gruppe von Frauen bei den verschiedenen Typen von Verhütungsmitteln ausfiel, und zwar im Vergleich zu dem Risiko, das man bei Frauen mit natürlichem Zyklus beobachtete. Sie können die Zahlen im Geist in folgenden Satz einsetzen: »Frauen in dieser Altersgruppe, die diese Art von hormonellem Verhütungsmittel nahmen, zeigten ein Depressionsrisiko, das um ____ % höher lag, als man es bei Frauen in vergleichbarem Alter mit natürlichen Zyklus beobachten konnte.«

67   Die hellgrau unterlegten Resultate sind statistisch relevant (d. h. es ist unwahrscheinlich, dass sie durch Zufall zustande gekommen sind).

68   Was übrigens die meisten Studien zur Pille nicht tun. Es ist eine Schwäche in den meisten Arbeiten, die bis heute angefertigt wurden. Die placebokontrollierte Doppelblindstudie ist die Ausnahme in der Welt der Forschung zur Antibabypille.

69   Wie in ihrer vorherigen Studie rechneten sie keine Frauen ein, bei denen vorher schon psychische Probleme diagnostiziert worden waren oder die Antidepressiva genommen hatten. Außerdem ließen sie Frauen weg, die bereits hormonell verhüteten, als sie mit 15 in die untersuchte Gruppe aufgenommen wurden.

70 Auch unter dem Namen γ-Aminobuttersäure bekannt. (Nicht, dass irgendjemand von uns das wirklich so sagen würde.)

71 Wahrscheinlich kann man die sperrige Abkürzung GABA nur dann ästhetisch noch weniger ansprechend gestalten, indem man die Endung -*erg* anhängt (vor allem, wenn man damit nur ausdrücken will, dass etwas den Neurotransmitter GABA benutzt).

72 Dieses Phänomen wird häufig im Zusammenhang mit Drogenabhängigkeit untersucht. Der Grund dafür ist der, dass süchtig machende Drogen (Kokain, Opiate etc.) ihre schwarze Magie entfalten, indem sie das Belohnungssystem Ihres Gehirns kapern. Sie machen so süchtig, weil sie die Vergnügungsrezeptoren Ihres Gehirns stimulieren, dass es nur so kracht – dadurch wird ein Erlebnis simuliert, das sich so anfühlt wie der Hauptgewinn im Lotto, der beste Sex Ihres Lebens und obendrauf ein Bananensplit, und das alles gleichzeitig. Doch daneben fühlen sich auf einmal alle alltäglichen Tätigkeiten, die Sie glücklich machen und Ihr Verhalten verstärken (so was wie richtiger Sex und echtes Bananensplit) wie der letzte Sch... an, denn die können nicht im Traum mit diesem abgefahrenen Super-Stimulus mithalten, den Ihnen Drogen verschaffen. Gar nicht so leicht, wieder zu den alltäglichen Freuden zurückzukehren, wenn man erst mal so ein Glücksfeuerwerk erlebt hat. Wie man erwarten würde angesichts der Tatsache, was Östrogen mit den Belohnungszentren des Gehirns macht, hat die Forschung bestätigt, dass Östrogen das belohnende Gefühl von Drogen verstärkt, während Progesteron es dämpft. Eine interessante Möglichkeit, die sich daraus ergibt, wäre die, dass die Antibabypille vielleicht Frauen mit Suchtproblemen helfen könnte, indem sie ihren Sexualhormonspiegel niedrig hält.

73 Insbesondere hat diese Studie ergeben, dass ein bestimmtes Set von Mineralokortikoidrezeptor-Genen (Haplotyp II) Frauen vor negativen psychischen Effekten durch die Pille zu schützen scheint. Menschen mit diesem Haplotyp sind meist generell fröhlicher und optimistischer.

74 Bei dieser Studie gab es jedoch keine Kontrollgruppe (also eine Vergleichsgruppe von Frauen, die nicht mit der Einnahme dieser Pille begannen), mit der man die Ergebnisse der hormonell verhütenden Frauen hätte vergleichen können. Das sollte man auf jeden Fall im Hinterkopf behalten, denn bei Studien zu Antibabypillen und Stimmungsschwankungen hat man auch ganz beträchtliche Placeboeffekte beobachten können.

75 Das haben Sie jetzt aber nicht von mir gehört.

76 Wenn Sie Beweise brauchen, sehen Sie sich doch bei Gelegenheit mal die Nahrungskette an. Der Grad, in dem wir von anderen lebenden (und nicht mehr lebenden) Organismen abhängen, grenzt ans Beunruhigende. Deswegen haben Naturschutzbiologen immer so einen panischen Blick. Sie haben nämlich bis ins Detail erforscht, wie anfällig dieses Gleichgewicht ist, und wissen besser als jeder andere, dass das Schicksal unserer gesamten Spezies vom Paarungsverhalten des Blauflügel-Blattvogels oder der Fotosynthese-Rate eines Schleimpilzes abhängen könnte.

77 Wenn nicht alles, so doch zumindest alles in einem bildlich gesprochenen Sinne, à la »Ich übertreibe, um eine größere Wirkung zu erzielen – aber so schrecklich übertrieben habe ich nun auch nicht«.

78 Wenn Sie mir nicht glauben, fragen Sie einen Doktoranden. Er wird Ihnen grässliche Geschichten von erdrückenden Studentenkrediten, Schlaflosigkeit und Stress erzählen, und wie nervig es ist, ständig pleite zu sein und in einer assligen Studentenbude zu leben, während die meisten seiner Freunde schon richtige Jobs, richtiges Geld und ein richtiges Leben haben.

79 Davor war sie nur für Verheiratete legal zu bekommen, was der hinterletzte lächerliche Sch... ist, da sind wir uns sicher alle einig.

80 Alles, was vom Prozess der Evolution durch natürliche Selektion hervorgebracht wurde, ist sexuell kurzsichtig. Sexuelle Kurzsichtigkeit ist buchstäblich ihr Wirkmechanismus.

81 Und ich kann Ihnen versichern, wenn Sie irgendeinen Mann fragen, der vor dem Internetzeitalter in die Pubertät kam, wird er Ihnen sagen, dass der Großteil seiner Problemlösungsfähigkeiten von dem Bestreben herstammt, endlich einen Blick auf eine nackte Frau zu erhaschen.

82 Einfach dadurch, dass die Frauen das wählerischere Geschlecht sind, können sie Männer zu großartigen Leistungen inspirieren. Und es sollte uns die Freude nicht verderben, dass diese Dinge (letzten Endes) nur vom Wunsch nach Sex motiviert sind. Viele von den tollen Dingen an Menschen – unsere Fähigkeit zu Empathie und Freundlichkeit anderen gegenüber – sind ebenfalls durch Selektion entstanden, weil sie letztlich auch halfen, die Fortpflanzung zu erleichtern. Das macht sie nicht weniger lobenswert – es macht sie nur biologisch erklärbar.

83 Sie und ich wissen ganz genau, dass unsere sexuelle Geschichte ganz anders aussehen würde, wenn die Schwangerschaftsfrage nicht so komplett vom Tisch wäre.

84 Dieser Gedanke ist Thema einer Reihe von brillanten Aufsätzen zur Sexualökonomie von Roy Baumeister und Kathleen Vohs, sowie eines nicht weniger brillanten Buchs: *Cheap Sex* von Mark Regnerus.

85 Obwohl die Pille evolutionstechnisch gesehen ein neues Phänomen ist, ist sie nichtsdestoweniger ein Produkt des menschlichen Nervensystems, und es übersteigt unsere geistigen Fähigkeiten nicht, Überlegungen zu ihr anzustellen. Unsere psychologischen Mechanismen sind von der Selektion dahingehend geformt worden, dass wir Entscheidungen über unser Sexualleben treffen, auf der Basis einer unbewussten Kalkulation von Kosten und Nutzen unseres sexuellen Verhaltens. Im Zusammenhang mit der Pille ist der Kostenfaktor »Schwangerschaftsrisiko« beträchtlich geschrumpft, was sich in der steigenden Bereitschaft der Frauen niederschlägt, auch unverbindlichen Sex zu haben.

86 Nichts auf dieser Welt diskriminiert Frauen, insbesondere alternde Frauen, so sehr wie die weibliche Fruchtbarkeit. Die meisten von uns haben unser Leben so gerade eben auf die Reihe bekommen, wenn unsere Fruchtbarkeit zu sinken beginnt. Ich habe mein erstes Kind mit 29 bekommen (was fast schon alt ist, was die biologische Uhr angeht), und das Timing war furchtbar: Ich war damals noch Doktorandin, steckte mitten in Dissertation und Jobsuche und zwischen zwei Lebensmittelpunkten (Austin, wo ich zur Uni ging und arbeitete, und Dallas, wo mein Ehemann lebte). Doch wenn ich mit meiner Schwangerschaft gewartet hätte, bis ich alles auf der Reihe gehabt hätte, hätte ich in die (für mich) unselige Situation geraten können, gar nicht mehr schwanger werden zu können.

87 Das ist jetzt eher eine Anekdote, aber ich habe von mehreren Frauen gehört, dass sie sich nach Absetzen der Pille wesentlich mehr vom natürlichen männlichen Körpergeruch angezogen fühlten. Manchmal war das für sie von Vorteil (weil sie sich zunehmend zu ihren Partnern hingezogen fühlten, die für sie auf einmal furchtbar attraktiv dufteten). In anderen Fällen führte es aber auch zu Trennung und Scheidung.

88 Nicht alle natürlich. Genau wie beim Leistungsgefälle stehen die Frauen auch noch bei anderen Gefällen in der besseren Position. Das Gefälle bei der Lebenserwartung z. B. (Frauen leben länger als Männer) und die Ich-fahr-nicht-wie-eine-gesengte-Sau-und-zahl-deswegen-weniger-Kfz-Versicherung (da zahlen die Frauen weniger als die Männer) fallen beide zugunsten der Frauen aus.

89 Machen wir uns nichts vor: Sexismus lebt und gedeiht auch in der Wissenschaft. Er ist nur seltener geworden, und er ist subtiler als früher. Ich hatte auch so meine Begegnungen mit älteren männlichen Wissenschaftlern, die es für nötig hielten, mir jovial den Kopf zu tätscheln und mir mein eigenes Forschungsgebiet zu erklären, obwohl ich darüber viel mehr wusste als sie.

90 Diese Angaben habe ich den Unterhaltungen mit meinen Kollegen an diversen Forschungsinstituten weltweit entnommen, v. a. in Psychologie, Biologie und Anthropologie.

91 In der akademischen Welt gibt es kein Mittelfeld. Wenn Sie keine feste Stelle bekommen (die Sie davor bewahrt, gefeuert zu werden, wenn Sie auch mal kontroverse Studien anstellen, die den Universitäten nicht gefallen), werden Sie gefeuert. Und Sie bekommen nur eine feste Stelle, wenn Sie genug wissenschaftliches Material publiziert haben, um zu beweisen, dass Sie ein Forscher sind, der geschützt werden muss. Deswegen lautet das Mantra unter Akademikern auch »publish or perish – publizieren oder zugrunde gehen«. Wenn Sie nicht genug Aufsätze publizieren, bevor

Sie eine Stelle ergattern, werden Sie gefeuert, Und wenn Sie danach nicht genug publizieren, geht Ihr Ruf auf dem Forschungsgebiet in den Keller, was es zusätzlich erschwert, zu publizieren und Gelder zu bekommen, woraufhin Ihr Ruf noch weiter in den Keller geht, und irgendwann werden Sie das, was man ein altes Eisen nennt. Niemand will als altes Eisen enden.

92 Sie können den Zyklus in zwei Phasen unterteilen (die östrogendominierte und die progesterondominierte Hälfte) oder in vier (menstruelle Phase, frühe Follikelphase, Ovulations- und Lutealphase).

93 Das stimmt. Bevor die Forscher Studien mit Tieren machen, beginnen sie oft mit Studien an Zellen. Stellen Sie sich z. B. vor, Sie hätten ein neues Krebsmedikament entwickelt. Als Erstes würden Sie es direkt an Krebszellen ausprobieren, um zu überprüfen, ob es sie tötet. Zusätzlich würden Sie es auch an normalen Zellen testen, um sicherzugehen, dass es sie nicht auch tötet. Diese Studien sind ebenfalls zum Großteil an Zellen aus männlichen Organismen durchgeführt worden. In den Fällen, in denen die Forscher das Geschlecht der Zellen angeben, die sie in ihrer Studie benutzt haben (das tun sie nicht immer – was auch problematisch ist), benutzten sie viermal häufiger männliche Zelllinien als weibliche.

94 Allerdings ändert sich das jetzt, weil die Gutachter mittlerweile auch nach Daten von Frauen fragen. Sobald sich das System verändert, verändert sich auch die Forschungspraxis.

95 Was ein absolut sexistischer Sch...dreck ist.

96 Es sei denn, Sie haben eben gerade selbst Lampen oder einen Holzboden gekauft ... oder Sie sind aus der Branche. Dinge, die wir gerade im Kopf haben – auch ganz dumme oder zufällige – nehmen unsere Aufmerksamkeit ebenfalls gefangen. Ich hätte einmal fast einen Auffahrunfall gebaut, kurz nachdem ich neue Reifen gekauft hatte, weil ich die Augen nicht von vier besonders gut aussehenden Goodyear Ultra Grips losreißen konnte, die mich auf der Nebenspur überholten.

97 Was angesichts der minimalen Studien, die man zu Frauenkörpern und Frauengesundheit angestellt hat, nicht weiter verwunderlich ist.

98 Man hat mich schon gefragt, ob ich – angesichts dieser Bedenken – der Meinung bin, dass es erst für Frauen über 20 erlaubt sein sollte, die Pille verschrieben zu bekommen. Meine Antwort ist ein eindeutiges »absolut nicht«. In manchen Fällen ist die Pille – sogar mitten in einer Zeit, in der sich das Gehirn noch entwickelt – die beste Wahl für eine Frau. Und niemand ist besser geeignet, diese Entscheidung zu treffen, als die Frau selbst.

99 In Deutschland haben die Apps »MyNFP« und »Lady Cycle« bei Tests gut abgeschnitten (Anm. d. Übersetzers).

100 Ich weiß, das klingt ein bisschen bescheuert, aber wir haben gar nicht so viele Insider-Informationen über uns selbst. Fast alles, was wir über uns selbst wissen, ist erlernt. Wir lernen, wer wir sind, indem wir im Geist unsere eigenen Gedanken und Verhaltensweisen beobachten und sehen, wie wir im Vergleich zu anderen sind und wie die anderen auf uns reagieren. Deswegen haben Forscher festgestellt, dass andere Leute fast genauso akkurat wie wir selbst vorhersagen können, wie wir auf etwas reagieren werden (z. B. eine Überraschungsparty oder eine schlechte Note). Aber meistens tippen beide Parteien ein bisschen daneben. Die meisten von uns (und da würde ich mich ganz sicher nicht ausnehmen) haben gar keinen so genauen Überblick über ihre Persönlichkeit.

HINWEIS ZU DEN QUELLENANGABEN

Die Quellenangaben finden Sie zum Herunterladen auf:
www.heyne.de/hill-quellenverzeichnis

STICHWORTREGISTER

Abhängigkeit
    aller Menschen voneinander 245 f.
    aller Phänomene in der Natur 227 f.
Achselhöhlen 88 f.
ACTH, *siehe* Adrenocorticotropin
Adoleszenz 274
Adrenalin 176
Adrenocorticotropin (ACTH) 177, 179, 185 f.
affektive Störungen 204, 208
Affen, bei Einnahme hormoneller Verhütungsmittel 164 f.
Akustische Signale 154
Alkohol 214, 216
Allopregnanolon 162
All the Single Ladies (H. Traister) 242
Alter
    Verhütung und 246 ff.
    beim Kinderkriegen 142, 243 f.
    Depressionsrisiko und 206–210
    Heiratsalter 241 ff.
    Risiko von affektiven Störungen und 204, 208
    beim Absetzen der Pille 284 f.
    Selbstmordrisiko und 210, 275
Alzheimer'sche Krankheit 189, 197, 257 f.
anabole Steroide 269
Androstenon 136
Androsteron 136

angeborene Androgenresistenz 274
Angststörungen 15, 204 f., 211 f.
Anhedonie 218
Antrieb
    für Männer 238 f.
    Schwangerschaftsverhütung als 114
Attraktivität
    Cortisol und 192
    Östrogen und 98
    der Männer 123 f., 133
    Wahrnehmung der 98
    der Frauen 152 ff., 163 ff.
Aufmerksamkeit 153, 167
Aussehen
    nach Absetzen der Pille 156 f.
    Bemühungen um Verschönerung des 155
Autoimmunerkrankungen 196 f., 258

Bad Boy 77 f.
Baumeiser, Roy 239
Befruchtung 69 ff.
befruchtetes Ei 44 ff.
Belohnungszentrum 130, 161
Benzodiazepine 214
Besteigungsversuche 165, 167
Betrug 147
Beziehung
    Kosten-Nutzen-Abwägung in 144
    Prioritäten in 130
    Testosteron und 63 f.
    Zufriedenheit mit 135
Binge-Eating-Störung 204
Blut
    Cortisolspiegel im 17

Blutfettspiegel 112, 187, 190 f.

Blutzuckerspiegel 190

Bradshaw, Hannah 190, 290

Bulimie 204

CBG, *siehe* Corticosteroid-bindende Globuline

Cholesterin 104

chronischer Stress, *siehe auch* Stress 187

Corpus Luteum 67, 98

Corticoliberin (CRH) 177, 179 f., 185 f.

Corticosteroid-bindende Globuline (CBG) 180, 184 f.

Cortisol

    Anheben des Blutfett- und Blutzuckerspiegels durch 187

    Cortisolausschüttung 186 ff.

    Cortisolhaushalt 197

    täglicher Cortisolrhythmus 183, 185

    Pille und 172 ff.

    Sexuelle Anziehung und 192

    siehe auch Stressreaktion 174 ff., 181

CRH, *siehe* Corticoliberin

Dänemark

    Gesundheitsregister 205 f.

    Gesundheitsstudien 205 ff.

Datensammlung 205 ff.

Dating-Sex-Markt 240 ff.

Depo-Provera 117

Depressionen

    Alter und 275

    in der Familiengeschichte 276

    genetische Risikofaktoren für 276

    hormonelle Verhütungsmittel und 205 ff.

Desogestrel 117 ff., 207, 220

Dienogest 105, 207

Dobzhansky, Theodosius 41
Dopamin 216 f.
Drogenabhängigkeit 269
Drospirenon 105, 117, 119, 221
duale Paarungsstrategie 81, 83
Durante, Kristina 261 ff.

EE, *siehe* Ethinylestradiol
eheliche Zufriedenheit 130, 132 ff., 145
Eierstöcke
    in der HPG-Achse 96 f.
    Testosteronproduktion in den 159
Eifersucht 166
Eigenschaften
    ererbte 27
    die die Fortpflanzung begünstigen 27, 30, 38
    die auf hohe genetische Qualität hinweisen 30, 74 ff.
    maskuline 38, 78 ff., 236
    weibliche 38, 135
    siehe auch: Indizien für gute Gene 30, 74 ff.
Eizellen
    befruchtete 41, 44 ff.
    kostspielig durch Kalorienaufwand 29
Eisprung
    Hormone und 66 ff.
    Östrogen und 67 ff., 73 ff.
    steigende Vorliebe für gute genetische Qualität 136
    Unterdrückung des 69, 158
    verborgener 84 ff.
Einnistung, *siehe auch* Embryo 44 f., 57, 66 ff.
Ejakulation 89
Elektrolythaushalt 112
Ellis, Bruce 14, 291
elterliche Nähe 39 f., 74

Embryo
    Körper greift Embryo an 254
    siehe auch Einnistung 44 f., 66 ff.
emotionale Nähe 36, 72
Empfängnis 66 ff., 70, 72, 82 f., 138
endokrines System 51
Entzündung 196 f.
Epinephrin 176
erotische Literatur und Filme 150 f.
Erschöpfung 183, 196
Estradiolvalerat 119, 207
Ethinylestradiol (EE) 100, 102, 104, 117 ff., 207, 215, 220
Etonogestrel 118 f., 207
Evolution
    des männlichen Gehirns 234 ff.
    des weiblichen Gehirns 234 ff.
    Frauen aus der Perspektive der 31
    siehe auch natürliche Selektion 28, 42, 138, 148, 158, 217, 234
evolutionäre Vorteile 74 ff., 80 f.
evolutionäre Fitness 74
exzitatorische Neurotransmitter 213

Familiengeschichte
    Alkoholismus in der 216
    Depressionen in der 216, 219
    Gemütsverfassung in der 219
Fehlervarianz 278 f.
Fehlgeburt 245
Feministinnen und Feminismus
    Hormone und 40 f.
    weibliche Biologie und 39 f.
Fight-or-Flight-Reaktion 176 f.
finanzielle Sicherheit 130
Fisch mit drei Geschlechtern 54 ff.

Flirten 82 f., 163
Follikel 67 f., 97 f., 125
Follikelphase 67 f., 116, 125, 254
Follikelstimulierendes Hormon (FSH) 96 f., 99
Fortpflanzung
    Aufgaben und Prozess der 27 ff.
    Eigenschaften, die die Fortpflanzung begünstigen 27, 30, 38
    Kosten der 31
    weibliche Investition in 39 f., 44
Frauen
    als Antrieb für die Männer 123
    Attraktivität von 73, 86 f., 90, 153
    Autoimmunkrankheiten und 258
    Biologie der 27 ff.
    duale Paarungsstrategie und 81, 83
    Feminismus und 39 ff.
    Fortpflanzungsgelegenheiten für 31
    heterosexuelle Cisgender-Frauen 22 f.
    Hysterie bei 261
    Investition in Kinder bei 39 f., 44
    als »irrational« 64, 261
    junge Frauen 275
    Leistungsgefälle und 228 f.
    lesbische Frauen 71
    ovulierende Frauen 83, 88
    Psychologie der Elternschaft bei 38
    Selbstmordrisiko und 210, 275
    sexuell riskantes Verhalten bei 37
    Single bleiben 242
    Verschönerungsbemühungen bei 153
    wissenschaftliche Studien und 250 ff.
    Wissenslücken über 250 ff.
Frauen im natürlichen Zyklus
    Cortisolreaktion und 181 ff., 184 f.

freies Testosteron bei 158 ff.

Gedächtnis bei 189

Gerüche und 89 f.

ideale Männergesichter für 75, 134

mehr an Sex interessiert 121

Sexyness des Partners und 134

Studie im Stripklub und 85

in wissenschaftlichen Studien 250 ff.

Zufriedenheit mit der Beziehung bei 130, 132 ff.

Frauen, hormonell verhütende

CBG und 184 ff.

chronischer Stress und 181, 187

Cortisolreaktion bei 181 ff., 184 f.

Depressionsrisiko bei 206, 208 ff.

Fehlfunktion der HPA-Achse bei 184 f., 188

freies Testosteron und 158 ff.

Gedächtnis und 189, 196, 213

Gesundheit der Kinder bei 141

Gerüche und 89 f.

Hormonspiegel bei 98 ff., 276

hormoneller Winter bei 140

HPA-Achse bei 178 ff.

Lernen und Gedächtnis bei 203

männliche Gesichter und 134

Menstruationsblutung bei 248 f.

Oxytocin und 160 ff.

Partnerwahl und 141 ff.

Risiko von Stimmungsschwankungen 203, 221, 272

Scheidung und 13 ff., 18 f., 130

Sexyness des Partners und 134

Stripklub-Studie und 85

täglicher Cortisolrhythmus bei 183

Testosteron bei 158 f.

verbesserte Lebensqualität und 196, 220

weniger attraktiv für Männer 163 ff.

weniger interessiert an Sex 147

Zufriedenheit mit der Beziehung bei 130, 132 ff.

Frauenrechte 262, 264

freies Testosteron, *siehe auch* Testosteron 300

Fremde, Sex mit 30, 32, 34

Fruchtbarkeit

Kontrolle der 261

als Politikum 260 ff.

Schärfung der Sinneswahrnehmung und 53, 137

Sex und 69 ff.

Fruchtbarkeitsstatus von Rivalinnen 84

verborgener Status der 84 f.

Fruchtbarkeits-Apps 277

FSH, *siehe* Follikelstimulierendes Hormon

GABA 213 ff.

GABA-erges System 216, 284

Geburt 47

Gedächtnis

Aktivität der HPA-Achse und 180

Aufbau von Langzeitgedächtnis 192, 196

Cortisol und 189

Östrogen und 139

Stress und 190 ff.

Gefälle

in der medizinischen Forschung 232 f.

Leistungsgefälle 228 f.

soziale und ökonomische 247

Gehirn

Allopregnanolon im 214 ff.

Aufmerksamkeit und 265 ff.

Belohnungszentrum im 161

Cortisol und 172 ff.

Entwicklung des 275
Evolution des 138 ff.
Geist und 49 ff.
Hormonrezeptoren im 15, 56, 58, 112
HPG-Achse, Gehirn in der 96 ff.
Östrogen und 139 f.
Gehirnvolumenverlust 187, 189
Gelegenheitssex 31 f., 79
Gene
 Indizien für gute 140
 Kompatibilität der 140, 244
 Partner mit unterschiedlichen 245
 Probleme mit affektiven Störungen reduzieren 208
 von Cortisol angeschaltete 186 f.
 Weitergabe der eigenen 48, 217
genetische Risikofaktoren 276
Genitalien, Frauen blicken auf 151
geringe Verbindlichkeit 166
geringe Fruchtbarkeit
 Attraktivität bei 86 f.
 Aussehen und 73
 Begehren bei 86
 Duft bei 88 f.
 politische Ansichten bei 262
geringe sexuelle Lust
 bei Männern 150
 bei hormoneller Verhütung 150
 Herausforderungen in der Beziehung und 147
 sexueller Sperrmodus bei 148
Geruch
 bei hoher Fruchtbarkeit 136 f.
 Indizien durch den 163
 maskuliner 136
Geruchssinn, geschärfter 137

Geschlecht
    Fisch mit drei Geschlechtern 54 ff.
    Psychologie der Partnerwahl und 75 f., 80, 82 f., 124 f., 142 f.
Gesichter
    Ähnlichkeit der Gesichter von Kindern und Eltern 35 f.
    erotische Bilder und 151
    fruchtbarer Frauen 86
    maskuline 76, 125
    von Partnern 160 f.
    Reaktionen auf 76
    symmetrische 76, 124
Gestoden 118, 207, 221
Gewichtszunahme 104 ff., 113 ff., 175, 180, 190 f.
Glukose 190 f.
Glukoseintoleranz 190 f.
GnRH, siehe Gonadoliberin 96 f.
Gonadoliberin (GnRH) 96 f.

hCG, *siehe* humanes Choriongonadotropin
Heirat 74, 120 f., 236, 240 ff.
Herzkranzgefäße, Erkrankung der 191, 247
heterosexuelle Cisgender-Frauen 22 f.
Hippocampus 180, 187, 189 f., 198
HIV-Forschung 248
hohe Fruchtbarkeit
    Attraktivität bei 86 f.
    Aussehen bei 84, 86 f.
    Begehren bei 87
    duale Paarungsstrategie bei 83
    Duft bei 88
    Duftsignale bei 88 f.
    politische Ansichten bei 262
Hormone
    beeinflussen die Stimmung 222 f.

beeinflussen alle Zellen 60

bestimmen das Geschlecht 54 ff.

mit aktivierenden Effekten 273

mit organisierenden Effekten 273

als Politikum 260 ff.

Sex und 56 ff.

Synthese und Ausschüttung von 88, 97 f., 101, 158 f., 172 f.,
    180 f., 186 f.

hormonelle Verhütungsmittel

in Dänemark, Studien zu 205 ff.

Depressionen und 199 ff.

Entscheidung zur Benutzung von 271 ff.

nicht-orale 208, 220

Sicherheit von 112

synthetische 101, 103

Vaginalsekret bei 88, 168 f.

Wirkung von 59 f., 69, 95 ff., 111, 125, 162, 227

Hormonkaskade, kulminierend in Eisprung 69, 96, 102, 106,
    157

Hormonpflaster 118, 220

Hormonrezeptoren 15, 52, 56, 58, 101, 106, 112, 269

HPA-Achse, *siehe* Hypothalamus-Hypophysen-Nebennierenrin-
    den-Achse

HPG-Achse, *siehe* Hypothalamus-Hypophysen-Gonaden-Achse

humanes Choriongonadotropin (hCG) 46

Hunde 122

Hypophyse 177 ff., 185 f.

Hypothalamus 96, 177 ff., 180 ff.

Hypothalamus-Hypophysen-Gonaden-Achse

Elemente der 96 ff.

Entwicklung der 96 ff.

Verhinderung der Kaskade der 106

Hypothalamus-Hypophysen-Nebennierenrinden-Achse

chronische Aktivierung der 180

hormonell verhütende Frauen und 95 ff.
Koordination des Ovulationszyklus durch 96
Pazifischer Lachs und 191
Reaktion auf Sport und 182 f.
Rückkopplungsregelkreise in der 98, 276 f.
Stimmung und 183
wichtigste Hormone der 179
Hysterie 261

Immunsystem
Angriff auf Embryo durch 254
kompatibles Immunsystem beim Partner 244
indirekte evolutionäre Vorteile 74 f., 80 f.
Indischer Riesenflughund (*Pteropus giganteus*) 89
Indizien für gute Gene, *siehe auch* Eigenschaften 30, 74 ff.
inhibitorische Neurotransmitter 213

Javaneraffe (*Macaca fascicularis*) 165 f.

Karyotyp 274
Katta 168 ff.
Katzen 84
Keimzellen 28 ff.
Keith-Richards-Effekt 154
Kinder
aufziehen 62 f.
genetische Vorteile für 74 ff.
Gesundheitsprobleme bei 141 f.
väterliche Investition in 80
Kinderkriegen, Aufschieben des 243 f.
Kinderwunschbehandlung 243
Kondome 146, 267, 278
Kosten-Nutzen-Abwägung
in Beziehungen 136

bei kurzfristigem Sex 31
in langfristigen Partnerschaften 144
bei der Partnerwahl 144
bei Östrogenanstieg 135 f.
Kreativität 152, 154

Laktation, Kosten der 29
langfristiger Partner 78 ff., 125 f., 143, 236
Leber 180, 186
Leistungsgefälle
    Männer und 228 ff.
    Frauen und 228 ff.
Lernen
    Cortisol und 188 ff.
    Östrogen und 138 f.
Lesben 22, 71
Levonorgestrel 100, 117 ff., 207, 215
Lied, Werbungsverhalten und 155 ff.
LH, *siehe* Luteinisierendes Hormon
LNG, *siehe* Levonorgestrel
Lutealphase 67 f., 88, 101 ff., 115 f., 136 f., 215, 221
Luteinisierendes Hormon 97

Männer
    als Antrieb für Frauen 84 ff.
    als Studienobjekte 247 ff.
    anabole Steroide und 269
    Antrieb für 234 ff.
    Attraktivität von 74 ff., 123 f.
    evolutionäre Anpassung und 149 ff.
    evolutionäres Gewinnerlos für 150
    Gelegenheitssex bei 31, 79
    geringe Investition in Fortpflanzung von 28 f.
    Leistungsgefälle und 228 ff.

mit maskulinen Gesichtern 76, 125 ff., 133
Psychologie der Elternschaft bei 35, 38
Psychologie der Partnerwahl bei 31
sexuelle Abwechslung und 32, 241
Sexyness bei 79 f., 135
Testosteron und 269
ungesicherte Vaterschaft und 34
weibliche Düfte und 88
männliche Zelllinien 259
maskulin
    maskuline Eigenschaften 76, 126 f.
    maskuliner Duft 136
    maskulines Gesicht 76, 125 ff., 133
    Vorliebe für den maskulinen Typ 133, 138
Medroxyprogesteronacetat (MPA) 117, 119, 168
Menstruation
    Auslösen der 41 ff.
    Kosten der 45
Menstruationszyklus, *siehe* Ovulationszyklus
Miller, Geoffrey 85
Mineralokortikoidrezeptor 219
Mohrenmaki 106
MPA, *siehe* Medroxyprogesteronacetat
Multiphasen-Pille 220
Musik
    digitale und analoge 194 f.
    Werbungsverhalten und 155 f.

Naltrexon 182
nationale Gesundheitsbehörde (US) 248, 256
natürliche Selektion
    von Eigenschaften, die Fortpflanzung begünstigen
        27 f., 138, 158
    Gehirn und 30 ff., 234

Vergnügen und 148, 217

siehe auch Evolution 48

natürlicher Zyklus, *siehe* Frauen im natürlichen
Zyklus

Nebennierenrinde 158, 177, 179, 186

Nervensystem 51, 154, 176 f., 179, 183, 188

Neurosteroide 214 f.

Neurotransmittersysteme 212 f., 217 f.

nicht-orale hormonelle Verhütungsmittel 208, 220

Noradrenalin 176

Nördlicher Bootsmannfisch (*Porichthys notatus*) 54 f.

Norepinephrin 176

Norethisteron 117 f., 207

olfaktorische Signale 138, 168

Östrogen

    Arten von 103 ff.

    Attraktivität und 123, 163 f.

    Gedächtnis und 139

    Gehirn und 139

    und Eisprung 114, 158, 164

    in hormonellen Verhütungsmitteln 103 ff.

    im Ovulationszyklus 66 ff.

    sexuelles Begehren und 69 ff.

    synthetisches 101 f., 103 ff., 108

    Verarbeitung von Belohnungsprozessen und 217

    siehe auch Östrogenanstieg vor Eisprung 70, 135

Östrogenanstieg vor Eisprung 70, 135

Ovulationszyklus

    duale Paarungsstrategie und 83

    Entwicklung des 66 ff., 96 f.

    hormonelle Veränderungen im 66 ff., 96 f.

    politische Einstellungen und 262

    Rückkopplungsregelkreise im 276

Überblick über den 96
siehe auch Zyklusphasen 76 f., 256 f.
»Ovulatory shift hypothesis« (ovulatorische Verschiebungs-
hypothese) 76
Oxytocin 160 ff.
Oxytocinhaushalt 162

Paarbindung 62, 72
Paarungsbemühungen 153
Partnerbindung
    Oxytocin und 161
Partnerbewachungsverhalten 165 f.
Partnermarkt 240 ff.
Partnerwahl
    evolutionäre Vorteile von 74 ff., 80 f.
    Gene und 31, 80 f., 83
    hormonell verhütender Frauen 125 ff., 135 f., 142 f., 192 f., 272
    Immunsystem und 124
    Kosten-Nutzen-Abwägung bei der 80
    kurzfristige Partner und 31, 79
    langfristige Partner und 79
    Sexyness in der 75 f.
    siehe auch Werbung 32
Paviane 84 f.
Pazifischer Lachs 191
periovulatorische Phase
    Gerüche in der 89 f., 163
    Sexyness in der 163 ff.
    Vorliebe für sexy Männer in der 74 ff.
    siehe auch Zyklusmitte 164
Pille
    Allopregnanolon und 162, 214 ff.
    Auswirkungen der 219 ff.
    Brain Fog und 190

Depressionen und 199, 203 ff., 206 ff.
der dritten Generation 105 ff., 117 ff.
eheliche Zufriedenheit und 133, 145
Entscheidung, die Pille zu nehmen 116, 143, 162, 198, 272 ff.,
    284 ff.
der ersten Generation 104, 117 ff.
Gewichtszunahme und 104 ff., 113 ff., 109 f.
Hilfe bei Stimmungsschwankungen 203, 221
kritisches Nachdenken über die 51, 267
Leistungsgefälle und 228 ff.
Libido und 107 f., 132, 158, 160, 162
Mindestalter für die erste Einnahme der 275
Nachahmung der letzten Zyklusphase 115
Nebenwirkungen der 103 ff., 162 f., 200 ff.
Partnerwahl und 125 ff., 135 ff., 272
Pillenpause 284 ff.
psychotischer Schub und 109
Sex erleichtern, Pille soll 146 ff.
Signale im Werbungsverhalten und 154 ff.
soziale und ökonomische Auswirkungen der 18, 246
Stimmung und 199 ff.
Testosteron und 157 ff.
vermännlichende Effekte der 106 f.
der vierten Generation 105 f., 117 ff.
verschiedene Präparate ausprobieren 205 ff.
wie Sie sich fühlen mit der 199 ff.
der zweiten Generation 104, 117 ff.
Pille danach 146
PMDD, *siehe* Prämenstruelle Dysphorie
PMS, *siehe* Prämenstruelles Syndrom
politische Einstellung 262 ff.
Portiokappe 278
Post-traumatic Stress Disorder (PTSD) 212
Prämenstruelle Dysphorie 221, 258

Prämenstruelles Syndrom 202 f., 216, 221
präovulatorischer Östrogenanstieg
    Indizien für genetische Qualität bei Männern und 135
    Kosten-Nutzen-Abwägungen beim 135 f.
Primaten 164
Progesteron
    Attraktivität und 90
    Corpus Luteum und 98
    dämpft Vergnügen 217 f.
    im Ovulationszyklus 67 f.
    synthetisiert Allopregnanolon 214 ff.
    synthetisches Progesteron 101
Progestin
    androgen 105 f.
    Generationen von Progestin
        erste Generation 104
        zweite Generation 104
        dritte Generation 105
        vierte Generation 105
    in normalen hormonellen Verhütungsmitteln 117 ff.
    Pillen, die nur Progestin enthalten 207, 219
    synthetisches Progesteron 101
    vermännlichende Effekte von 106 f.
Promotion 198
Psychologie
    männliche Psychologie der Partnerwahl 31
    der Elternschaft 35, 38
    der Frauen 261 ff.
    weibliche Psychologie der Partnerwahl 141 ff.
PTSD, *siehe* Post-traumatic Stress Disorder
Pubertät 274

radikales Element bei weiblichen Entscheidungen 148
Rhesusaffen 165

rhythmische Darbietungen 154 f.
Risikoverhalten 37
Rivalen 83 f.
Rückkopplungsregelkreise 98, 276 f.

Säugetiere 28, 42
Scheidung 13 ff., 130
Schimpansen 165
Schlaganfall 112, 201
Schuld geben 265 ff.
Schwangerschaft
    Kosten der 29
    Progesteron und 67 f.
    Verhütung ungewollter 228 ff., 277
    Vorteile der Vermeidung einer 228 ff.
Selbstbeherrschung 113, 237
Selbstbewusstsein 75, 217
Selbstmedikation 216
Selbstmord 210, 275 f.
Selbsttäuschung 265 ff.
Selektion, *siehe* natürliche Selektion
Serotonin 204, 216 f.
Sex
    mit Fremden 30, 32, 34
    zum fruchtbaren Zeitpunkt 69 ff.
    Gelegenheitssex 31 f., 79
    kostspieliger für Frauen 31
    Männer versuchen, um jeden Preis Sex zu kriegen 234 ff.
    Ovulation und 84 ff.
    im Laufe der Zyklusphasen 69 ff.
Sexualhormonbindendes Globulin (SHBG, Sex-hormone-binding globulin) 159 f.
Sexualhormone
    wirken an Milliarden von Zellen 60

Zyklen von 60 f.

menschliche Identität und 56 ff.

siehe auch: Östrogen, Progesteron, Testosteron

Sexualität, Politisierung von 260 ff.

sexuell riskantes Verhalten 37

sexuelle Abwechslung 32, 241

sexuelle Anziehung, Cortisolanstieg bei 179

sexuelle Avancen 167

sexuelles Begehren

 Östrogen und 69 ff.

 unterdrückt von der Pille 132 f.

sexuelles Bremspedal 149

sexuelle Erregung 128, 158

sexuelle Fantasien 83

sexueller Opportunismus 31, 37, 78

sexueller Sperrmodus 148

sexy Männer 75 ff.

Sexyness

 in Gerüchen 89 f.

 bei der Partnerwahl 75 f., 80

 in der Zyklusmitte 76, 129, 164, 167

 Wahrnehmung der 120 ff.

SHBG, *siehe* Sexualhormonbindendes Globulin

 (Sex-hormone-binding globulin)

Signale

 im Werbungsverhalten 133, 138, 155, 157

 für Fruchtbarkeitsstatus 85

 für qualitativ hochwertige Gene 123

 Duftsignale 88 f.

 dafür, dass Kinder ihren Eltern ähneln 35 f.

Singvögel 79

Sinnesorgane, *siehe auch* Geruch 137

Sinngebung, Aktivität der HPS-Achse und 195

Speichel, Cortisol im 173

Sperma 28, 56, 70
Spermizid 278
Spirale 118 f., 148, 207 f., 220, 278
Sport, Reaktion der HPA-Achse auf 182
Stimmen fruchtbarer Frauen 163
Stimmung
    Dopamine und 216 f.
    HPA-Achse und 183
    Neurotransmitter und 212 f., 217 f.
    Pille und 199 ff.
    Risiko negativer Stimmung 199 ff.
    Serotonin und 204, 216 f.
Stimmungsschwankungen 203, 221, 272
Stress
    Folgen von 187
    Gedächtnis und 190 ff.
    negative Auswirkungen von 172 ff.
    positive Auswirkungen von 172 ff.
    Stressmanagement 180
    siehe auch: chronischer Stress 187
Stresshormone 88, 90, 172, 177, 212
Stressreaktion, *siehe auch* Cortisol 14 ff., 172 ff.
Stripklub 85
Symmetrie von Gesichtern 76, 124
sympathisches Nervensystem 176 f., 179, 183, 188
synthetisches Östrogen 101 f., 103 ff., 108
synthetische Hormone 101, 103
synthetisches Progesteron 101

T, *siehe* Testosteron
Tag 1 des Zyklus 67
Tag 10 – 14 des Zyklus 67
Tag 20 – 22 des Zyklus 101 ff.
Tagebuch 108

Tanz, Werbung und 154
Testosteron
    Anabole Steroide und 269
    Auswirkung auf die Identität von 57 ff.
    bei bevorzugten Partnern 64
    freies 158
    Geruch, Wirkung auf 76
    Indizien für 158 ff.
    pränatales 273 f.
    Reaktion auf 160
    Rolle des 158 ff.
    synthetisches Progesteron auf
        Testosteronbasis 101
    Veränderungen im Testosteronspiegel 61 ff.
Thrombose 105, 112, 201, 284
Traister, Rebecca 242
Trier Social Stress Test (TSST) 172 f., 181 f.
TSST, siehe Trier Social Stress Test

Überleben 27
Umgebung
    Anpassung an Umgebung lernen 174
    Reaktionen auf 56
Unfruchtbarkeit 243 ff.
ungesicherte Vaterschaft 34 f.
Universitätsausbildung 234 ff.

Vaginalring 111, 117, 119, 207 f., 220
Vaginalsekret 88, 168 f., 171
Verbindlichkeit 79, 165 f.
Vergnügen 217 f.
Verhalten
    Flirtverhalten 77
    Gewichtszunahme und 113 ff.

Hormone und 70 ff.
Partnerbewachungsverhalten 165 f.
riskantes 37
Sexualverhalten 164
als Testosteronmarker 124
Verhütungsschwamm 278
vermännlichender Effekt von Progesteron 106 f.
Verschönerungsbemühungen 153
verschreibungspflichtige Medikamente 248
visuelle Wahrnehmungsfähigkeit 136
Vohs, Kathleen 239
Vorteile für die evolutionäre Fitness 74
Vulva 88 f.

Wachsamkeit, Cortisol und 179
Wassereinlagerungen 105, 211, 221
weibliche Zelllinien 18, 259
Werbung, *siehe auch* Partnerwahl 155, 157
Wissenschaftler 16 f., 208 f., 232, 249 ff., 258 ff.
wissenschaftliche Studien
    zur Attraktivität 125 ff.
    »Ausreißer« bei den Ergebnissen in 279
    in Dänemark 205 ff.
    Fehlervarianz in 278 f.
    Frauen als Leiter von 249 ff.
    Frauen als Teilnehmer an 260
    zu Gerüchen 89 f.
    zu HIV 248
    placebokontrollierte Doppelblindstudie 209
    politische Ansichten und 260 ff.
    Primaten in 164
    zur Stressreaktion 172 ff.
    Stripklub-Studie 85
    Tiere in 162, 189, 256 ff.

zum Verhalten beim Betrachten erotischer Bilder 151
Widersprüche in 278 ff.
Zelllinien für 18, 259
Zyklusphasen in 256 f.

Y-Chromosom 74, 274

Zelllinien 18, 259
zirkadianer Rhythmus 183
Zufriedenheit
    in der Beziehung 130, 132 ff.
    Eheliche Zufriedenheit 130, 132 ff., 145
    Pille und 133, 145
    sexuelle Zufriedenheit 132 f.
Zyklusmitte 164
Zyklusphasen
    Aufteilung in 2 bzw. 4 66 ff.
    Augenbewegungen und 150
    Befruchtung und 69 ff.
    Eisprung und 66 ff.
    Follikelphase (1. Tag) 67 ff.
    Koordination der 67
    Lutealphase (20.–22. Tag) 67 f.
    Lust je nach Zyklusphasen 70 f.
    Nahrungsaufnahme und 114 f.
    Ovulation und 96 f.
    Partnervorlieben und 140
    periovulatorische 163
    in wissenschaftlichen Studien 253 ff.
    zyklische Partnervorlieben 140